全国高等职业教育预防医学专业规划教材

传染病学

（供预防医学、临床医学、健康管理及相关专业使用）

主　编　陈方军　符勤怀

中国协和医科大学出版社

北　京

内容提要

本教材是"全国高等职业教育预防医学专业规划教材"之一,系根据本套教材的编写指导思想和原则要求,结合专业培养目标和本课程要求的教学目标编写而成,内容涵盖了传染病的发生、流行及防控要点,常见病毒性传染病、立克次体病、细菌性传染病、螺旋体感染性疾病、原虫感染性疾病、蠕虫感染性疾病,以及医院感染和疫源地的防控措施等。此外,本教材还增加了教学课件、思维导图、能力测试等数字资源,丰富了教材内容,增强了线上和线下教学的联动性,以提升学生学习的主动性和积极性。

本教材主要供预防医学、临床医学、健康管理等专业使用。

图书在版编目(CIP)数据

传染病学 / 陈方军,符勤怀主编. -- 北京:中国协和医科大学出版社,2024.8
(全国高等职业教育预防医学专业规划教材)
ISBN 978-7-5679-2381-2

Ⅰ.①传… Ⅱ.①陈…②符… Ⅲ.①传染病学-高等职业教育-教材 Ⅳ.①R51

中国国家版本馆CIP数据核字(2024)第085521号

主　　编	陈方军　符勤怀
策划编辑	沈紫薇
责任编辑	魏亚萌
封面设计	邱晓俐
责任校对	张　麓
责任印制	黄艳霞
出版发行	中国协和医科大学出版社
	(北京市东城区东单三条9号　邮编100730　电话010-65260431)
网　　址	www.pumcp.com
印　　刷	涿州汇美亿浓印刷有限公司
开　　本	889mm×1194mm　　1/16
印　　张	21.25
字　　数	610千字
版　　次	2024年8月第1版
印　　次	2024年8月第1次印刷
定　　价	65.00元

(版权所有,侵权必究,如有印装质量问题,由本社发行部调换)

全国高等职业教育预防医学专业规划教材
建设指导委员会

编者名单

主　编　陈方军　符勤怀

副主编　余艳妮　徐　慧　朱凯星

编　者（按姓氏笔画排序）

王　颖（广州市海珠区疾病预防控制中心）

王文娟（泰山护理职业学院）

朱凯星（广州市海珠区疾病预防控制中心）

刘舒玉（岳阳职业技术学院）

余艳妮（岳阳职业技术学院）

陈方军（肇庆医学院）

徐　慧（长沙卫生职业学院）

徐林生（安庆医药高等专科学校附属海军安庆医院）

符勤怀（广州卫生职业技术学院）

彭佳丽（长沙卫生职业学院）

韩逸轩（肇庆医学院）

霍江华（江苏医药职业学院）

出版说明

随着我国公共卫生事业的发展和社会对公共卫生服务需求的增加，预防医学在保障人民健康、提高生活质量方面的作用日益突出。高等职业教育作为培养高素质预防医学人才的摇篮，承担着重要的使命与责任。在国家教育改革的引领下，高等职业教育逐渐向现代化、职业化和信息化发展，对教材编写提出了更高要求。

本套教材是以实践科学发展观为指导思想，以服务教学、指导教学、规范教学、适应我国医学教育改革为宗旨，立足高等职业教育教学实际，以胜任能力培养为目标，使课程设置与理论实践紧密衔接，突出教材内容的实用性、先进性、科学性和通用性。本套教材为新形态教材，具体体现为：体现教育改革精神与职业教育特色；注重产教融合，突出实践教学；以实际操作技能为导向，融入新技术、新方法；融合思政，强化价值引领；以学生为中心，丰富模块设计；纸质教材与数字教材融合；教材编写在贯彻职业教育理念的同时，亦充分体现现代化的教育思想和方法，以全面提升学生的创新精神、人文素养、胜任能力等综合素质，培养适应医疗卫生体制改革的复合型和应用型人才。

同时，本套教材的编写遵循教材编写的基本规律，秉持"三基、五性、三特定"的原则，注重基础理论、基本知识和基本技能的培养，内容深度和广度适应全国高等职业教育的需求。教材编写以预防医学专业的培养目标为导向，着重培养学生的职业技能，满足职业岗位需求、学生学习需求和社会需求。教材内容涵盖了预防医学领域工作岗位所需的知识、技能和素质，帮助学生全面理解工作岗位，培养科学的临床思维和学习方法，以满足社会对学生知识和技能的要求，强调培养学生的创新能力、信息获取技能和终身学习能力，确保教材的启发性。在编写过程中，我们充分考虑到高等职业教育的多样性，确保教材既能适应不同院校的需求，又能满足学生毕业时的知识和技能要求。

本套教材涵盖流行病学、传染病学、卫生统计学等10门课程，定位清晰、特色鲜明，具有以下特点。

一、体现教育改革精神与职业教育特色

本套教材强调实际操作和技能培训，注重培养学生的职业素养和实际工作能力。内容贴近职业实践，力求使学生能够顺利进入职业领域，成为胜任基层医疗机构或预防医学相关岗位的高级技术型专业人才。编写过程中，我们注重教材内容与实际工作岗位匹配，确保教材内容符合基层实际工作的需求。

二、注重产教融合，突出实践教学

高等职业教育强调产教深度融合，创新培养模式，这是职业教育的重要发展方向。本套教材的建设始终把提高人才培养质量放在首位，密切联系实际，突出实践教学，将专业内容设置与行业需求对接；推动教学与行业技术发展同步，使课程内容与职业标准对接；完善职业教育教学过程机制，使教学过程与实际工作过程对接。

三、以学生为中心，丰富模块设计

考虑到职业教育学生的年龄和学习特点，本套教材的模块设置丰富多样，包括案例导入、思维导图、执考知识点总结、习题等模块。这种结构不仅有助于学生理解和记忆知识点，还能提高学生的学习兴趣和效果。每个模块设计精细，既有理论讲解，又有实践应用，旨在全面提升学生的综合素质。

四、贴合公共卫生执业助理医师资格考试

为了帮助学生更好地应对公共卫生执业助理医师资格考试，本套教材对比了2019版和2024版考纲，将最新考纲的变化细致拆解到各章中，方便学生掌握最新的考试要求。这一设计使教材更具针对性和实用性，帮助学生高效备考，提升考试通过率。

五、纸数融合，丰富学习体验

本套教材采用纸数融合的形式出版，即在纸质教材内容之上，配套提供数字化资源。通过思维导图、课件等多种媒体形式强化内容呈现，丰富教学资源。读者可以直接扫描书中二维码，阅读与教材内容相关联的课程资源，从而丰富学习体验，使学习更加便捷。这种创新的学习方式，不仅提高了教学效果，也提升了学生的学习积极性和主动性。

希望本套教材的出版，能够推动高质量预防医学专业人才的培养，促进我国预防医学学科或领域的教材建设与教育发展，为我国公共卫生事业的发展和人民健康的保障作出积极贡献。

前言

　　本教材根据全国高等职业教育预防医学专业培养目标、就业方向及职业能力要求，按照本套教材编写指导思想和原则，结合本课程教学大纲，由来自全国医药卫生专业高等职业院校和专业机构、具有丰富临床及教学经验的专家和教师悉心编写而成。

　　本教材系预防医学专业基础课程教材，可为学习流行病学、环境卫生与职业医学等预防医学专业核心课程奠定理论和技能基础。本教材共分八章，分别介绍了传染病的发生、流行及防控要点，常见病毒性传染病、立克次体病、细菌性传染病、螺旋体感染性疾病、原虫感染性疾病、蠕虫感染性疾病，以及医院感染和疫源地的防控措施等。

　　本教材以培养胜任基层医疗机构或预防医学领域相关岗位的应用型人才为出发点，内容注重学生专业技能的培养，并融入职业道德和人文情怀元素，体现了学科的思想性、科学性、实用性和前沿性。教材的编写体现了数纸融合特色，以嵌入二维码的纸质教材为载体，将教材、课堂、教学资源进行有机融合，实现线上线下相结合的学习模式。

　　本教材主要适用于全国高等职业教育预防医学、临床医学、健康管理等专业的师生。

　　本教材的编写得到了所有编者所在单位的大力支持和帮助，在此表示衷心感谢！由于编者的能力和水平有限，书中难免存在不足和疏漏之处，敬请广大师生和读者在使用本教材时不吝指正，以便不断完善。

编　者

2024 年 4 月

目录

第一章　总　　论

（学）（习）（目）（标）

素质目标： 贯彻预防为主的方针，将预防和控制传染性疾病、维护人民的健康利益作为自己的职业责任。

知识目标： 掌握防治常见传染性疾病的各种技术、免疫规划、消毒等基础理论，以及基本知识和方法。

能力目标： 具有常见传染病暴发、流行及识别、信息报告与应急处理的基本能力。

案例导入

【案例】

患者，男，20岁。突然出现恶心、呕吐、腹泻，排水样便。无发热、腹痛，无里急后重。查体：血压55/35mmHg，皮肤干燥，脱水貌，余无异常。

【问题】

1. 该患者可能患有何病?

2. 该病例应在多长时间内向有关部门报告?

核心知识拆解

第一节　感染与免疫

一、感染的概念

感染是病原体和人体之间相互作用、相互斗争的过程。引起感染的病原体可来自宿主体外，也可来自宿主体内。来自宿主体外的病原体引起的感染称为传染。传染主要指病原体通过一定方式从一个宿主个体到另一个宿主个体的感染。在漫长的生物进化过程中，病原体与宿主之间形成了相互依存、相互斗争的关系。有些微生物与人体宿主之间达到了互相适应、互不损害的共生状态，如肠道中的大肠埃希菌。但是，这种平衡是相对的，当某些因素导致宿主的免疫功能受损（如应用大剂量皮质激素），或大量应用抗菌药物引起菌群失调，平衡就不复存在，进而引起宿主损伤，这种情况称为机会性感染。这些共生菌在特定条件下可以成为机会致病菌。

临床上可碰到多种形式感染的情况。人体初次被某种病原体感染称为首发感染。人体在被某种病原体感染的基础上再次被同一种病原体感染称为重复感染，较常见于疟疾、血吸虫病等。人体同时被两种或两种以上的病原体感染称为混合感染，这种情况临床上较为少见。人体在某种病原体感染的基础上再被另外的病原体感染称为重叠感染，如慢性乙型肝炎病毒感染并发戊型肝炎病毒感染。在重叠感染中，发生于原发感染后的其他病原体感染称为继发性感染，如病毒性肝炎继发细菌感染。住院患者在医院内获得的感染称为医院获得性感染，这类感染可以通过医院内患者或医护人员之间的传播引起，也可是诊疗过程中造成的医源性感染，以及患者自己体内正常菌群引发的内源性感染等。在医院外罹患的感染，包括具有明确潜伏期而在入院后平均潜伏期内发病的感染称为社区获得性感染。

二、感染过程的表现

病原体通过各种途径进入人体后就开始了感染的过程。根据人体防御功能的强弱、病原体数量及毒力的强弱，感染过程可以出现五种不同的结局，即感染谱。这些不同的表现在一定的条件下可以相互转变，呈现动态变化。

（一）病原体被清除

病原体进入人体后，首先可被机体非特异性防御能力所清除，这种防御能力包括皮肤和黏膜的屏障作用、胃酸的杀菌作用、正常体液的溶菌作用、组织内细胞的吞噬作用等。同时，亦可由存在于体内的特异性体液免疫与细胞免疫物质将相应的病原体清除。

（二）隐性感染

隐性感染又称亚临床感染，是指病原体侵入人体后，仅诱导机体产生特异性免疫应答，不引起或只引起轻微的组织损伤，临床上不显出任何表现，只能通过免疫学检查才能发现。隐性感染过程结束以后，大多数人获得不同程度的特异性免疫，病原体被清除。少数人可转变为病原携带状态，成为无症状携带者。

（三）显性感染

显性感染又称临床感染，是指病原体侵入人体后，不但诱导机体发生免疫应答，而且通过病原体本身的作用或机体的变态反应，导致组织损伤，引起病理改变和临床表现。有些传染病在显性感染过程结束后，病原体可被清除，感染者可获得较为稳固的免疫力，如麻疹、甲型肝炎等。但也有一些传染病病后的免疫力并不牢固，可以再受感染而发病。小部分显性感染者可成为慢性病原携带者。

（四）病原携带状态

病原携带状态是指病原体侵入人体后，可以继续生长、繁殖，人体不出现任何疾病状态，但能携带并排出病原体，成为传染病流行的传染源。这是在传染过程中人体防御能力与病原体处于相持状态的表现。但并非所有传染病都有慢性病原携带者，如甲型病毒性肝炎、登革热和流行性感冒等，慢性病原携带者则极为罕见。

（五）潜伏性感染

潜伏性感染又称潜在性感染。病原体感染人体后，当机体免疫功能足以将病原体局限化，但又不足以将病原体清除时，病原体便可长期潜伏起来，待机体免疫功能下降时，则可引起显性感染。常见的潜伏性感染有单纯疱疹病毒、水痘－带状疱疹病毒、结核分枝杆菌等感染。潜伏性感染期间，病原体一般不排出体外，这是与病原携带状态的区别。

三、感染过程中病原体的致病力

病原体侵入人体后能否引起疾病，取决于病原体的致病能力和机体的免疫功能。致病能力包括以下几方面：

（一）侵袭力

侵袭力是指病原体侵入机体，在体内生长、繁殖的能力。有些病原体可直接侵入人体，如钩端螺旋体、血吸虫尾蚴等。有些病原体则需经消化道或呼吸道进入人体，先黏附于肠或支气管黏膜表面，再进一步侵入组织细胞，引起病变，如痢疾杆菌、结核分枝杆菌等。有些病原体的侵袭力较弱，需经伤口进入人体，如破伤风梭菌、狂犬病毒等。

（二）毒力

毒力包括毒素和其他毒力因子。毒素包括外毒素与内毒素。外毒素通过与靶细胞的受体结合，进入细胞内起作用，以破伤风梭菌和霍乱弧菌为代表。内毒素是通过激活单核－巨噬细胞，进而释放细胞因子起作用，以伤寒沙门菌、痢疾杆菌为代表。其他还包括具有穿透能力（钩虫丝状蚴）、侵袭能力（痢疾杆菌）、溶组织能力（溶组织阿米巴）等的毒力因子。

（三）数量

在同一种传染病中，侵入病原体的数量一般与致病能力成正比。

（四）变异性

病原体可因环境、药物或遗传等因素而发生变异。一般来说，在人工培养多次传代的环境下，病原体的致病力会减弱，如预防结核病的卡介苗；在宿主之间反复传播可使致病力增强，如肺鼠疫。病原体的抗原变异可逃逸机体的特异性免疫作用而继续引起疾病，如流行性感冒病毒、人类免疫缺陷病毒等。

四、感染过程中的免疫应答

机体的免疫应答对感染过程的表现和转归起着重要作用。免疫应答可分为机体抵抗病原体的保护性免疫应答和促进病理改变的变态反应两大类。保护性免疫应答又分为非特异性免疫应答和特异性免疫应答两类。变态反应属于特异性免疫应答。

（一）非特异性免疫

机体的非特异性免疫应答可对侵入的病原体进行清除，这个过程不牵涉对抗原的识别。

1. **天然屏障** 包括外部屏障，如皮肤、黏膜及其分泌物等；以及内部屏障，如血脑屏障、胎盘屏障等。

2. **吞噬作用** 单核-巨噬细胞系统包括血液中的单核细胞，肝、脾、淋巴结、骨髓中的吞噬细胞及各种粒细胞，它们都具有非特异性吞噬功能，可清除机体内的病原体。

3. **体液因子** 包括存在于体液中的补体、溶菌酶、各种细胞因子等。这些体液因子能直接或通过免疫调节作用清除病原体。与非特异性免疫应答有关的细胞因子有白细胞介素-1（interleukin-1，IL-1）、α-肿瘤坏死因子（tumor necrosis factor-α，TNF-α）、γ-干扰素（interferon-γ，IFN-γ）等。

（二）特异性免疫

特异性免疫是指对抗原特异性识别而产生的免疫。由于不同病原体所具有的抗原绝大多数是不相同的，故特异性免疫通常只针对一种病原体。感染后免疫都是特异性免疫，通过细胞免疫和体液免疫的相互作用产生免疫应答，分别由T淋巴细胞与B淋巴细胞介导。

1. **细胞免疫** 致敏T细胞与相应抗原再次相遇时，通过细胞毒性淋巴因子杀伤病原体及其所寄生的细胞，对病原体进行清除。

2. **体液免疫** 致敏B细胞受抗原刺激后，转化为浆细胞并产生相关抗体，即免疫球蛋白（immuno-globulin，Ig），促进细胞吞噬、清除病原体。Ig分为5类，即IgG、IgA、IgM、IgD和IgE，各具不同功能。在感染过程中，IgM首先出现，是近期感染的标志。IgG随后出现，并持续较长时期。IgA主要是呼吸道和消化道黏膜上的局部抗体。IgD可能参与启动B细胞产生抗体，还可能与某些超敏反应有关。IgE主要作用于侵入的原虫和蠕虫。

第二节　传染病的发病机制

一、传染病的发生与发展

（一）侵入部位

病原体的侵入部位适当，病原体才能定植、生长、繁殖，引起病变。如痢疾杆菌必须经口感染，破伤风梭菌必须经伤口感染，才能引起病变。

（二）机体内定植

病原体侵入机体后，可在侵入部位直接引起病变，如恙虫病；也可在侵入部位繁殖，在远离侵入部位引起病变，如破伤风；还可经过一系列的生活史阶段，最后在某脏器中定居，如蠕虫病。因为各种病原体在机体内的定植部位不同，故不同传染病都有其特殊的规律性。

（三）排出途径

各种传染病的病原体都有其排出途径，这是患者、病原携带者和隐性感染者具有传染性的重要原因。如痢疾杆菌通过粪便排出，脊髓灰质炎病毒既可通过粪便排出又可通过飞沫排出，存在于血液中的疟原虫可在虫媒叮咬或输血时离开人体。病原体排出体外的持续时间有长有短，因此不同传染病有不同的传染期。

二、组织损伤的机制

传染病中，导致组织损伤的方式有下列三种。

（一）直接损伤

病原体通过其机械运动及分泌的酶直接破坏组织，如溶组织阿米巴滋养体；或通过细胞病变使细胞溶解，如脊髓灰质炎病毒；或通过诱发炎症过程引起组织坏死，如鼠疫。

（二）毒素作用

有些病原体可分泌毒性很强的外毒素，如肉毒杆菌产生的神经毒素损害神经系统，霍乱毒素可引起肠功能紊乱。革兰阴性杆菌裂解后产生的内毒素可激活单核-巨噬细胞，分泌TNF-α等细胞因子，引起发热、休克等表现。

（三）免疫机制

有些传染病通过抑制、破坏细胞免疫引起疾病发生，如麻疹、艾滋病。有些病原体通过变态反应导致组织损伤，如Ⅲ型变态反应参与了肾综合征出血热的发病过程，结核病的发病机制是以Ⅳ型变态反应为主。

三、病理生理变化

（一）发热

发热是传染病的常见临床表现。外源性致热原，如病原体及其产物、抗原抗体复合物等进入人体后，激活单核-巨噬细胞、中性粒细胞、嗜酸性粒细胞等，使其释放内源性致热原，如IL-1、TNF、IFN等，通过血脑屏障直接作用于体温调节中枢，使体温调定点上升，产热大于散热，体温升高引起发热。

（二）急性期改变

感染、炎症等过程所引起的急性期机体应答表现称为急性期改变。它出现于感染发生后几小时至几天。主要的改变如下：

1. **蛋白代谢** 肝脏合成的C反应蛋白是急性感染的重要标志。糖原异生作用加速、蛋白分解增多、进食减少等原因可导致负氮平衡与消瘦。
2. **糖代谢** 葡萄糖生成加速，导致血糖升高，糖耐量短暂下降，这与糖原异生作用加速有关。
3. **水、电解质代谢** 急性感染时，因出汗、呕吐或腹泻，导致低钾血症。由于钾的摄入减少和排出增加，导致低钾血症。吞噬细胞被激活后释出的介质导致铁由血浆进入单核-巨噬细胞系统，故持续感染可导致贫血。
4. **内分泌** 在急性感染早期，血中糖皮质激素的浓度升高，可高达正常的5倍。醛固酮分泌增加可导致水钠潴留。

第三节　传染病的流行过程及影响因素

传染病的流行过程就是传染病在人群中发生、发展和转归的过程。流行过程的发生需要三个基本条件：传染源、传播途径、易感人群。这三个环节必须同时存在，若阻断其中任何一个环节，流行即告终止。

一、流行的基本条件

（一）传染源

传染源是指机体内有病原体生存、繁殖并能将病原体排出体外的人和动物。包括患者、隐性感染者、病原携带者、受感染的动物。其中受感染的动物以啮齿动物最为常见，其次是家畜、家禽。有些动物本身发病，如鼠疫、狂犬病等；有些动物不发病，表现为病原携带状态，如地方性斑疹伤寒、流行性乙型脑炎等。以野生动物为传染源传播的疾病，称为自然疫源性传染病，如鼠疫、钩端螺旋体病、肾综合征出血热等。由于动物传染源受地理、气候等自然因素的影响较大，动物源性传染病常存在于一些特定的地区，并具有明确的季节性。

（二）传播途径

病原体离开传染源到达易感者的途径称为传播途径，包括以下几种。

1. 呼吸道传播　病原体存在于空气中的飞沫或气溶胶中，易感者吸入时获得感染，如麻疹、结核病、禽流感、严重急性呼吸综合征等。

2. 消化道传播　病原体污染食物、水源或食具，易感者进食时获得感染，如伤寒、细菌性痢疾等。

3. 接触传播　日常生活中的密切接触可能获得感染，如麻疹、流行性感冒等。易感者与被病原体污染的水、土壤接触时获得感染，如血吸虫病、钩虫病等。不洁性接触（包括同性恋、异性恋）可传播人类免疫缺陷病毒（human immunodeficiency virus，HIV）、乙型肝炎病毒（hepatitis B virus，HBV）、梅毒螺旋体、淋球菌等。

4. 虫媒传播　被病原体感染的吸血节肢动物，如按蚊、人虱、鼠蚤、恙螨等，叮咬时把病原体传给易感者，可分别引起疟疾、流行性斑疹伤寒、地方性斑疹伤寒、恙虫病等。

5. 体液传播　病原体存在于患者或携带者的体液中，通过应用血制品、分娩或性交等传播，如乙型病毒性肝炎、丙型病毒性肝炎和艾滋病等。

6. 医源性感染　指在医疗工作中，易感者在接受检验、治疗时，医疗器械、药品或生物制品受到污染而引起的某些传染病的传播。如输注污染病原体的血液制品引起的艾滋病。

上述途径传播统称为水平传播，母婴传播属于垂直传播。

（三）易感人群

对某种传染病缺乏特异性免疫力的人称为易感者。当易感者在某一特定人群中的比例达到一定水平，若又有传染源和合适的传播途径时，则会导致该传染病流行。在普遍推行人工主动免疫的情况下，可降低某种传染病的易感者水平，从而阻止其流行的发生。

二、影响流行的因素

（一）自然因素

自然环境中的地理、气象和生态等各种因素对传染病流行的发生和发展都有重要影响。传染病的地区性和季节性与自然因素关系密切，如我国南方有血吸虫病流行区，夏秋季疟疾发病率较高等。自然因素也可通过降低机体的非特异性免疫力促进传染病的流行，如寒冷可减弱呼吸道抵抗力等。

（二）社会因素

社会因素包括社会制度、经济状况、生活条件和文化水平等，对传染病的流行有重要影响。中华人民共和国成立后，人民生活、文化水平不断提高，施行计划免疫，使得许多传染病的发病率明显下降或接近被消灭。但随着社会的发展，因人口流动、生活方式、饮食习惯的改变和环境污染等，也可能会使某些传染病的发病率升高，如结核病、艾滋病等。

第四节　传染病的特征

一、基本特征

（一）病原体

每种传染病都由特异性病原体引起。病原体可以是微生物或寄生虫。近年来发现一种称为朊粒的变异蛋白质，其缺乏核酸结构且具有感染性，是克－雅病（Creutzfeldt-Jakob disease，CJD）、库鲁病及变异型克－雅病（variant Creutzfeldt-Jakob disease，vCJD）即人类疯牛病等中枢神经系统退行性疾病的病原体。

（二）传染性

传染性意味着病原体能通过某种途径感染他人，是传染病与其他感染性疾病的主要区别。传染病患者有传染性的时期称为传染期，它在每一种传染病中都相对固定，可作为隔离患者的依据之一。

（三）流行病学特征

1. 流行性　传染病的流行可分为散发、暴发、流行和大流行。散发是指某传染病在某地的常年发病情况处于一般发病率水平。暴发是指在某一地区或集体单位中，短期突然出现许多同一疾病的患者，如食物中毒、流行性感冒等。当某病发病率显著超过该病常年发病率水平时称为流行。当某病在一定时间内迅速传播，波及全国各地，甚至超出国界时称为大流行，如2009年甲型H1N1流感病毒大流行。

2. 季节性　不少传染病的发病率都有一定的季节性，主要原因是气温的高低变化和昆虫媒介的有无。如呼吸道传染病常发生在冬春季，肠道传染病及虫媒传染病好发于夏秋季。

3. 地方性　有些传染病或寄生虫病由于中间宿主的存在条件、地理环境、气温条件、生活习惯等原因，常局限在一定的地理范围内发生，如恙虫病、血吸虫病、丝虫病、黑热病等。

4. 外来性　指在国内或地区内原来不存在，而从国外或外地通过外来人口或物品传入的传染病。

（四）感染后免疫

感染后免疫是指人体感染某种病原体后，机体针对该病原体及其产物产生的特异性免疫。通过检测血清中特异性抗体可知机体是否具有免疫力。感染后免疫力的持续时间在不同传染病中有很大差异。有些传染病，如麻疹、乙型脑炎等，感染后免疫力持续时间较长，甚至持续终生；有些传染病感染后免疫力持续时间较短，如流行性感冒、细菌性痢疾。

二、病程发展的阶段性

急性传染病的病程通常分为四个阶段。

（一）潜伏期

从病原体侵入人体到开始出现临床症状的时期，称为潜伏期。每种传染病的潜伏期长短不一，随病原体的种类、数量、毒力与人体免疫力的强弱而定，短的仅数小时（如细菌性食物中毒），有的为数天（如猩红热、细菌性痢疾），有的可延至数月、数年（如狂犬病、艾滋病）。

（二）前驱期

前驱期是指从起病到症状明显开始的时期。此期出现的临床表现通常是非特异性的，如头痛、发热、疲乏、食欲下降、肌肉酸痛等，一般持续 1 ~ 3 天。前驱期已具有传染性。

（三）症状明显期

急性传染病患者经过前驱期后，病程往往转入症状明显期。在此期，会出现传染病所特有的症状和体征，如皮疹、黄疸、肝脾大等。

（四）恢复期

随着病程的发展，机体的免疫功能不断增强，体内的病原体逐渐被清除，体内病理生理过程基本终止，患者的症状及体征基本消失，此阶段称为恢复期。在此期间，机体内可能还有残余病变或生化改变，病原体尚未完全被清除。

第五节　传染病的诊断

传染病的诊断要综合分析下面两方面的资料。

一、临床资料

通过问诊、查阅患者的病历资料及对患者进行全面、规范、正确的查体，并合理选择必要的实验室及辅助检查，可以全面而准确获取患者的临床资料。

（一）病史资料

发病的诱因和起病的方式对传染病的诊断有重要参考价值。常见的症状和体征，如发热、腹泻、皮疹等要注意与相似疾病进行鉴别。

（二）辅助检查资料

特异的检查可对传染病的诊断提供重要根据。

1. 实验室检查　血液白细胞计数和分类的检测结果能提供诊断感染性疾病的重要线索。如白细胞计数增多常见于化脓性细菌感染，如流行性脑脊髓膜炎、猩红热等。伤寒、副伤寒等革兰阴性杆菌感染时白细胞计数往往减少。某些病毒感染性疾病白细胞计数也常常减低，如流感、病毒性肝炎、水痘等。某些原虫感染，如疟疾、黑热病时白细胞计数也常减少。白细胞计数的变化主要受中性粒细胞数量的影响，淋巴细胞数量较大的改变也会引起白细胞计数的变化；其他白细胞因占比很小，其数量的改变一般不会引起白细胞计数的变化。像麻疹、风疹、传染性单核细胞增多症等病毒感染性传染病及百日咳杆菌、结核分枝杆菌等的感染可引起淋巴细胞数量的增多。而血吸虫病、蛔虫病、钩虫病等蠕虫感染性疾病可引起嗜酸性粒细胞增多。

粪便常规检查有助于肠道细菌与原虫感染的鉴别，如黏液脓血便可出现在细菌性痢疾患者，而果浆样便可见于阿米巴痢疾患者。

2. 病原学检查　检查病原体是为了确定感染的发生与性质，尽早明确诊断，及时采取有效的防治措施，减少可能由传播引起的危害。

（1）直接检查病原体：许多传染病可通过显微镜或肉眼检出病原体。如从血液涂片中检出疟原虫，从粪便涂片中检出阿米巴原虫，从脑脊液墨汁涂片中检出新型隐球菌等。肉眼可观察到粪便中的绦虫节片等。

（2）分离培养病原体：细菌、螺旋体和真菌等可用人工培养基分离培养，如伤寒杆菌、霍乱弧菌等。病毒分离一般需用细胞培养，如登革热。用以分离病原体的检材可以是血液、尿、粪、痰等。标本的采集应注意无菌操作，尽量于病程的早期阶段及应用抗病原体药物之前进行。标本采集后要在标本送检单上注明标本来源和检验目的，尽快送检。

（3）检测特异性抗原：病原体特异性抗原的检测可较快提供病原体存在的证据。常用的检查手段有凝集试验、酶联免疫吸附试验、放射免疫测定、流式细胞检测等技术。

（4）血清学检测：用已知病原体的抗原检测患者血清中相应抗体来诊断感染性疾病。人体感染病原体后经过一定时间产生特异性抗体，并可维持数月或更长时间。作血清学诊断时，一般需在病程早期和晚期分别采集血清标本，如抗体效价呈4倍以上增加则有诊断价值。常用的检测方法有凝集试验、补体结合试验、酶联免疫吸附试验等。

（5）检测特异性核酸：病原体核酸检测适用于不能或较难分离培养的微生物，也适用于检测核酸变异的微生物。目前常用的检测技术主要有聚合酶链反应（polymerase chain reaction，PCR）、核酸探针杂交技术、实时荧光定量PCR技术。随着分子生物学的不断发展，近年快速发展起来的恒温扩增技术、基因芯片技术具有检测速度快、效率高等优点，成为感染性疾病快速诊断的重要手段。

二、流行病学资料

流行病学资料在传染病的诊断中具有重要作用。包括：①传染病的地区分布：有些传染病局限在一定的地区范围，有些传染病可由特定的动物为传染源和传播媒介，在一定条件下才传给人或家畜。②传染病的时间分布：不少传染病的发生有较强的季节性和周期性，如流行性乙型脑炎好发于夏秋季。③传染病的人群分布：许多传染病的发生与年龄、性别、职业有密切关系，如百日咳多发于1～5岁儿童，林业工人易被蜱虫叮咬感染森林脑炎、莱姆病等。

第六节 传染病的治疗

一、治疗原则

通过采取科学有效的治疗措施促进患者康复，控制传染源，防止病情传播。要坚持一般治疗、病原治疗与对症治疗并重的原则。

二、治疗方法

（一）一般治疗

1. 隔离和消毒　按所患传染病的传播途径和病原体的排出方式采取相应的隔离措施。隔离可分为空气隔离（黄色标志）、飞沫隔离（粉色标志）、接触隔离（蓝色标志）等，并应做好消毒工作。消毒方法包括物理消毒法和化学消毒法等，可根据不同的传染病选择采用。

2. 饮食　保证一定的热量供应，并补充各种维生素。对进食困难的患者，要通过鼻饲或静脉补给必要的营养品。

3. 补充液体及盐类　对有发热、吐泻症状的患者要适量补充液体及盐类，维持患者水、电解质和酸碱平衡。

4. 给氧　对有呼吸困难、循环衰竭等危重情况的患者，应及时给氧。

（二）病原治疗

病原治疗是针对病原体的治疗措施，以抑制、杀灭病原体，达到根治和控制传染源为目的。

1. 抗菌治疗　针对细菌和真菌的药物主要为抗生素及化学制剂。应及早确立病原学诊断，结合患者病情特点合理选择有效的药物。

2. 抗病毒治疗　按抗病毒类型可分为三类：

（1）广谱抗病毒药物：如利巴韦林，可用于病毒性呼吸道感染、肾综合征出血热、疱疹性角膜炎等的治疗。

（2）抗RNA病毒药物：如奥司他韦，对甲型H5N1、H1N1流感病毒感染均有效。

（3）抗DNA病毒药物：如阿昔洛韦常用于疱疹病毒感染，核苷类药物（如阿德福韦酯）抑制病毒反转录酶活性，是常用的抗乙型肝炎病毒药物。

3. 抗寄生虫治疗　原虫及蠕虫感染的治疗药物常用化学制剂。氯喹、青蒿素是控制疟疾发作的有效药物。阿苯达唑、甲苯达唑是治疗肠道线虫病的有效药物。呋喃嘧酮用于治疗丝虫病。吡喹酮治疗血吸虫病有特效。

4. 免疫治疗　抗毒素用于治疗破伤风、肉毒中毒等外毒素引起的疾病，因其属于动物血清制剂，容易引起变态反应，使用前需做皮肤试验，过敏者可用脱敏疗法。干扰素等免疫调节剂可调节机体免疫功能，用于乙型肝炎、丙型肝炎的治疗。免疫球蛋白作为被动免疫制剂，常用于严重病毒或细菌感染的治疗。

（三）对症治疗

对症治疗可减轻疾病所带来的痛苦，而且可通过调节患者各系统的功能，达到减少机体消耗、保护重要器官、减轻损伤的目的。例如，高热时采取的降温措施，颅内压升高时采取的脱水疗法，抽搐时采取的镇静措施，心力衰竭时采取的强心措施等，能使患者度过危险期，促进康复。

（四）康复治疗

某些传染病，如脑炎、脑膜炎等可引起某些神系统后遗症，可采取针灸、物理治疗、高压氧等康复治疗措施，以促进机体功能恢复。

（五）中医治疗

中医通过辨证论治，采用针灸、推拿、中药等多种疗法，调节人体内部环境、各系统的功能，在治疗疾病、促进机体康复方面占据重要地位。

第七节 传染病的预防

传染病的预防是传染病工作者的一项重要任务。应当针对传染病流行过程的三个基本环节采取综合性措施，防止传染病继续传播。

一、管理传染源

早期发现传染源才能及时进行管理。传染病报告制度是早期发现、控制传染病的重要措施，可使防疫部门及时掌握疫情，采取必要的流行病学调查和防疫措施。

截至2023年，我国法定传染病共41种，依据传播方式、速度、对人类危害程度的不同，分为甲类、乙类和丙类，实行分类管理。

甲类传染病也称为强制管理传染病，包括鼠疫、霍乱，共2种。要求发现后2小时内通过传染病疫情监测信息系统上报。

乙类传染病也称为严格管理传染病，包括新型冠状病毒感染、严重急性呼吸综合征（又名传染性非典型肺炎）、艾滋病、病毒性肝炎、脊髓灰质炎、人感染高致病性禽流感、麻疹、流行性出血热、狂犬病、流行性乙型脑炎、登革热、炭疽、细菌性痢疾和阿米巴性痢疾、肺结核、伤寒和副伤寒、流行性脑脊髓膜炎、百日咳、白喉、新生儿破伤风、猩红热、布鲁氏菌病、淋病、梅毒、钩端螺旋体病、血吸虫病、疟疾、人感染H7N9禽流感、猴痘，共28种。其中，新型冠状病毒感染、严重急性呼吸综合征、脊髓灰质炎、炭疽中的肺炭疽，采取甲类传染病的预防、控制措施。要求诊断后24小时内通过传染病疫情监测信息系统上报。

丙类传染病也称为监测管理传染病，包括流行性感冒（含甲型H1N1流感）、流行性腮腺炎、风疹、急性出血性结膜炎、麻风病、流行性斑疹伤寒和地方性斑疹伤寒、黑热病、棘球蚴病、丝虫病，除霍乱、细菌性和阿米巴性痢疾、伤寒和副伤寒以外的感染性腹泻病、手足口病，共11种。为监测管理传染病，采取乙类传染病的报告、控制措施。

对传染病的接触者，应根据该疾病的潜伏期，按具体情况采取检疫措施，密切观察，并适当采取药物预防或预防接种。

对人群中检出的病原携带者，应进行治疗、教育、调整工作岗位和随访观察。对食品制作供销人员、炊事员、保育员等特定人群，应进行定期带菌检查，及时发现，及时治疗及调换工作。

对被病原体污染的场所、物品以及医疗废弃物，要按照相关规定，实施消毒和无害化处理。

对动物传染源，有经济价值的家禽、家畜，应尽可能予以治疗，或宰杀后进行消毒处理；无经济价值的野生动物则予以捕杀。

二、切断传播途径

对于各种传染病，切断传播途径通常是起主导作用的预防措施。主要措施包括隔离和消毒。

（一）隔离

隔离是指将患者或病原携带者安排在指定的隔离场所，暂时与人群隔离，积极进行治疗和护理，并对具有传染性的分泌物、排泄物、用具等进行消毒处理，防止病原体播散的医疗措施。隔离的措施包括以下几种。

1. **严密隔离**　对传染性强、病死率高的传染病，患者应住单人房，严密隔离。如霍乱、鼠疫等。

2. **呼吸道隔离**　对通过飞沫、鼻咽分泌物进行传播的呼吸道传染病，需进行呼吸道隔离。如流感、麻疹、肺结核、新型冠状病毒感染等。

3. **消化道隔离**　对因患者的排泄物污染食物、食具而发生传播的传染病，要注意床边隔离；有条件的情况下，一个病房只收治一个病种，如伤寒、细菌性痢疾、甲型肝炎等。

4. **血液-体液隔离**　对于直接或间接接触感染的体液而发生的传染病，一个病房中只收住由同种病原体感染的患者，如乙型肝炎、艾滋病等。

5. **接触隔离**　对病原体经体表或感染部位排出，他人与局部皮肤或黏膜接触感染而引起的传染病，应做接触隔离，如破伤风、梅毒、淋病等。

6. **昆虫隔离**　对以昆虫作为媒介传播的传染病，病室应装有纱窗、纱门，做到防蚊、防蝇、防虱、防蚤等，如流行性乙型脑炎、疟疾等。

7. **保护性隔离**　对抵抗力特别低的易感者，如长期大量应用免疫抑制剂、早产婴儿、器官移植患者等，应做保护性隔离。

（二）消毒

消毒的目的是消灭污染环境的病原体及传播媒介。消毒有疫源地消毒和预防性消毒两大类。消毒方法包括物理消毒法和化学消毒法等，可根据不同的传染病选择采用。

开展爱国卫生运动、做好环境卫生是预防传染病的重要措施。

三、保护易感人群

保护易感人群的措施包括特异性和非特异性两个方面。

特异性易感人群的保护措施是采取预防接种，提高人群的特异性免疫水平。人工主动免疫是对易感者进行疫苗、菌苗、类毒素的接种，使人体主动产生免疫力，维持数月至数年，主要用于预防传染病。人工被动免疫采用的是含特异性抗体的免疫血清，包括抗毒血清、人类丙种球蛋白等，给人体注射后免疫作用立即出现，但持续时间短，主要用于治疗某些外毒素引起的疾病，或与某些传染病患者接触后的应急措施。预防接种对传染病的控制和消灭起着关键性作用。

非特异性易感人群的保护措施包括改善营养、锻炼身体等，可提高机体的非特异性免疫力。在传染病流行期间，应保护好易感人群，避免与患者接触。对有职业性感染可能的高危人群，一旦发生职业性接触，应及时进行有效的预防接种或服药。

知识拓展

人类与传染病之间的斗争

人类发展史是一部人类与传染病做斗争的历史。在人类历史上，出现过数次死亡人数以"百万""千万"计的瘟疫，影响甚至改变了历史走向。

14世纪，鼠疫大流行，夺去了2500余万人的生命，所造成的恐怖只有20世纪的两次世界大战可与之比拟。但这场疫情却也让许多人开始信奉科学胜过信奉上帝，从而改变了欧洲乃至全世界文明发展的方向。

15世纪末，自天花开始在美洲大地肆虐，之后约100年间，原住民人口从2000多万剩下不到100万人。为了对抗天花病毒，人类历史上出现了第一个疫苗，从此天花变得不再可怕，并最终在世界范围内消灭了天花病。

医学和科学的发展让人类具有了与传染病斗争的信心和手段，促进了人类社会的进步。但是，不管是人类，还是自然，都还有太多的未知等着人们去探索。面对自然、面对生命，我们应该始终保持敬畏之心，寻求人类与自然的和谐共处。

本章小结

教学课件

执考知识点总结

本章无执考知识点。

拓展练习及参考答案

（陈方军）

第二章　病毒性传染病

素质目标：树立"预防为主"的疾病防治意识，深化传染病防控理念，关注传染病传播的危险因素，并积极参与传染病防控工作，为维护人民健康生活而不断学习并贡献力量。

知识目标：掌握新型冠状病毒感染、严重急性呼吸综合征、艾滋病、手足口病、流行性感冒病毒感染、麻疹等各种病毒性传染病的定义、临床表现、传播途径、诊断标准和预防手段；熟悉疾病发病机制、鉴别诊断；了解临床治疗手段。

能力目标：具备科学诊断各种病毒性传染病的能力；能初步完成病毒性传染病暴发疫情的调查和处置；能利用理论知识为防止传染病的扩散提出有效建议。

核心知识拆解

第一节　新型冠状病毒感染

案例导入

【案例】

患者，女，32岁。主诉发热38.5℃3天，干咳、气促、乏力，伴有鼻塞、流涕、腹泻等症状。给予口服头孢、镇咳药物治疗1周，咳嗽无好转。呼吸频率（RR）＜30次/分，静息状态下吸空气时指氧饱和度＞93%。外周血白细胞计数正常或减少，可见淋巴细胞计数减少，转氨酶、乳酸脱氢酶、肌酶、肌红蛋白、肌钙蛋白和铁蛋白增高；C反应蛋白（CRP）和红细胞沉降率升高。

【问题】

1. 此患者可能患有什么病？
2. 确诊需要做哪些检查？

新型冠状病毒感染（原名新型冠状病毒肺炎）是指新型冠状病毒（简称新冠病毒）感染导致的急性呼吸道传染病。2020年2月11日，世界卫生组织宣布将新型冠状病毒感染引起的肺炎命名为"COVID-19"。2020年2月22日，国家卫生健康委员会发布通知将"新型冠状病毒肺炎"英文名称修订为"COVID-19"。2020年3月11日，世界卫生组织认为当前新冠疫情可被称为全球大流行。2020年8月18日，国家卫生健康委员会发布《新型冠状病毒肺炎诊疗方案（试行第八版）》。2022年12月26日，国家卫生健康委员会发布公告将新型冠状病毒肺炎更名为新型冠状病毒感染，经国务院批准，自2023年1月8日起，解除对新冠病毒感染采取的《中华人民共和国传染病防治法》规定的甲类传染病预防、控制措施；新冠病毒感染不再纳入《中华人民共和国国境卫生检疫法》规定的检疫传染病管理。2023年5月5日，世界卫生组织宣布，新冠疫情不再构成"国际关注的突发公共卫生事件"。

新冠病毒感染症状以发热、干咳、乏力为主，少数患者伴有鼻塞、流涕、腹泻等症状。重症病例大多在1周后出现呼吸困难，严重者快速进展为急性呼吸窘迫综合征（acute respiratory distress syndrome，ARDS）、难以纠正的代谢性酸中毒和凝血功能障碍、脓毒症休克、多器官功能衰竭等。重型、危重型可为中低热，甚至无明显发热。轻型患者常表现为低热、轻微乏力等，无肺炎表现。老年人和有慢性基础疾病者预后较差。儿童病例症状相对较轻。

一、病原学

新冠病毒为β属冠状病毒，有包膜，颗粒呈圆形或椭圆形，直径60～140nm，包含4种结构蛋白：刺突蛋白（spike，S）、包膜蛋白（envelope，E）、膜蛋白（membrane，M）、核壳蛋白（nucleocapsid，N）。病毒基因组为单股正链RNA，全长约29.9kb，包含的开放读码框架依次排列为5'-复制酶（ORF1a/ORF1b）-S-ORF3a-ORF3b-E-M-ORF6-ORF7a-ORF7b-ORF8-N-ORF9a-ORF9b-ORF10-3'。核壳蛋白N包裹着核心结构——核衣壳，核衣壳由双层脂膜包裹，双层脂膜上镶嵌有新冠病毒的S、M、E蛋白。新冠病毒侵入人体呼吸道后，主要依靠表面的S蛋白上的受体结合域（receptor binding domain，RBD）识别宿主细胞受体血管紧张素转换酶2（angiotensin-converting enzyme 2，ACE2），并与之结合感染宿主细胞。新冠病毒在人群中流行传播过程中基因频繁发生突变，当不同的亚型或子代分支同时感染人体时会发生重组，产生重组病毒株；某些突变或重组会影响病毒生物学特性，如S蛋白上特定的氨基酸突变后，导致新冠病毒与ACE2亲和力增强，在细胞内复制和传播力增强；S蛋白一些氨基酸突变也会增加对疫苗的免疫逃逸能力和降低不同亚分支变异株之间的交叉保护能力，导致突破感染和一定比例的再感染。截至2022年底，世界卫生组织提出的"关切的变异株"（variant of concern，VOC）有5个，分别为阿尔法（Alpha，B.1.1.7）、贝塔（Beta，B.1.351）、伽马（Gamma，P.1）、德尔塔（Delta，B.1.617.2）和奥密克戎（Omicron，B.1.1.529）。奥密克戎变异株2021年11月在人群中出现，传播力和免疫逃逸能力比其他变异株显著增强，在2022年年初迅速取代Delta变异株成为全球绝对优势流行株。据世界卫生组织统计，截至2024年2月13日，全球共享流感数据倡议组织（GISAID）数据显示全球主要流行的进化分支占比前三位的全部为JN.1系列变异株，分别为JN.1（即BA.2.86.1.1）（54.38%）、JN.1.4（即BA.2.86.1.1.4）（18.33%）和JN.1.1（即BA.2.86.1.1.1）（6.60%）。2024年2月4日，国家卫生健康委员会举行新闻发布会，中国本土病例中JN.1变异株已成为优势流行株，以轻型为主。

新冠病毒对紫外线、有机溶剂（乙醚、75%酒精、过氧乙酸和氯仿等）及含氯消毒剂敏感，75%酒精及含氯消毒剂常用于临床和实验室新冠病毒的灭活，但氯己定不能有效灭活病毒。

二、流行病学

新冠病毒感染分布遍及全世界，全年均可发病，以冬、春两季高发。2023年以来，因疫苗的广泛接种，我国新冠病毒感染的流行已大大减少，发病率、病死率亦明显降低。据世界卫生组织统计，截至2024年2月4日，全球累计报告新冠病毒感染病例7.74亿例，死亡病例702.89万例。

（一）传染源

主要为新冠病毒感染者，潜伏期即有传染性，发病后3天内传染性最强。

（二）传播途径

1. 主要传播途径是经呼吸道飞沫、密切接触传播。
2. 在相对封闭环境中也可经气溶胶传播。
3. 密切接触被活病毒污染的物品。

（三）易感人群

人群普遍易感。感染后或接种新冠病毒疫苗后可获得一定的免疫力。老年人及伴有严重基础疾病患者感染后重症率、病死率高于一般人群，接种疫苗后可降低重症及死亡风险。

三、发病机制

（一）病毒侵入宿主细胞的机制

新冠病毒通过与宿主细胞上的ACE2受体结合，进入宿主细胞后复制、释放出病毒，引起发热、肌肉痛、头痛、呼吸系统和消化系统症状等非特异性反应。ACE2受体在体内的分布影响了宿主易感部位和临床症状。ACE2受体在肠道上皮、肾上皮、血管上皮细胞分布广泛，感染后会出现胃肠道和心血管系统相关症状。尸检病理学显示，死于新冠病毒感染的人肺、心、肾、肝脏有淋巴内皮细胞浸润。

（二）免疫反应和疾病谱

感染初期，病毒进入机体后，特异性T细胞最先出现在病毒附近，在病毒扩散前清除病毒，大部分感染者会自动痊愈。部分患者会出现异常免疫反应，临床症状重。与中东呼吸综合征（Middle East respiratory syndrome，MERS）和SARS冠状病毒相似，肺部组织学研究证实了炎症反应会引起组织损伤，表现为间质单核细胞浸润、上皮细胞脱落、严重急性呼吸窘迫综合征等。对新冠病毒的免疫反应存在性别差异，年龄越大的男性出现重症和死亡的风险越高。男性感染病毒后会分泌出更多的淋巴细胞因子和趋化因子，而女性T细胞更活跃。随着年龄增长，男性体内的T细胞活力越低。

肺部促炎因子过度分泌会对肺部造成实质性损伤，重症肺炎和肺部磨玻璃样变与之相关。重症病例与轻症病例、无症状感染者相比，血浆中促炎因子和生物标志物有比较大的差异。疾病的严重程度、病毒载量和细胞因子IFN-a、TNF-a、IFN-r反应相关。患者临床症状越重、体内病毒载量越高，发病初期，其体内细胞因子、趋化因子、干扰素含量会升得越高。

感染新冠病毒后机体针对不同的病毒蛋白产生相应的抗体，诊断最常用的指标包括针对刺突蛋白和核心蛋白的抗体。目前确定中和抗体具有保护作用。

四、临床表现

（一）潜伏期

多为2～4天。

（二）主要表现

主要包括发热、咳嗽、咽干、咽痛等，发热多为中低热，部分病例表现为高热，热程多不超过3天；部分病例伴有鼻塞、流涕、肌肉酸痛、嗅觉味觉减退或丧失、腹泻、结膜炎等。少数患者持续发热，出现肺炎相关表现。重症患者多在发病5～7天后出现呼吸困难和/或低氧血症。严重者快速进展为急性呼吸窘迫综合征、难以纠正的代谢性酸中毒和凝血功能障碍、脓毒症休克、多器官功能衰竭等。极少数可出现中枢神经系统受累表现。

儿童临床表现与成人相似，高热较多见；部分患儿症状不典型，表现为反应差、呼吸急促，或呕吐、腹泻等消化道症状；少数可出现声音嘶哑、喘息或肺部哮鸣音等，极少出现严重呼吸窘迫症状；少数出现热性惊厥，极少数可出现脑炎、脑膜炎、脑病甚至急性坏死性脑病、急性播散性脑脊髓膜炎、吉兰-巴雷综合征等严重并发症；极少数可出现儿童多系统炎症综合征（multisystem inflammatory syndrome in children，MIS-C），包括发热伴皮疹、非化脓性结膜炎、黏膜炎症、低血压或休克、凝血障碍、急性消化道症状及惊厥、脑水肿等表现，病情可在短期内急剧恶化。

大多数感染者预后良好，病情危重者多见于老年人、有慢性基础疾病者、晚期妊娠和围产期女性、肥胖人群等。

（三）临床分型

根据临床症状分为轻型、中型、重型、危重型等。

1. 轻型 以咽干、咽痛、咳嗽、发热等上呼吸道感染为主要表现。

2. 中型 持续高热＞3天和/或咳嗽、气促等，RR＜30次/分、静息状态下吸空气时指氧饱和度＞93%。影像学检查可见特征性新冠病毒感染肺炎表现。

3. 重型 成人符合下列任何一条且不能以新冠病毒感染以外其他原因解释：①出现气促，RR≥30次/分。②静息状态下，吸空气时指氧饱和度≤93%。③动脉血氧分压（PaO_2）/吸氧浓度（fraction of inspired oxygen，FiO_2）≤300mmHg（1mmHg＝0.133kPa），高海拔（海拔超过1000m）地区应根据以下公式对PaO_2/FiO_2进行校正：$PaO_2/FiO_2×$［760/大气压（mmHg）］。④临床症状进行性加重，肺部影像学显示24～48小时内病灶明显进展＞50%。

儿童符合下列任何一条：①超高热或持续高热超过3天。②排除发热、哭闹的影响出现气促（＜2月龄，RR≥60次/分。③2～12月龄，RR≥50次/分。④1～5岁，RR≥40次/分。⑤＞5岁，RR≥30次/分）。⑥静息状态下，吸空气时指氧饱和度≤93%。⑦出现鼻翼扇动、三凹征、喘鸣或喘息。⑧出现意识障碍或惊厥。⑨拒食或喂养困难，有脱水征。

4. 危重型 符合以下情况之一者：出现呼吸衰竭，且需要机械通气；出现休克；合并其他器官功能衰竭需ICU监护治疗。

五、实验室检查

（一）一般检查

发病早期外周血白细胞计数正常或减少，淋巴细胞计数减少，部分患者可出现转氨酶、乳酸脱氢酶、肌酶、肌红蛋白、肌钙蛋白和铁蛋白增高。部分患者C反应蛋白（C-reactive protein，CRP）和红细胞沉降率升高，降钙素原（procalcitonin，PCT）正常。重型、危重型病例可见D-二聚体升高、外周血淋巴细胞进行性减少，炎症因子升高。

（二）病原学及血清学检查

1. 核酸检测 荧光定量PCR是目前最常用的新冠病毒核酸检测方法。可检测呼吸道标本（鼻咽拭子、咽拭子、痰、气管抽取物）或其他标本中的新冠病毒核酸。

2. 抗原检测 胶体金法、免疫荧光法检测呼吸道标本，检测速度快，敏感性与感染者病毒载量呈正相关，抗原检测阳性支持诊断，但阴性不能排除。

3. 病毒培养分离 从呼吸道标本、粪便标本等分离、培养获得新冠病毒。

4. 血清学检测 特异性IgM抗体、IgG抗体阳性，发病1周内阳性率均较低。恢复期IgG抗体水平为急性期4倍或以上升高有回顾性诊断意义。

（三）胸部影像学检查

合并肺炎者早期呈现多发小斑片影及间质改变，以肺外带明显，进而发展为双肺多发磨玻璃影、浸润影，严重者可出现肺实变，胸腔积液少见。

六、诊断与鉴别诊断

（一）诊断原则

根据流行病学史、临床表现、实验室检查等综合分析，作出诊断。新冠病毒核酸检测阳性为确诊的首要标准。

（二）诊断标准

1. 具有新冠病毒感染的相关临床表现。
2. 具有以下一种或以上病原学、血清学检查结果：
（1）新冠病毒核酸检测阳性。
（2）新冠病毒抗原检测阳性。
（3）新冠病毒分离、培养阳性。
（4）恢复期新冠病毒特异性IgG抗体水平为急性期4倍或以上升高。

（三）鉴别诊断

1. 需与其他病毒引起的上呼吸道感染相鉴别。
2. 主要与流感病毒、腺病毒、呼吸道合胞病毒等引起的肺炎及肺炎支原体感染鉴别。
3. 需与血管炎、皮肌炎和机化性肺炎等非感染性疾病鉴别。

4. 儿童病例出现皮疹、黏膜损害时，需与川崎病鉴别。

七、治疗

（一）一般治疗

1. 按呼吸道传染病要求隔离治疗。保证充分能量和营养摄入，注意水、电解质平衡，维持内环境稳定。高热者可进行物理降温、应用解热药物。咳嗽、咳痰严重者给予镇咳祛痰药物。

2. 对重症高危人群应进行生命体征监测，特别是静息和活动后的指氧饱和度等。对基础疾病相关指标进行监测。

3. 根据病情进行必要的检查，如血常规、尿常规、CRP、生化指标（转氨酶、心肌酶、肾功能等）、凝血功能、动脉血气分析、胸部影像学等。

4. 根据病情给予规范有效的氧疗措施，包括鼻导管、面罩给氧和经鼻高流量氧疗。

5. 抗菌药物治疗：避免盲目或不恰当使用抗菌药物，尤其是联合使用广谱抗菌药物。

6. 有基础疾病者给予相应治疗。

（二）抗病毒治疗

1. **奈玛特韦片/利托那韦片组合包装** 适用人群为发病5天以内的轻、中型且伴有进展为重症高风险因素的成年患者。应遵照说明书，不得与哌替啶、雷诺嗪等高度依赖CYP3A进行清除且其血浆浓度升高会导致严重和/或危及生命的不良反应的药物联用。只有母亲的潜在获益大于对胎儿的潜在风险时，才能在妊娠期间使用。不建议在哺乳期使用。中度肾功能损伤者应将奈玛特韦减半服用，重度肝、肾功能损伤者不应使用。

2. **阿兹夫定片** 适用人群为中型成年患者。不建议在妊娠期和哺乳期使用，中重度肝、肾功能损伤患者慎用。

3. **莫诺拉韦胶囊** 适用人群为发病5天以内的轻、中型且伴有进展为重症高风险因素的成年患者。不建议在妊娠期和哺乳期使用。

4. **单克隆抗体** 安巴韦单抗/罗米司韦单抗注射液。联合用于治疗轻、中型且伴有进展为重症高风险因素的成人和青少年（12～17岁，体重≥40kg）患者。

5. **静脉注射COVID-19人免疫球蛋白** 可在病程早期用于有重症高风险因素、病毒载量较高、病情进展较快的患者。

6. **康复者恢复期血浆** 可在病程早期用于有重症高风险因素、病毒载量较高、病情进展较快的患者。

7. **其他** 国家药品监督管理局批准的其他抗新冠病毒药物。

（三）免疫治疗

1. **糖皮质激素** 对氧合指标进行性恶化、影像学进展迅速、机体炎症反应过度激活状态的重型和危重型病例，酌情短期内（不超过10日）使用糖皮质激素。

2. **白细胞介素6（IL-6）抑制剂** 对于重型、危重型且实验室检测IL-6水平明显升高者可试用。注意变态反应。有结核等活动性感染者禁用。

（四）抗凝治疗

用于具有重症高风险因素、病情进展较快的中型病例，以及重型和危重型病例，无禁忌证情况下可给予治疗剂量的低分子量肝素或普通肝素。发生血栓栓塞事件时，按照相应指南进行治疗。

（五）俯卧位治疗

具有重症高风险因素且病情进展较快的中型、重型和危重型病例，应给予规范的俯卧位治疗，建议每天不少于12小时。

（六）心理干预

患者常出现紧张焦虑情绪，应给予适当的心理疏导，必要时辅以药物治疗。

（七）重型、危重型支持治疗

1. 治疗原则 在上述治疗基础上，积极防治并发症，治疗基础疾病，预防继发感染，及时进行器官功能支持。

2. 呼吸支持 鼻导管或面罩吸氧；经鼻高流量氧疗或无创通气；有创机械通气；气道管理；体外膜氧合。

3. 循环支持 危重型病例可合并休克，应在充分液体复苏的基础上，合理使用血管活性药物，密切监测患者血压、心率和尿量的变化，以及乳酸和碱剩余。必要时进行血流动力学监测。

4. 急性肾损伤和肾替代治疗 危重型病例可合并急性肾损伤，应积极查找病因，如低灌注和药物等因素。在积极纠正病因的同时，注意维持水、电解质、酸碱平衡。

5. 儿童特殊情况的处理 急性喉炎或喉气管炎：首先应评估上气道梗阻和缺氧程度，有缺氧者予吸氧，同时应保持环境空气湿润，避免烦躁和哭闹；药物治疗首选糖皮质激素。喘息、肺部哮鸣音：可在综合治疗的基础上加用支气管扩张剂和激素雾化吸入。脑炎、脑病等神经系统并发症：应积极控制体温，给予甘露醇等降颅压及镇静、止惊治疗；病情进展迅速者及时气管插管机械通气；严重脑病特别是急性坏死性脑病应尽早给予甲泼尼龙。MIS-C：尽早抗炎、纠正休克和出凝血功能障碍及脏器功能支持。

6. 重型或危重型妊娠患者 应多学科评估继续妊娠的风险，必要时终止妊娠，剖宫产为首选。

7. 营养支持 先进行营养风险评估，首选肠内营养，必要时加肠外营养。

（八）中医治疗

属于中医"疫"病，病因为感受"疫戾"之气，可根据病情、证候、气候等辨证论治。包括基础方剂、中成药、针灸治疗等。儿童患者中医证候特点、核心病机与成人基本一致，应结合儿童临床证候、生理病理特点辨证论治，可适当用小儿推拿疗法、刮痧疗法、针刺等。

（九）早期康复

早期康复介入，针对患者呼吸功能、心理障碍、躯体功能，积极开展康复训练和干预，尽最大可能恢复体能、体质和免疫能力。

八、预防

（一）管理传染源

1. 新冠病毒感染者，实施分级分类收治；未合并严重基础疾病的无症状感染者、轻型病例可居家自我照护，其他病例应及时到医疗机构就诊。

2. 感染者居家期间，尽可能在相对独立、通风良好的房间，减少与同住人员近距离接触。感染者非必要不外出，不参加聚集性活动，避免前往人群密集的公共场所；如需外出，应全程佩戴N95或KN95口罩。

3. 感染者要做好居室门把手、台面等接触频繁部位及卫生间等共用区域的清洁和消毒，自觉收集、消毒、包装、封存和投放生活垃圾。

（二）一般预防措施

加强个人防护与宣传教育。强调"每个人都是自己健康的第一责任人"，倡导公众遵守防疫基本行为准则，坚持勤洗手、戴口罩、常通风、公筷制、保持社交距离、咳嗽礼仪、清洁消毒、合理膳食、适量运动等健康生活方式，自觉提高健康素养和自我防护能力；疫情严重期间减少聚集，患有基础疾病的老年人及孕妇、3岁以下婴幼儿等尽量减少前往人员密集场所。深入开展爱国卫生运动，持续推进城乡环境整治，不断完善公共卫生设施。

（三）保护易感人群

接种新冠病毒疫苗可以减少新冠病毒感染和发病，是降低重症和死亡发生率的有效手段，符合接种条件者均应接种。符合加强免疫条件者，应及时进行加强免疫接种。对于感染高风险人群、60岁及以上老年人群、患有较严重基础疾病人群和免疫力低下人群，在完成第一剂次加强免疫接种满6个月后，可进行第二剂次加强免疫接种。提高60岁及以上老年人群等重症高风险人群接种率。

（四）落实医疗机构内感染预防与控制

1. 落实门急诊预检分诊制度，做好患者分流。提供手卫生、呼吸道卫生和咳嗽礼仪宣传干预，有呼吸道症状的患者及陪同人员应当佩戴医用外科口罩或医用防护口罩。

2. 加强病房通风，做好诊室、病房、办公室、值班室等区域物体表面的清洁和消毒。

3. 医务人员按标准预防原则，根据暴露风险进行适当的个人防护。在工作期间严格执行手卫生，佩戴医用外科口罩或医用防护口罩。

4. 按要求处理医疗废物，患者转出或离院后进行终末消毒。

知识拓展

抗击新冠病毒感染

在抗击新冠病毒感染疫情斗争中，我国涌现出一批可歌可泣的先进典型。为弘扬忠诚、担当、奉献的崇高品质，根据宪法、国家勋章和国家荣誉称号法，十三届全国人大常委会第二十一次会议对在抗击新冠疫情斗争中作出杰出贡献的人士进行表彰，授予钟南山"共和国勋章"，授予张伯礼、张定宇、陈薇（女）"人民英雄"国家荣誉称号。

这次表彰，有利于大力宣传抗疫英雄的卓越功绩和光辉形象，强化国家尊崇与民族记忆；有利于强化爱国主义、集体主义教育，弘扬社会主义核心价值观；有利于充分展示中华儿女众志成城、不畏艰险、越挫越勇的民族品格，为顺利推进中国特色社会主义伟大事业，实现第一个百年奋斗目标凝聚党心军心民心。

第二节　严重急性呼吸综合征

案例导入

【案例】

　　患者，男，61岁。急性起病，发热首发38.8℃，有畏寒，伴有头痛、关节肌肉酸痛、乏力等症状；有干咳、胸痛、腹泻等症状；有胸闷，肺部可闻及少许湿啰音。第10天，发热、乏力等症状加重，并出现咳嗽频繁、气促和呼吸困难，稍有活动则心悸、气喘、胸闷，肺实变进一步加重。外周血白细胞计数降低，淋巴细胞计数减少；胸部X线检查，肺部有不同程度的片状、斑片状浸润性阴影改变。

【问题】

　　1. 此患者可能患有什么病？

　　2. 确诊需要做哪些检查？

　　严重急性呼吸综合征（severe acute respiratory syndrome，SARS）是由SARS冠状病毒（SARS coronavirus，SARS-CoV）引起的一种急性呼吸道传染病，2003年由世界卫生组织命名。急性起病，以发热、干咳、肌肉酸痛、头痛、乏力、腹泻等为主要临床表现，严重者出现气促或呼吸窘迫。主要传播方式为短距离飞沫传播、接触患者呼吸道分泌物及密切接触传播。因临床表现与病毒、衣原体、支原体等引起的非典型性肺炎相似，但传染性强，所以曾称传染性非典型肺炎。

一、病原学

　　SARS冠状病毒可能来源于动物，因自然环境的变化、人类与动物接触机会增加及病毒的适应性变异，跨越物种屏障而传染给人类，在人类再发生变异造成人与人之间的传播。在果子狸、狸猫等动物中发现了类似SARS-CoV的病毒。果子狸与SARS-CoV的传播密切相关，但果子狸很可能只是SARS-CoV的中间宿主。2005年在菊头蝠中分离出的SARS样冠状病毒与人类或果子狸中的SARS-CoV有88%～92%的同源性。最近的一项研究发现SARS病毒的全部基因组组分都可在云南携带SARS样病毒的菊头蝠中找到。据此推测，造成当年疫情的SARS-CoV的直接祖先可能通过这些蝙蝠SARS样冠状病毒的祖先株之间发生的一连串的重组事件而产生。蝙蝠很可能是SARS-CoV祖先株的自然储存宿主。

　　SARS-CoV的核苷酸序列与已知人类和动物冠状病毒序列的同源性差异较大，是一种新的冠状病毒，属于冠状病毒科（coronaviridae），但是否为冠状病毒属（coronavirus）中的成员尚未定论。SARS-CoV是一种单股正链RNA病毒，基因组全长29 206～29 736个核苷酸。基因组两侧为5'和3'端非编码区，中间为开放读码框架（ORF），编码膜蛋白（M）、突起蛋白（S）、核衣壳蛋白（N）等结构蛋白和RNA依赖的RNA聚合酶等非结构蛋白。

　　SARS-CoV能在Vero细胞、犬肾细胞、人胚肺细胞、人胚肾细胞、人横纹肌肿瘤细胞等细胞系中培养繁殖。在Vero细胞中培养5天便可出现细胞病变，在细胞的粗面内质网和囊泡内、质膜表面、细胞外均可见病毒颗粒。电镜下病毒颗粒直径80～140nm，周围有鼓槌状冠状突起，突起之间的间隙较宽，病毒外形呈日冕状。将SARS病毒接种猴子，可出现与人类相同的临床表现和病理改变。

SARS-CoV的抵抗力和稳定性要强于其他人类冠状病毒。在干燥塑料表面最长可活4天，尿液中至少1天，腹泻患者粪便中至少4天以上。在4℃培养基中存活21天，−80℃保存稳定性佳。56℃ 90分钟或75℃ 30分钟可灭活病毒。SARS-CoV对乙醚、氯仿、甲醛和紫外线等敏感。

二、流行病学

（一）传染源

患者是主要传染源。急性期患者体内病毒含量高，容易通过打喷嚏、咳嗽等排出病毒。少数患者通过腹泻排出病毒。部分重型患者因频繁咳嗽或需要气管插管或呼吸机辅助呼吸等，排出较多呼吸道分泌物，有较强传染性。个别患者可造成数十甚至上百人感染，被称为"超级传播者"（super-spreader）。

潜伏期患者传染性低或无传染性；康复患者无传染性；隐性感染者是否存在及有无传染性，迄今尚无足够佐证资料。尚未发现慢性患者。

有研究表明从狸猫、果子狸、貉等可分离出与SARS-CoV基因序列高度同源的冠状病毒，提示这些动物可能是SARS-CoV的寄生宿主和本病的传染源，目前仍无足够证据证实。

（二）传播途径

1. 呼吸道传播　短距离的飞沫传播是主要传播途径。急性期患者咽拭子、痰标本中均可检测到SARS-CoV。病毒存在于患者的呼吸道黏液或纤毛上皮脱落细胞里，当患者打喷嚏、咳嗽或大声讲话时，飞沫直接被近距离（约2m）易感者吸入而发生感染。还可以通过气溶胶传播，易感者吸入悬浮在空气中含有SARS-CoV的气溶胶而感染。

2. 消化道传播　患者粪便中可检出病毒RNA，可能可以通过消化道传播。

3. 直接传播　通过直接接触患者的呼吸道分泌物、消化道排泄物或其他体液，或者间接接触被体液污染的物品，也可导致感染。多个案例证实SARS可以通过实验室传播。实验室工作人员在处理或接触含SARS-CoV标本时，未严格按生物安全操作规程而感染。

4. 其他　患者粪便中的病毒污染了建筑物的污水排放系统和排气系统造成环境污染，可能造成局部流行。

（三）易感人群

人群普遍易感。发病者以青壮年居多，儿童和老人少见。男女比例约为1∶0.87。患者家庭成员和接诊患者的医务人员为高危人群。患病后可获得一定程度的免疫力，尚无再次发病的报告。

（四）流行特征

2003年1月底，该病开始在我国广东省广州市流行，2—3月达高峰。随后蔓延到我国山西、内蒙古、北京、天津等地。2003年2月下旬开始在我国香港流行，并迅速波及越南、新加坡、加拿大、我国台湾省等地。本次流行终止后，2003年8月国家卫生部公布，我国24个省、自治区、直辖市共266个县（市）有该病病例报告，全国5327例，死亡349例。全球约32个国家和地区出现疫情，累计8422例，死亡916例。医务人员发病1725例，约占20%。本次流行后曾在新加坡，我国台湾省、北京市出现实验室感染病例。2004年年初我国广东省报告4例SARS散发病例。

该次流行发生于冬末春初，呈明显的家庭和医院聚集发病现象。社区病例以散发为主，偶见点状暴发流行。主要流行于人口密集的大都市，农村地区甚少发病。

三、发病机制与病理解剖

发病机制尚不清楚。发病早期可出现病毒血症。病理解剖和电子显微镜发现SARS-CoV对肺组织细胞和淋巴细胞有直接的侵犯作用。临床上发现，患者发病期间淋巴细胞减少，CD4$^+$和CD8$^+$的T淋巴细胞计数均明显下降。临床上应用肾上腺皮质激素可以改善肺部炎症反应，减轻临床症状。因此，免疫损伤可能是本病发病的主要原因。

肺部的病理改变最为突出，双肺明显肿胀，镜下可见弥漫性肺泡病变，肺水肿及透明膜形成。病程3周后可见肺间质纤维化，造成肺泡纤维闭塞。显微镜下可见小血管内微血栓和肺出血、散在的小叶性肺炎、肺泡上皮脱落、增生等病理改变。肺门淋巴结多充血、出血及淋巴组织减少。

四、临床表现

潜伏期1～16天，常见为3～5天。典型患者通常分为三期。

（一）早期

一般为1～7天。起病急，发热首发，94.4%～100%的患者有发热，体温一般>38℃，偶有畏寒；可伴有头痛、关节肌肉酸痛、乏力等症状；部分患者可有干咳、胸痛、腹泻等症状；常无上呼吸道卡他症状。发病3～7天后出现下呼吸道症状，多为干咳、少痰，偶有血丝痰；可有胸闷，肺部体征不明显，部分患者可闻及少许湿啰音，或有肺实变体征。

（二）进展期

第8～14天，发热、乏力等感染中毒症状加重，并出现咳嗽频繁，气促和呼吸困难，稍有活动则心悸、气喘、胸闷，肺实变进一步加重，需卧床休息，易继发呼吸道感染。10%～15%患者出现ARDS而危及生命。

（三）恢复期

第2～3周后，发热渐退，相关症状、体征减轻乃至消失。肺部炎症缓慢吸收和恢复，体温正常后约2周完全吸收至正常。

轻型患者临床症状轻，病程短。重型患者进展快，病情重，易出现ARDS。儿童患者病情较成人轻。孕妇患者在妊娠早期易流产，妊娠晚期病死率增加。

老年患者一般症状不典型，不伴发热或同时合并细菌性肺炎等。少数患者不以发热为首发症状，特别是有近期手术史或有基础疾病的患者。

五、并发症

常见并发症包括肺部继发感染，肺间质改变，皮下气肿、纵隔气肿和气胸，心肌病变，胸膜病变，骨质缺血性改变等。

六、实验室及其他检查

（一）血常规

初期到中期白细胞计数正常或下降，淋巴细胞计数绝对值常减少，部分病例血小板减少。T淋巴细胞亚群中$CD3^+$、$CD4^+$及$CD8^+$T淋巴细胞均减少，尤以$CD4^+$亚群减低明显。疾病后期多能恢复正常。

（二）血生化检查

乳酸脱氢酶（lactate dehydrogenase，LDH）、丙氨酸转氨酶（alanine transaminase，ALT）及其同工酶等有不同程度升高。血气分析可有血氧饱和度降低。

（三）血清学检查

常用酶联免疫吸附试验（enzyme linked immunosorbent assay，ELISA）和免疫荧光法（immunofluo-rescence method，IFA）检测血清中的SARS-CoV抗体，对IgG抗体检测的敏感性与特异性均超过90%，IFA法的特异性高于ELISA法。IgG抗体在起病后第1周检出率低或检测不到，第2周末检出率80%以上，第3周末95%以上，且效价持续升高，在病后第6个月仍保持高效价。IgM抗体发病1周出现，在急性期和恢复早期达高峰，3个月后消失。

（四）核酸检测

以反转录聚合酶链反应（RT-PCR）检测呼吸道分泌物、血液、粪便等标本中SARS-CoV的RNA。

（五）细胞培养分离病毒

通过将患者呼吸道分泌物、血液等接种到Vero细胞中培养，分离到病毒后用RT-PCR或免疫荧光法进行鉴定。

（六）影像学检查

绝大多数患者在起病早期即有胸部X线检查异常，多呈斑片状或网状改变。起病初期常呈单灶改变，短期内病灶迅速增多，常累及单肺多叶或双肺。部分患者进展迅速，呈大片状阴影。双肺周边区域累及较为常见，而胸腔积液、空泡形成及肺门淋巴结增大等表现则较少见。对于胸片无病变而临床又怀疑本病的患者，1～2天内要复查胸部X线检查。胸部CT检查可见局灶性实变，毛玻璃样改变最多见。肺部阴影吸收、消散较慢，阴影改变程度范围可与临床症状体征不相平行。

七、诊断与鉴别诊断

（一）流行病学资料

与SARS患者有密切接触史，或属受传染的群体发病者之一，或有明确传染他人的证据；发病前2周内曾到过或居住于报告有SARS疫情的区域。

（二）症状与体征

起病急，以发热为首发症状，体温一般＞38℃，偶有畏寒；可伴有头痛、肌肉酸痛、关节酸痛、乏力、腹泻；常无上呼吸道卡他症状；可有干咳、少痰，偶有血丝痰；可有胸闷，严重者出现呼吸加速、气促或明显呼吸窘迫。肺部体征不明显，部分患者可闻及少许湿啰音，或有肺实变体征。

（三）实验室检查

外周血白细胞计数一般不升高，或降低；常有淋巴细胞计数减少。

（四）胸部X线检查

肺部有不同程度的片状、斑片状浸润性阴影或呈网状改变，部分患者进展迅速，呈大片状阴影；常为多叶或双侧改变，阴影吸收消散较慢；肺部阴影与症状体征可不一致。若检查结果阴性，1～2天后应予复查。若有条件，可安排胸部CT检查，有助于发现早期轻微病变或与心影及大血管影重合的病变。

（五）血清学检查

用IFA或ELISA法检测患者血清特异性抗体、特异性IgM抗体阳性或特异性IgG抗体，急性期和恢复期抗体效价升高4倍或以上时，可作为确诊的依据。检测阴性结果，不能作为排除诊断的依据。

临床上要注意排除流行性感冒、上呼吸道感染、细菌性或真菌性肺炎、艾滋病合并肺部感染、军团病、肺结核、肾综合征出血热、肺部肿瘤、非感染性肺间质性疾病、肺水肿、肺不张、肺栓塞、肺嗜酸性粒细胞浸润症、肺血管炎等临床表现类似的呼吸系统疾病。

八、治疗

该病目前尚缺乏特异性治疗手段。以综合疗法为主，强调在疾病的整个治疗中，针对疾病发生的病理生理异常加以纠正，进行对症治疗，以促进疾病的恢复；在疾病早期可以采取适当的抗病毒治疗。

治疗总原则为：早期发现、早期隔离、早期治疗。所有的患者应集中隔离治疗，疑似病例与临床诊断病例分开收治。重型患者治疗中要注意防治急性呼吸窘迫综合征和多器官功能障碍综合征（multiple organ disfunction syndrome，MODS）。做好护理工作和心理治疗具有很重要的作用。

（一）监测病情变化

多数患者在发病后14天内属于进展期，必须密切观察病情变化，监测症状、体温、呼吸频率、SpO_2或动脉血气分析、血常规、胸片（早期复查间隔时间不超过2～3天）、心、肝、肾功能等。

（二）一般治疗和对症治疗

1. 卧床休息，避免劳累。
2. 咳嗽剧烈者给予镇咳药，咳痰者给予祛痰药。
3. 发热超过38.5℃者，可给予物理降温，如冰敷、酒精擦浴等，并酌情使用解热镇痛药。儿童忌用阿司匹林，因该药有可能引起瑞氏综合征（Reye syndrome）。
4. 有心、肝、肾等器官功能损害，应该作相应的处理。
5. 加强营养支持，注意水、电解质、酸碱平衡。
6. 出现气促或$PaO_2 < 70mmHg$或$SpO_2 < 93\%$，给予持续鼻导管或面罩吸氧。
7. 有以下指征之一即可早期应用糖皮质激素：①有严重中毒症状，高热3天不退；②48小时内肺部阴影进展超过50%；③有急性肺损伤或出现ARDS。

一般成人剂量相当于甲泼尼龙每天80～320mg，必要时可适当增加剂量，大剂量应用时间不宜过长。具体剂量及疗程根据病情来调整，待病情缓解或胸片上阴影有所吸收后逐渐减量停用。一般每3～5天减量1/3，通常静脉给药1～2周后可改为口服泼尼松或泼尼松龙。一般不超过4周。

应用激素可抑制异常的免疫病理反应，减轻全身炎症反应状态，从而改善机体的一般状况，减轻肺的渗出、损伤，防止和减轻后期的肺纤维化。建议采用半衰期短的激素。注意糖皮质激素的不良反应，可同时给予制酸剂与胃黏膜保护剂，应警惕继发感染。在SARS的治疗中，激素的应用没有绝对禁忌证，儿童慎用糖皮质激素；其他的相对禁忌证包括中度以上的糖尿病、重型高血压、活动性胃炎、十二指肠溃疡、精神病、癫痫及处于妊娠期的患者。

8. 预防和治疗继发细菌或真菌感染。根据情况可选用喹诺酮类等适当的抗感染药物。

9. 早期抗病毒药物。目前尚无针对SARS-CoV的特异性抗病毒药物。早期可试用蛋白酶类抑制剂类药物洛匹那韦及利托那韦等。利巴韦林的疗效仍不确切。

10. 增强免疫功能的药物。重型患者可以试用免疫增强的药物，如胸腺肽、静脉用免疫球蛋白等。但疗效尚未肯定，不推荐常规使用。恢复期患者血清的临床疗效和风险尚有待评估。

11. 中药辅助治疗。本病属于中医学瘟疫、热病的范畴，治则为：温病，卫、气、营、血和三焦辨证论治。

（三）重型病例的处理

必须严密动态观察，加强监护，及时给予呼吸支持，合理使用糖皮质激素，加强营养支持和器官功能保护，注意水、电解质和酸碱平衡，预防和治疗继发感染，及时处理合并症。

1. 加强对患者的动态监护。包括对生命体征、出入液量、心电图及血糖的检测。有条件，尽可能收入重症监护病房。

2. 使用无创正压通气（non-invasive positive pressure ventilation，NPPV）。应用指征为：①呼吸频率＞30次/分；②吸氧5L/min条件下，SpO$_2$＜93%。禁忌证为：①有危及生命的情况，需要紧急气管插管；②意识障碍；③呕吐、上消化道出血；④气道分泌物多、排痰障碍；⑤不能配合NPPV治疗；⑥血流动力学不稳定和有多器官功能损害。

模式通常使用持续气道正压通气（continuous positive airway pressure，CPAP），压力水平一般为4～10cmH$_2$O；吸入氧流量一般为5～8L/min，维持血氧饱和度＞93%，或压力支持通气＋呼气末正压（PSV＋PEEP），PEEP水平一般为4～10cmH$_2$O，吸气压力水平一般为10～20cmH$_2$O。NPPV应持续应用（包括睡眠时间），暂停时间不宜超过30分钟，直到病情缓解。

3. 若患者不耐受NPPV或氧饱和度改善不满意，应及时进行有创正压机械通气治疗。具体指征为：①经无创通气治疗病情无改善，表现为SpO$_2$＜93%，面罩氧浓度5L/min，肺部病灶仍增加；②不能耐受无创通气，明显气促；③中毒症状明显，病情急剧恶化。

使用呼吸机通气，极易引起医务人员被SARS-CoV感染，务必注意医护人员防护。谨慎处理呼吸机废气，吸痰、冲洗导管均应小心对待。

4. 出现休克或多器官功能障碍综合征（multiple organ dysfunction syndrome，MODS），予相应支持治疗。在MODS中，肺、肾衰竭，消化道出血和弥散性血管内凝血（disseminated intravascular coagulation，DIC）发生率较高。脏器损害越多，病死率越高，2个或以上脏器衰竭的病死率约为69%。早期防治中断恶性循环，是提高治愈率的重要环节。

九、预防

（一）管理传染源

1. 疫情报告 2003年4月我国将SARS列入法定传染病管理范畴。2004年12月新《中华人民共和国传染病防治法》将其列为乙类传染病，但其预防控制措施采取甲类传染病的方法执行。发现或怀疑本病时应尽快向疾病预防控制机构报告。做到早发现、早报告、早隔离、早治疗。

2. 隔离治疗患者 对临床诊断病例和疑似诊断病例，应在指定的医院按呼吸道传染病分别进行隔离观察和治疗。同时具备下列3个条件方可考虑出院：①体温正常7天以上；②呼吸系统症状明显改善；③X线胸片有明显吸收。

3. 隔离观察密切接触者 如条件许可应在指定地点接受隔离观察，为期14天。在家中接受隔离观察时应注意通风，避免与家人密切接触。

（二）切断传播途径

1. 社区综合性预防 加强科普宣传，流行期间减少大型集会或活动，保持公共场所通风换气、空气流通；注意空气、水源、下水道系统的处理消毒。

2. 保持良好的个人卫生习惯 不随地吐痰，流行季节避免去人多或相对密闭的地方。有咳嗽、咽痛等呼吸道症状及时就诊，注意戴口罩；避免与人近距离接触。

3. 严格隔离患者 医院应设立发热门诊，建立专门通道。收治SARS的病区应设有无交叉的清洁区、半污染区和污染区；病房、办公室等均应通风良好。疑似患者与临床诊断患者应分开病房收治。住院患者应戴口罩，不得随意离开病房。患者不设陪护，不得探视。病区中病房、办公室等各种建筑空间，地面及物体表面、患者用过的物品、诊疗用品，以及患者的排泄物、分泌物均须严格按照要求分别进行充分有效的消毒。医护人员及其他工作人员进入病区时，要切实做好个人防护工作。须戴12层面纱口罩或N95口罩，戴帽子和眼防护罩以及手套、鞋套等，穿好隔离衣，以期无体表暴露于空气中。接触过患者或被污染的物品后，应洗手。

4. 实验室条件要求 必须在具备生物安全防护条件的实验室，才能开展SARS患者人体标本或病毒株的检测或研究工作，以防病毒泄漏。同时实验室研究人员必须采取足够的个人防护措施。

（三）保护易感人群

尚无效果肯定的预防药物可供选择。医护人员及其他人员进入病区、门诊接诊时，应注意做好个人防护工作。

知识拓展

钟南山院士

2003年，"非典"来袭，在大众惶恐不安之时，钟南山院士告诉大家："非典"不可怕，可防可控可治。

疫情初期，钟南山勇敢地否定了"典型衣原体是非典型肺炎病因"的观点。有人问他：你不怕判断失误吗？你完全可以选择沉默。钟南山说：我们看到这个事实跟权威讲的如果是不一样的话，我们当然首先尊重事实，而不是尊重权威。

钟南山敢医敢言的道德风骨和学术勇气令人景仰。他为卫生行政部门制定救治方案提供了决策论据，使广东成为全球非典患者治愈率最高、死亡率最低的地区之一。他最早制定出《非典型肺炎临床诊断标准》，探索出了一套富有明显疗效的防治经验。这套经验被世卫组织认为对抗击非典型肺炎有指导意义。

第三节　艾　滋　病

案例导入

【案例】

患者，男，20岁。主诉近2个月不明原因的持续不规则发热38℃以上；经常腹泻，大便次数多于3次／日，体重下降10%以上；出现反复发作的口腔"鹅口疮"。曾与多个男性发生没带安全套的肛交性行为。

【问题】

1. 此患者可能患有什么病？
2. 确诊需要做哪些检查？

艾滋病，即获得性免疫缺陷综合征（acquired immunodeficiency syndrome，AIDS）是由人类免疫缺陷病毒（human immunodeficiency virus，HIV）感染引起的一种慢性传染病。HIV主要侵害人体免疫系统，主要破坏$CD4^+T$淋巴细胞、单核－巨噬细胞和树突状细胞等，导致机体细胞免疫功能缺陷，引起全身器官系统各种机会性感染和肿瘤发生，最终导致死亡，目前无法治愈。主要经性接触、血液及血制品和母婴传播。

一、病原学

HIV是单链RNA病毒，反转录病毒科慢病毒属中的人类慢病毒组。HIV为直径100～120nm的球形颗粒，由核心和包膜两部分组成。核心由衣壳蛋白（CA，p24）组成，衣壳内包括两条完全相同的病毒单股正链RNA、核衣壳蛋白（nucleocapsid protein NC）和病毒复制所必需的酶类，包括反转录酶（RT，p51/p66）、整合酶（IN，p32）和蛋白酶（PR，p10）等。病毒的最外层为包膜，其中嵌有外膜，糖蛋白gp120和跨膜糖蛋白gp41；包膜结构之下是基质蛋白（MA，p17），形成病毒内壳。

HIV分为HIV-1型和HIV-2型。HIV基因组全长约9.7kb，基因组两端长末端重复序列（long terminal repeat，LTR）发挥着调节HIV基因整合、表达和病毒复制的作用。HIV基因组含有*gag*、*pol*和*env*3个结构基因，2个调节基因（tat反式激活因子和rev毒粒蛋白表达调节因子）和4个辅助基因（nef负调控因子、vpr病毒蛋白r、vpu病毒蛋白u和vif病毒感染因子），其中vpu为HIV-1型所特有，而vpx为HIV-2型所特有。

HIV是一种变异性很强的病毒，各基因的变异程度不同，*env*基因变异率最高。HIV发生变异的主要原因包括反转录酶无校正功能导致的随机变异；病毒在体内高频率复制；宿主的免疫选择压力；病毒DNA与宿主DNA之间的基因重组；药物选择压力，其中不规范的抗反转录病毒治疗（antiretroviral therapy，ART，俗称"鸡尾酒疗法"）及患者依从性差是导致耐药变异的重要原因。

我国以HIV-1型为主要流行株，已发现的有A、B（欧美B）、B'（泰国B）、C、D、F、G、H、J和K 10个亚型，还有不同流行重组型（CRF）和独特重组型（URF）。2015年第4次全国HIV分子流行病学调查显示，我国HIV-1型主要流行的亚型为CRF07_BC、CRF01_AE、CRF08_BC和B亚型。

HIV-2型主要集中在非洲西部区域，从1999年起在我国部分地区发现有少量HIV-2型感染者，随后多地报道HIV-2型输入性病例，值得密切关注。

HIV-1型侵入宿主的主要受体是表达于T淋巴细胞、单核－巨噬细胞及树突状细胞表面的CD4分子。HIV需借助易感细胞表面的受体进入细胞，包括第一受体（CD4，主要受体）和第二受体（CCR5或CXCR4等辅助受体）。根据HIV对辅助受体利用的特性将HIV分为X4和R5毒株。R5型病毒通常只利用CCR5受体，而X4型病毒常同时利用CXCR4、CCR5和CCR3受体。CCR5和CXCR4在不同T细胞亚群上的表达存在差异，初始T淋巴细胞（CD45RA）高表达CXCR4，而记忆性T淋巴细胞（CD45RO）高表达CCR5。巨噬细胞和树突状细胞也高表达CCR5。在疾病的早期HIV常利用CCR5作为辅助受体，在晚期病毒常利用CXCR4作为辅助受体。

HIV在外界环境中的生存能力较弱，对物理、化学因素的抵抗力较低。过氧乙酸、碘酊、戊二醛、次氯酸钠等消毒剂对HIV有良好灭活作用；70%的酒精也可灭活HIV，但紫外线或γ射线不能灭活HIV。HIV对热很敏感，100℃处理20分钟可将HIV完全灭活。

二、发病机制

HIV主要侵犯人体的免疫系统，包括CD4$^+$T淋巴细胞、单核－巨噬细胞和树突状细胞等，主要表现为CD4$^+$T淋巴细胞数量不断减少，最终导致人体细胞免疫功能缺陷，引起各种机会性感染和肿瘤的发生。HIV感染也会导致骨病、肾病、心血管疾病和肝功能不全等疾病的发病风险增加。

HIV进入人体后，在24～48小时到达局部淋巴结，5～10天在外周血中可以检测到病毒成分，继而产生病毒血症，导致急性感染，以CD4$^+$T淋巴细胞数量短期内一过性迅速减少为特点。大多数感染者未经特殊治疗，CD4$^+$T淋巴细胞数量可自行恢复至正常水平或接近正常水平。因病毒储存库的存在，宿主免疫系统不能完全清除病毒，形成慢性感染，包括无症状感染期和有症状感染期。国际上报道无症状感染期持续时间平均约8年，但我国男男性行为感染HIV者的病情进展较快，在感染后平均4.8年进展到艾滋病期，无症状期主要表现为CD4$^+$T淋巴细胞数量持续缓慢减少；进入有症状期后CD4$^+$T淋巴细胞再次快速地减少，多数感染者CD4$^+$T淋巴细胞计数在350个/μl以下，部分晚期患者甚至降至200个/μl以下。

感染HIV后在临床上可表现为典型进展者、快速进展者和长期缓慢进展三种转归。影响HIV感染临床转归的主要因素有病毒、宿主免疫和遗传背景等。

人体通过固有免疫和适应性免疫应答对抗HIV感染。黏膜是HIV侵入机体的主要门户，又是HIV增殖的场所，是HIV通过性途径传播的重要通道。HIV也能通过破损的黏膜组织进入人体，随即局部固有免疫细胞，如单核－巨噬细胞、树突状细胞、NK细胞等进行识别、内吞并杀伤处理后将病毒抗原提呈给适应性免疫系统，之后2～12周，人体即产生针对HIV蛋白的各种特异性抗体，其中中和抗体在控制病毒复制方面具有重要作用。特异性细胞免疫主要包括HIV特异性CD4$^+$T淋巴细胞免疫反应和特异性细胞毒性T淋巴细胞反应（cytotoxic T lymphocyte，CTL）。

绝大多数HIV/AIDS患者经过ART后，HIV所引起的免疫异常改变能恢复至正常或接近正常水平，即免疫功能重建，包括CD4$^+$T淋巴细胞数量和免疫功能的恢复。有10%～40%的HIV/AIDS患者即使能够长期维持病毒抑制，仍不能完全实现免疫重建，被称为免疫重建不良者或免疫无应答者。与达到完全免疫重建的患者相比，免疫重建不良患者艾滋病相关和非艾滋病相关疾病的发病率和病死率升高。

三、流行病学

联合国艾滋病规划署（UNAIDS）发布《2023全球艾滋病防治进展报告——终结艾滋病之路》显示，2022年估计全球有3900万存活HIV感染者/AIDS患者，其中有2980万人正在接受ART，当年新发

HIV感染者130万，63万人死于艾滋病相关疾病。艾滋病防治工作实现了有效进展，其中包括消除儿童艾滋病。2010—2022年，儿童人类免疫缺陷病毒新发感染人数减少了58%，达到了20世纪80年代以来的最低水平。联合国2021年6月8日"到2030年终结艾滋病流行的政治宣言"承诺：将预防作为优先事项，确保到2025年，有效的艾滋病综合预防方案涵盖95%的有HIV感染风险者；承诺2030年前实现"三个95%"目标，即95%的HIV感染者能得到确诊，95%的确诊者能获得ART，以及95%的接受治疗者体内病毒得到抑制；承诺2025年之前消除HIV母婴传播；承诺到2025年，将每年新增HIV感染病例控制在37万例以下，将每年AIDS死亡病例控制在25万例以下，并消除与HIV相关的一切形式的污名化与歧视，实现到2030年终结艾滋病流行的目标。

中国疾病预防控制中心性病艾滋病预防控制中心数据显示，我国经输血/血制品途径传播、注射毒品传播和母婴传播已得到有效控制，2020—2022年，经输血/血制品途径传播报告病例数为零，2022年新报告病例中，经注射毒品传播和母婴传播占比分别下降到0.4%和0.2%。我国HIV感染途径仍以性途径传播为主，近年来，我国每年报告病例经性传播比例均在95%以上，2022年新报告病例中经性传播比例达97.6%，其中异性性传播为72.0%，男性同性性传播为25.6%。男性同性感染者占当年新报告病例总数的构成比从2010年的12.0%上升至2020年的23.3%，60岁以上老年男性感染者占当年新报告病例总数的构成比自2010年的7.41%上升至2020年的18.21%。2010—2019年全国共有23307例新报告HIV阳性青年学生，男女性别比为34:1，平均年龄仅（19.9±2.05）岁。

（一）传染源

HIV感染者和AIDS患者是唯一传染源。HIV主要存在于传染源的血液、精液、阴道分泌物、胸腹水、脑脊液、羊水和乳汁等体液中。无症状的HIV感染者是最重要的传染源，特别是从未做过HIV抗体检测但实际已感染者，其本人和别人均不知晓其感染状况，发生性行为等相关危险行为时可能均不会采取防范措施；另一方面无症状期较长，大部分感染者为青壮年正处于性活跃期，活动范围广，流动性大。血清HIV核酸阳性而抗体阴性的窗口期患者也是重要的传染源。AIDS患者因已出现相关症状，活动受到一定限制，在接受抗病毒治疗后，病毒复制受到抑制，其传染源的作用将大大下降。

（二）传播途径

HIV的传播途径主要有三种：性接触传播、血液传播及母婴传播。

1. 性接触传播　性接触包括不安全的同性、异性和双性性接触，性行为方式包括无保护的肛门性交、阴道性交、口腔性交等。在几种性交方式中，其危险程度由高到低依次为：肛门性交的被插入方>肛门性交的插入方>阴道性交的女方>阴道性交的男方>口腔性交的被插入方>口腔性交的插入方。

性传播已成为我国乃至全球HIV的主要传播途径。全球70%～80%的感染者是通过性接触感染，其中异性性接触传播占70%以上，而男男同性性接触传播占5%～10%，并呈逐年上升趋势。研究发现：发生一次没有正确使用安全套的性行为，在阴道性交中，男方传给女方的概率是0.05%～0.15%，女方传给男方的概率是0.03%～0.09%；而在男男同性肛交性行为中传播HIV的概率达到1%左右。在单阳的感染者家庭中，常年多次无保护性行为，配偶被感染的概率约为15%。

2. 血液传播　血液传播包括输入含有活HIV的血液或血制品，单次暴露的传染概率大于90%；接受HIV感染者的器官（器官移植）、精液（人工授精）；与感染者共用针具（如共用针具静脉注射毒品，单次暴露的感染概率为0.67%，共用针具者越多，被HIV感染的概率越高）；不安全不规范的介入性损伤性医疗操作、文身等。

3. 母婴传播　感染HIV的女性，可以在妊娠期间经胎盘把HIV传给胎儿造成宫内感染；分娩时经产道婴儿受到母亲血液或阴道分泌物的污染而被感染；哺乳期婴儿母乳喂养而感染。在没有任何干预措施情况下，婴儿被感染的风险为15% ～ 50%，在发达国家为15% ～ 25%，发展中国家则为25% ～ 35%。

（三）易感人群

人群普遍易感，15 ～ 49岁发病者占80%。青少年、儿童、妇女、老年人感染率逐年上升。男男同性性行为者、静脉注射毒品者、与HIV/AIDS患者发生不安全性行为者、多性伴侣人群、性传播感染（sexually transmitted infections，STI）者为高风险人群。

四、临床表现

从HIV感染发展为艾滋病终末阶段是一个较为漫长复杂的过程，不同阶段的临床表现多种多样。根据感染后的临床表现，可分为急性期、无症状期和艾滋病期3个阶段。

（一）急性期

在发生初始感染HIV的6个月内，部分感染者在急性期出现HIV病毒血症和免疫系统急性损伤相关的临床表现，以发热最为常见，可伴有盗汗、咽痛、恶心、呕吐、腹泻、皮疹、淋巴结肿大、关节疼痛及神经系统症状。大多数感染者临床症状轻微，持续1 ～ 3周后自行缓解。在血液中可检测到HIV RNA和p24抗原，$CD4^+T$淋巴细胞计数一过性减少，$CD4^+/CD8^+T$淋巴细胞比值倒置。部分感染者可有轻度白细胞和血小板减少或肝生化指标异常。

（二）无症状期

从急性期进入无症状期，或无明显急性期症状者直接进入无症状期。持续时间一般为4 ～ 8年。无症状期持续时间长短与感染HIV病毒的数量、型别、感染途径、机体免疫状况、个体差异、生活习惯和营养条件等有关。在无症状期，由于HIV在体内不断复制，免疫系统持续受损，$CD4^+T$淋巴细胞计数逐渐下降。可出现淋巴结肿大等症状或体征。

（三）艾滋病期

感染HIV后的终末阶段。患者$CD4^+T$淋巴细胞计数大多＜200个/μl。主要临床表现为HIV相关症状、体征，各种机会性感染和肿瘤。除出现持续发热、慢性腹泻及体重明显下降等消耗综合征症状外，常合并各种机会性感染，如反复发作的口腔真菌感染、反复发作的单纯疱疹病毒感染或带状疱疹病毒感染、肺孢子菌肺炎、反复发生的细菌性肺炎、活动性巨细胞病毒感染、活动性结核病、深部真菌感染、中枢神经系统占位性病变、弓形虫脑病、马尔尼菲篮状菌病、反复发作的败血症、其他STI等；合并恶性肿瘤，如淋巴瘤、卡波西肉瘤、皮肤癌及肺癌等。

五、实验室检查

HIV/AIDS患者的实验室检测主要包括HIV抗体检测、HIV核酸定性和定量检测、$CD4^+T$淋巴细胞计数、HIV耐药检测等。HIV-1/2抗体检测是HIV感染诊断的金标准，HIV核酸检测（定性和定量）也用于HIV感染诊断。HIV抗体检测包括筛查试验和补充试验，HIV补充试验包括抗体补充试验（抗体确证试验）和核酸补充试验（核酸定性和定量检测）。HIV核酸定量和$CD4^+T$淋巴细胞计数是判断疾病进展、临床用药、疗效和预后的两项重要指标；HIV耐药检测可为ART方案的选择和更换提供指导。

（一）一般检查

白细胞、血红蛋白、红细胞及血小板均可有不同程度减少。尿蛋白常阳性。

（二）CD4$^+$T淋巴细胞检测

CD4$^+$T淋巴细胞是HIV感染最主要的靶细胞，HIV感染人体后，出现CD4$^+$T淋巴细胞进行性减少，CD4$^+$/CD8$^+$T淋巴细胞比值倒置，细胞免疫功能受损。

目前CD4$^+$T淋巴细胞常用的检测方法为流式细胞术，可直接获得CD4$^+$T淋巴细胞数绝对值，或通过白细胞分类计数后换算为CD4$^+$T淋巴细胞绝对数。CD4$^+$T淋巴细胞计数的临床意义：了解机体免疫状态和病程进展、确定疾病分期、判断治疗效果和HIV感染者的并发症。

CD4$^+$/CD8$^+$T淋巴细胞比值倒置可在长期ART后出现不同程度的改善，与患者起始治疗的时机和基础CD4$^+$T淋巴细胞计数密切相关，其变化提示患者的治疗效果和免疫炎症状态。

（三）HIV-1/2抗体检测及核酸检测

1. HIV-1/2抗体检测 包括筛查试验和抗体补充试验。HIV-1/2抗体筛查方法包括酶联免疫吸附试验（ELISA）、化学发光或免疫荧光试验、快速试验（斑点ELISA和斑点免疫胶体金或胶体硒、免疫层析等）等。抗体补充试验方法为抗体确证试验（免疫印迹法，条带/线性免疫试验和快速试验）。

（1）筛查试验：阴性反应报告HIV-1/2抗体阴性，见于未被HIV感染的个体，但窗口期感染者筛查试验也可呈阴性反应。若呈阳性反应，用原有试剂双份（快速）/双孔（化学发光试验或ELISA）或两种试剂进行重复检测，如均呈阴性反应，则报告为HIV抗体阴性；如一阴一阳或均呈阳性反应，需进行补充试验。

（2）抗体补充试验：抗体确证试验无HIV特异性条带产生，报告HIV-1/2抗体阴性；出现条带但不满足诊断条件的报告不确定，可进行核酸检测或2～4周后随访，根据核酸检测或随访结果进行判断。HIV-1/2抗体确证试验结果阳性，出具HIV-1/2抗体阳性确证报告。

2. HIV核酸检测 感染HIV以后，病毒在体内快速复制，血浆中可定量检测出病毒RNA的量（病毒载量），一般用每毫升血浆中HIV RNA的拷贝数（拷贝/ml）或国际单位（IU/ml）来表示。病毒载量检测结果低于检测下限，表示本次试验没有检测出病毒载量，见于未感染HIV的个体、ART成功的患者或自身可有效抑制病毒复制的部分HIV感染者。病毒载量检测结果高于检测下限，表示本次试验检测出病毒载量，可结合流行病学史、临床症状及HIV抗体初筛结果作出判断。

检测病毒载量的常用方法有反转录PCR（RT-PCR）、核酸序列依赖性扩增技术（NASBA）和实时荧光定量PCR扩增技术（Real-time PCR）。病毒载量测定的临床意义：预测疾病进程、评估ART疗效、指导ART方案调整；也可作为HIV感染诊断的补充试验，用于急性期/窗口期及晚期患者的诊断、HIV感染者的诊断和小于18月龄婴幼儿HIV感染的诊断。

核酸检测方法（定性和定量）：属于HIV检测中的核酸补充实验，核酸定性检测结果阳性报告HIV-1核酸阳性，结果阴性报告HIV-1核酸阴性。RNA载量检测结果低于检测下限，报告低于检测下限；＞5000拷贝/ml报告检测值；检测限以上但≤5000拷贝/ml建议重新采样检测，临床医生可结合流行病学史、临床表现、CD4$^+$与CD8$^+$T淋巴细胞计数或HIV抗体随访检测结果等来确诊或排除诊断。DNA载量检测结果的判定参照试剂盒说明书。

（四）HIV基因型耐药检测

HIV基因型耐药检测结果可为ART方案的制订和调整提供参考。

出现HIV耐药，表示该感染者体内病毒可能耐药，需要密切结合临床情况，充分考虑患者的依从性、对药物的耐受性、药物的代谢吸收等因素进行综合评判。改变ART方案需要在有经验的医师指导下进行。HIV耐药检测结果呈阴性，表示该份样品未检出耐药性，但不能确定该感染者体内HIV不存在耐药情况。

耐药检测方法包括基因型和表型检测，国内外多以基因型检测为主。应在以下情况进行HIV基因型耐药检测：在启动ART前；治疗后病毒载量下降不理想或病毒学失败需要改变治疗方案时。对于ART失败者，耐药检测应在未停用抗病毒药物时进行，如已停药，则需在停药后4周内进行耐药检测。

六、诊断与鉴别诊断

（一）诊断原则

需结合流行病学史（包括不安全性生活史、静脉注射毒品史、输入未经抗HIV抗体检测的血液或血液制品、HIV抗体阳性者所生子女或职业暴露史等），临床表现和实验室检查等进行综合分析，慎重作出诊断。HIV抗体和病原学检测是确诊HIV感染的依据；流行病学史是诊断急性期和婴幼儿HIV感染的重要参考；CD4$^+$T淋巴细胞检测和临床表现是HIV感染分期诊断的主要依据；AIDS的指征性疾病是AIDS诊断的重要依据。HIV感染者是指感染HIV后尚未发展到艾滋病期的个体；AIDS患者是指感染HIV后发展到艾滋病期的患者。

成人、青少年及18月龄以上儿童，符合下列一项者即可诊断HIV感染：①HIV抗体筛查试验阳性和HIV补充试验阳性（抗体补充试验阳性或核酸定性检测阳性或核酸定量大于5000拷贝/ml）；②有流行病学史或艾滋病相关临床表现，两次HIV核酸检测均为阳性；③HIV分离试验阳性。

18月龄及以下儿童，符合下列一项者即可诊断HIV感染：①为HIV感染母亲所生和两次HIV核酸检测均为阳性（第二次检测需在出生4周后采样进行）；②有医源性暴露史，HIV分离试验结果阳性或两次HIV核酸检测均为阳性；③为HIV感染母亲所生和HIV分离试验阳性。

（二）诊断标准

1. 急性期 成人及15岁（含15岁）以上青少年HIV感染者，符合下列一项即可诊断。

（1）3～6个月内有流行病学史和/或有急性HIV感染综合征和/或有持续性全身性淋巴结病。

（2）抗体筛查试验无反应，两次核酸检测均为阳性。

（3）一年内出现HIV血清抗体阳转。15岁以下儿童HIV感染者Ⅰ期的诊断需根据CD4$^+$T淋巴细胞数和相关临床表现来进行。

2. 无症状期 成人及15岁（含15岁）以上青少年HIV感染者，符合下列一项即可诊断。

（1）CD4$^+$T淋巴细胞计数为200～500个/μl。

（2）无症状或符合无症状期相关临床表现。15岁以下儿童HIV感染者Ⅱ期的诊断需根据CD4$^+$T淋巴细胞数和相关临床表现来进行。

3. 艾滋病期 成人及15岁（含15岁）以上青少年，HIV感染加下述各项中的任何一项，即可确诊为艾滋病期；或者确诊HIV感染，且CD4$^+$T淋巴细胞数＜200个/μl，可诊断为艾滋病期。

（1）不明原因的持续不规则发热38℃以上，＞1个月。

（2）腹泻（大便次数多于3次/日），＞1个月。

（3）6个月之内体重下降10%以上。

（4）反复发作的口腔真菌感染。

（5）反复发作的单纯疱疹病毒感染或带状疱疹病毒感染。

（6）肺孢子菌肺炎（pneumocystis pseumonia，PCP）。

（7）反复发生的细菌性肺炎。

（8）活动性结核病或非结核分枝杆菌病。

（9）深部真菌感染。

（10）中枢神经系统占位性病变。

（11）中青年人出现痴呆。

（12）活动性巨细胞病毒（cytomegalovirus，CMV）感染。

（13）弓形虫脑病。

（14）马尔尼菲篮状菌病。

（15）反复发生的败血症。

（16）卡波西肉瘤、淋巴瘤。

15岁以下儿童符合下列一项者即可诊断为艾滋病期：HIV感染和$CD4^+T$淋巴细胞百分比＜25%（＜12月龄）或＜20%（12～36月龄）或＜15%（37～60月龄），或$CD4^+T$淋巴细胞计数＜200个/μl（5～14岁）；HIV感染和伴有至少一种儿童AIDS指征性疾病。

（三）鉴别诊断

1. 原发性$CD4^+T$淋巴细胞减少症（ICL） 少数ICL可并发严重机会性感染与AIDS相似，但无HIV感染流行病学资料，以及HIV-I和HIV-II病原学检测阴性可与AIDS区别。

2. 继发性$CD4^+T$细胞减少 多见于肿瘤及自身免疫性疾病（autoimmune disease）经化学或免疫抑制治疗后，根据病史常可区别。

七、治疗

（一）治疗目标

最大限度地抑制病毒复制使病毒载量降低至检测下限并减少病毒变异；重建免疫功能；降低异常的免疫激活；减少病毒的传播、预防母婴传播；降低HIV感染的发病率和病死率、减少非艾滋病相关疾病的发病率和病死率，使患者获得正常的预期寿命，提高生活质量。

（二）国内现有抗反转录病毒药物

目前国际上共有六大类30余种药物，分别为核苷类反转录酶抑制剂（NRTIs）、非核苷类反转录酶抑制剂（NNRTIs）、蛋白酶抑制剂（PIs）、整合酶抑制剂（INSTIs）、融合抑制剂（FIs）及CCR5抑制剂。国内的抗反转录病毒治疗药物有NRTIs、NNRTIs、PIs、INSTIs及FIs五大类（包括复合制剂）。

1. 核苷类反转录酶抑制剂（NRTIs）

（1）齐多夫定（zidovudine），AZT，用法用量：成人300mg/次，2次/天；新生儿/婴幼儿2mg/kg，4次/天；儿童160mg/m²体表面积，3次/天。主要不良反应：骨髓抑制、严重的贫血或中性粒细胞减少症；胃肠道不适，如恶心、呕吐、腹泻等；磷酸肌酸激酶和谷丙转氨酶升高，乳酸酸中毒和或肝脂肪变性。

（2）拉米夫定（lamivudine），3TC，用法用量：成人150mg/次，2次/天；或300mg/次，1次/天。新生儿2mg/kg，2次/天。儿童4mg/kg，2次/天。不良反应少，且较轻微，偶有头痛、恶心、腹泻等不适。

（3）阿兹夫定（azvudine），成人用法用量：3mg/次，1次/天，睡前空腹服用，整片吞服，不可碾碎。主要不良反应：发热、头晕、恶心、腹泻、肝肾损伤等；可能会引起中性粒细胞降低，以及总胆红素、谷草转氨酶和血糖升高。尚未进行对儿童用药的研究。

（4）阿巴卡韦（abacavir），ABC，用法用量：成人300mg/次，2次/天；新生儿/婴幼儿不建议使用本药；儿童8mg/kg，2次/天，最大剂量300mg，2次/天。主要不良反应：高敏反应，一旦出现高敏反应应终身停用；恶心、呕吐、腹泻等。注意用前查HLA-B5701，阳性者不推荐用。不推荐用于病毒载量≥105拷贝/ml的患者。

（5）替诺福韦（tenofovir disoproxil），TDF，用法用量：成人300mg/次，1次/天；与食物同服。主要不良反应：骨质疏松；肾脏毒性；轻至中度消化道不适，如恶心、呕吐、腹泻等；代谢异常如低磷酸盐血症，脂肪分布异常，可能引起酸中毒和/或肝脂肪变性。尚未进行对儿童用药的研究。

2. 非核苷类反转录酶抑制剂（NNRTIs）

（1）奈韦拉平（nevirapine），NVP，用法用量：成人2300mg/次，2次/天。新生儿/婴幼儿5mg/kg，2次/天。儿童＜8岁，4mg/kg，2次/天；＞8岁，7mg/kg，2次/天。注意：NVP有导入期，即在开始治疗的最初14天，需先从治疗量的一半开始（1次/天），如无严重不良反应可增加至足量（2次/天）。主要不良反应：皮疹，出现严重的或可致命的皮疹后应终身停用本药；肝损伤，出现重型肝炎或肝功能不全时，应终身停用本药。

（2）依非韦伦（efavirenz），EFV，用法用量：成人400mg/次，1次/天。儿童15～25kg，200～300mg，1次/天；25～40kg，300～400mg，1次/天；＞40kg，400mg，1次/天，睡前服用。主要不良反应：中枢神经系统毒性，如头晕、头痛、失眠、抑郁、非正常思维等；可产生长期神经精神作用；可能与自杀意向相关；皮疹；肝损伤；高脂血症和高甘油三酯血症。

（3）利匹韦林（rilpivirine），RPV，用法用量：12岁及以上且体重≥35kg的患者25mg/次，1次/天；随餐服用。不建议12岁以下患者使用。主要不良反应：抑郁、失眠、头痛和皮疹。注意妊娠安全分级中被列为B级；不推荐用于病毒载量≥105拷贝/ml的患者。

（4）艾诺韦林（ainuovirine），用法用量：成人150mg/d（2片，75mg/片），空腹服用。主要不良反应：肝损伤、多梦、失眠等。尚未在孕妇与儿童中开展评估。

3. 蛋白酶抑制剂（PIs）

（1）洛匹那韦/利托那韦（lopinavir/ritonavir），LPV/r。用法用量：成人2片/次，2次/天（每片含量：LPV/r 200mg/50mg）。儿童7～15kg，LPV 12mg/kg和利托那韦3mg/kg，2次/天；15～40kg，LPV 10mg/kg和利托那韦2.5mg/kg，2次/天。主要不良反应：腹泻、恶心、血脂异常，也可出现头痛和转氨酶升高。

（2）达芦那韦/考比司他（darunavir/cobicistat），DRV/c，用法用量：成人1片/次，1次/天（每片含量：DRV/c 800mg/150mg）随餐服用，整片吞服，不可掰碎或压碎。主要不良反应：腹泻、恶心和皮。尚未在妊娠期女性中开展研究。儿童使用本品的有效性和安全性尚未确定。

4. 整合酶抑制剂（INSTIs）

（1）拉替拉韦（raltegravir），RAL，用法用量：成人400mg/次，2次/天。主要不良反应：常见有腹泻、恶心、头痛、发热等；少见有腹痛、乏力、肝肾损伤等。儿童：如体重＞25kg，口服400mg/次，2次/天。

（2）多替拉韦（dolutegravir），DTG，用法用量：成人、12岁及以上的青少年50mg/次，1次/天，存在INSTIs耐药的情况下，首选餐后服用，以增强暴露。6～12岁儿童根据体质量确定剂量：15～20kg，20mg，1次/天；20～30kg，25mg，1次/天；30～40kg，35mg，1次/天；＞40kg，50mg，1次/天。主要不良反应：常见有失眠、头痛、头晕、异常做梦、抑郁等精神和神经系统症状，以及恶心、腹泻、呕吐、皮疹、瘙痒、疲乏等；少见有超敏反应，包括皮疹、全身症状及器官功能损伤（包括肝损伤），降低肾小管分泌肌酐。

5. 融合抑制剂（FIs） 艾博韦泰（albuvirtide），ABT，用法用量：成人及16岁以上青少年：320mg/次，第1天、第2天、第3天和第8天各用1次，1次/天，此后每周一次，静脉滴注。主要不良反应：过敏性皮炎、发热、头晕、腹泻。由于不经细胞色素P450酶代谢，与其他药物相互作用小。

（三）成人及青少年抗病毒治疗时机与方案

1. 成人及青少年启动ART的时机 一旦确诊HIV感染，无论CD4$^+$T淋巴细胞水平高低，均建议立即开始治疗。出现下列情况者需加快启动治疗：诊断为AIDS、妊娠、急性机会性感染、CD4$^+$T淋巴细胞＜200个/μl、HIV相关肾脏疾病、急性期感染、合并活动性HBV或HCV感染。在开始ART前，一定要取得患者的配合和同意，教育好患者服药的依从性；有条件患者可考虑快速启动ART或确诊当天启动ART。如患者存在严重的机会性感染和处于慢性疾病急性发作期，应待病情稳定后开始治疗。启动ART后，需终身治疗。

2. 成人及青少年初始ART方案 初治患者推荐方案为2种NRTIs类骨干药物联合第三类药物治疗。第三类药物可以为NNRTIs或者增强型PIs（含利托那韦或考比司他）或者INSTIs；也可以选用复方单片制剂（STR）。

（四）特殊人群抗病毒治疗时机与方案

1. HIV感染儿童抗病毒治疗时机与方案 儿童一旦确诊HIV感染，无论CD4$^+$T淋巴细胞水平高低，均建议立即开始ART。如某种原因不能启动ART，则需要密切观察患者的病毒学、免疫学和临床状况，建议每3～4个月监测一次。

（1）儿童患者初治推荐方案为2种NRTIs类骨干药物联合第三类药物治疗。第三类药物可以为INSTIs或NNRTIs或者增强型PIs（含利托那韦或考比司他）。

（2）HIV感染儿童的抗病毒治疗效果监测：①病毒载量是衡量ART效果的首要检测指标，治疗6个月后，每年或怀疑治疗失败时检测。②CD4$^+$T淋巴细胞可作为监测ART效果的另一项有益的指标，每3～6个月检测1次，但其本身不能确定治疗成功或失败。③临床监测是儿童监测的必要部分，每次随访都应进行身高、体重、生长发育标志及依从性监测。

（3）儿童初治失败的处理：治疗失败后，最好根据耐药结果进行治疗方案的调整：①初治NNRTI方案失败，换用DTG或增强型PIs＋2 NRTIs（PIs首选LPV/r）。②初治LPV/r方案失败，一般不是LPV/r耐药，可以改善服药依从性，3个月后复查病毒载量。如果病毒仍未控制，则换用DTG＋2 NRTIs，如DTG不可及，则换成RAL＋2NRTIs；如果DTG和RAL均不可及，三岁以下儿童则维持原方案并进行依从性指导，三岁以上儿童可改为NNTRIs＋2 NRTIs，NNTRIs首选EFV。③治疗失败后NRTIs的替换，ABC或TDF更换为AZT，AZT更换为TDF或ABC。

2. 孕妇 所有感染HIV的孕妇不论其CD4$^+$T淋巴细胞计数多少或疾病临床分期如何，均应尽早终身接受ART。

首选方案：TDF/FTC（或TDF＋3TC或ABC/3TC或ABC＋3TC）＋RAL或DTG。

推荐含RAL或DTG的方案作为孕妇和育龄期有妊娠意愿的女性的首选治疗方案。BIC孕期应用数据不足，目前不推荐应用于妊娠人群。由于在妊娠中期和晚期药物浓度不足，EVG/c应避免在孕妇中应用。

替代方案：TDF/FTC（或TDF＋3TC，或ABC/3TC，或ABC＋3TC，或AZT/3TC，或AZT＋3TC，或TAF/FTC）＋EFV（或RPV，或LPV/r）。

EFV可应用于妊娠各个阶段。LPV/r临床用药经验多，但消化道反应可能比较明显，且有增加早产和低体重儿的风险。TAF/FTC作为备选方案，可以用于妊娠14周以后。

3. 哺乳期妇女　母乳喂养具有传播HIV的风险，感染HIV的母亲应尽可能避免母乳喂养，尤其是病毒载量仍可以检测到的母亲，不推荐母乳喂养。如果坚持要母乳喂养，则整个哺乳期都应继续ART，方案与妊娠期间ART方案一致，且新生儿在6月龄之后立即停止母乳喂养。

4. 合并结核分枝杆菌感染者　所有合并结核病的HIV/AIDS患者无论CD4⁺T淋巴细胞计数水平的高低均应尽早接受ART。推荐在抗结核治疗后2周内尽早启动ART。对于合并活动性结核病的儿童无论CD4⁺T淋巴细胞水平多少均建议在抗结核后2周内尽早启动ART。HIV感染孕妇合并活动性结核病，为了母亲健康和阻断HIV母婴传播，也应尽早进行ART。如合并耐药结核病［包括耐多药结核病（MDR-TB）或泛耐药结核病（XDR-TB）］，在使用二线抗结核药物后8周内开始ART。对于中枢神经系统结核病患者，早期启动ART发生IRIS的风险较高，这类患者启动ART的最佳时机尚未明确，通常建议在抗结核后的4～8周启动ART。

对于合并结核病的患者，需密切监测药物不良反应并注意药物间相互作用，必要时调整抗病毒或抗结核药物的剂量，或进行血药浓度监测（TDM）以指导治疗。

HIV/AIDS合并结核病患者推荐的一线ART方案是AZT（TDF）+3TC（FTC）+EFV，也可选择含INSTIs的ART方案。

5. 静脉药物依赖者美沙酮维持　静脉药物依赖者开始ART的时机与普通患者相同，但应注意毒品成瘾性会影响患者的服药依从性，在启动ART前应充分向患者说明依从性对治疗成败的重要性，并尽量采用简单的治疗方案、固定剂量联合方案，有条件者可考虑首选含RAL或DTG或BIC的ART方案。持续监督药物分发可有效提高依从性。应注意抗病毒药物与美沙酮之间的相互作用。

6. 合并HBV感染者　不论CD4⁺T淋巴细胞水平如何，只要无抗HIV暂缓治疗的指征，均建议尽早启动ART。

（1）HIV/HBV合并感染者应同时治疗两种病毒感染，包括两种抗HBV活性的药物，ART方案核苷类药物选择推荐TDF（或TAF）+3TC（或FTC）（其中TDF+FTC、TDF+3TC、TAF+FTC均有合剂剂型），但TAF所致肾毒性和骨质疏松的发生率低于TDF。

（2）对于HIV/HBV合并感染者不建议选择仅含有1种对HBV有活性的核苷类药物（TDF、3TC、恩替卡韦、替比夫定、阿德福韦）的方案治疗乙肝，以避免诱导HIV对核苷类药物耐药性的产生。

7. 合并HCV感染者　HIV/HCV合并感染患者ART的治疗方案可参考单纯HIV感染者。但需注意：

（1）ART药物宜选择肝脏毒性较小的药物。有条件者应首选含有INSTIs或FIs的ART方案。

（2）建议抗HCV治疗，治疗方案参考丙肝治疗指南，需考虑药物不良反应的累加以及药物代谢的相互影响；应根据丙型肝炎治疗药物更换无药物相互作用的ART方案，可考虑短期更换INSTIs或FIs；为避免部分长半衰期药物的相互作用，建议在更改ART方案后推迟2周启动抗HCV治疗，结束抗HCV治疗后，如需重新换回原ART方案，也应推迟2周更换；因HCV治疗原因更改原ART方案时，建议2～8周内监测HIV RNA，以评估新的治疗是否能够有效抑制HIV。

（3）CD4⁺T淋巴细胞数<200个/μl推荐先启动ART，待免疫功能得到一定程度恢复后再适时开始抗HCV治疗。

需注意：HIV/HBV/HCV三重感染患者，在DAAs药物治疗过程中有诱发HBV活动进而导致肝功能衰竭的报道，因此三重感染患者必须在包含抗HBV活性药物的ART方案治疗稳定后再开始抗HCV的DAAs治疗；HCV/HIV合并感染者应用DAAs治疗前应常规进行HBV标志物筛查。

（五）抗病毒治疗监测

在ART过程中要定期进行临床评估和实验室检测，以评价ART的效果，及时发现抗病毒药物的不良反应，以及是否产生病毒耐药性等，及时更换药物以保证ART成功。

1. 疗效评估　ART的有效性主要通过以下三方面进行评估：病毒学指标、免疫学指标和临床症状。其中病毒学的改变是最重要的指标。

（1）病毒学指标：大多数患者ART后血浆病毒载量4周内应下降1个log以上，在治疗后的3～6个月病毒载量应低于检测下限。

（2）免疫学指标：启动ART后1年内，CD4$^+$T淋巴细胞计数与治疗前相比增加30%或增长100个/μl，提示治疗有效。

（3）临床症状：ART后患者机会性感染的发病率和艾滋病的病死率可以大大降低。对于儿童可观察身高、营养及发育改善情况。

2. 病毒耐药性检测　病毒耐药是导致ART失败的主要原因之一，对ART疗效不佳或失败者可行基因型耐药检测。

3. 药物不良反应观察　抗病毒药物的不良反应包括短期不良反应和长期不良反应，尤其是一些抗病毒药物导致的代谢紊乱、体重增加、骨质疏松、肝肾损害等不良反应需要密切观察，及时识别并给予相应处理，必要时更换ART方案。抗病毒药物的不良反应及耐受性影响患者服药依从性，进而影响ART疗效，所以密切监测并及时处理对于提高治疗效果至关重要。

4. 药物浓度检测　特殊人群用药在条件允许情况下可进行TDM，如儿童、妊娠妇女及肾功能不全患者等。

5. 药物间相互作用　常见ART药物因为其药物代谢途径、不良反应等特点，与很多其他种类药物产生药物相互作用。临床中要密切关注患者合并用药情况，并参考其他相关指南或药物说明书及时调整药物方案或药物剂量。

（六）常见机会性感染的治疗

1. 肺孢子菌肺炎（PCP）

（1）病原治疗：首选复方磺胺甲噁唑（SMZ-TMP），轻-中度患者口服TMP 15～20mg/（kg·d），SMZ 75～100mg/（kg·d），分3～4次用，疗程21天，必要时可延长疗程。重症患者给予静脉用药，剂量同口服。SMZ-TMP过敏者可试行脱敏疗法。替代治疗：克林霉素600～900mg，静脉滴注，1次/8小时，或450mg口服，1次/6小时；联合应用伯氨喹15～30mg，口服，1次/天，疗程21天。

（2）激素治疗：中重度患者（PaO$_2$＜70mmHg或肺泡-动脉血氧分压差＞35mmHg），早期（72小时内）可应用激素治疗，泼尼松40mg，口服，2次/天，治疗5天，然后20mg，2次/天，治疗5天，接着20mg，1次/天，维持至疗程结束；静脉用甲基泼尼松龙剂量为上述泼尼松的75%。

（3）ART：尽早进行ART，通常在启动抗PCP治疗后2周内进行。

2. 活动性结核病　HIV/AIDS患者结核病的治疗原则与普通患者相同，但抗结核药物使用时应注意与抗病毒药物之间的相互作用及配伍禁忌。

抗结核治疗药物有异烟肼、利福平、利福布汀、乙胺丁醇和吡嗪酰胺。如果结核分枝杆菌对一线抗结核药物敏感，则使用异烟肼＋利福平（或利福布汀）＋乙胺丁醇＋吡嗪酰胺进行2个月的强化期治疗，然后使用异烟肼＋利福平（或利福布汀）进行4个月的巩固期治疗。对抗结核治疗反应延迟（即在抗结核治疗2个月后仍有结核病相关临床表现，或结核分枝杆菌培养仍为阳性）、骨和关节结核病患者，抗结核治疗疗程应延长至9个月。中枢神经系统结核患者，疗程应延长到9～12个月。

3. 非结核分枝杆菌病　治疗的首选方案：克拉霉素500mg/次，2次/天（或阿奇霉素500mg/d），＋乙胺丁醇15mg/（kg·d），同时联合应用利福布汀（300～600mg/d）。严重感染及严重免疫抑制（CD4$^+$T淋巴细胞计数＜50个/μl）患者可加用阿米卡星［10mg/（kg·d），肌内注射，1次/天］或喹诺酮类抗菌药物如左氧氟沙星或莫西沙星。疗程通常至少12个月。在抗MAC治疗开始2周后尽快启动ART。

4. 活动性巨细胞病毒（CMV）感染 推荐的全身治疗方案：

（1）更昔洛韦5mg/kg静脉滴注，1次/12小时，连续14～21天，然后5mg/kg静脉滴注，1次/天。

（2）更昔洛韦5mg/kg静脉滴注，1次/12小时，连续14～21天，然后缬更昔洛韦900mg，口服，1次/天，或更昔洛韦1.0g，口服，3次/天；

（3）缬更昔洛韦900mg，口服，1次/12小时，治疗14～21天，然后900mg，1次/天，或更昔洛韦1.0g，口服，3次/天。

在抗CMV治疗开始2周内尽快启动ART。

5. 弓形虫脑病

（1）病原治疗：首选乙胺嘧啶（负荷量100mg，口服，2次/天，此后50～75mg/d维持）＋磺胺嘧啶（1.0～1.5g，口服，4次/天）。

（2）替代治疗：SMZ-TMP（3片，每天3次口服）联合克林霉素（600mg/次，静脉给药，每6小时给药一次）或阿奇霉素（0.5克/天）。疗程至少6周。

（3）对症治疗：降颅压、抗惊厥、抗癫痫等。

6. 深部真菌感染

（1）口腔念珠菌感染：首选口服氟康唑100～200mg/d，共7～14天。替代疗法：伊曲康唑口服液200mg，1次/天，共7～14天；或制霉菌素局部涂抹加碳酸氢钠漱口水漱口。食管念珠菌感染：口服或静脉注射氟康唑100～400mg/d，或者伊曲康唑口服液200mg，1次/天，或伏立康唑200mg，2次/天，口服；疗程为14～21天。对于合并口咽或食管真菌感染的患者应尽快进行ART，可在抗真菌感染的同时进行ART。

（2）新生隐球菌感染（隐球菌脑膜炎或脑膜脑炎）：诱导期治疗经典方案为两性霉素B＋5-氟胞嘧啶。两性霉素B从0.02～0.10mg/（kg·d）开始，逐渐增加剂量至0.5～0.7mg/（kg·d），两性霉素B不良反应较多，需严密观察。诱导治疗期至少4周，在临床症状改善与脑脊液培养转阴后改为氟康唑（600～800mg/d）进行巩固期治疗，巩固治疗期至少6周，而后改为氟康唑（200mg/d）进行维持治疗，维持期至少1年，持续至患者通过ART后CD4$^+$T淋巴细胞计数＞100个/μl并持续至少6个月时可停药。

（3）马尔尼菲篮状菌病：抗真菌治疗。

诱导期：不管疾病严重程度，首选两性霉素B 0.5～0.7mg/（kg·d）或两性霉素B脂质体3～5mg/（kg·d），静脉滴注2周，需严密观察不良反应。当患者不能耐受两性霉素B时，可采用替代方案：第一天伏立康唑静脉滴注或口服6mg/kg（负荷剂量），1次/12小时，然后改为4mg/kg，1次/12小时，不少于2周。

巩固期：口服伊曲康唑或伏立康唑200mg，1次/12小时，共10周。随后进行二级预防：口服伊曲康唑200mg，1次/天，至患者通过ART后CD4$^+$T淋巴细胞计数＞100个/μl，并持续至少6个月可停药。一旦CD4$^+$T淋巴细胞计数＜100个/μl，需要重启预防治疗。ART：在有效的抗真菌治疗后1～2周内，可以启动ART，注意避免抗真菌药物和抗病毒药物之间的相互作用，监测和防治IRIS。

八、预防

（一）管理传染源

推行艾滋病自愿咨询检测（VCT），对发现的HIV/AIDS患者应遵照《中华人民共和国传染病防治法》及时向所在地疾病预防控制中心报告疫情并做好阳性告知和干预，按照乙类传染病管理，并采取相应的措施。遵循隐私保密原则，现住址所在地的乡镇卫生院或街道社区卫生服务机构加强对HIV/AIDS患者的随访，一经确诊即给予规范的综合治疗包括ART（经过规范抗病毒治疗可抑制病毒复制，检测不到病毒水平时，传播概率大大降低）和对症支持治疗，提供必要的心理和医学咨询（包括预防HIV/AIDS患者继续传播HIV的知识与措施）等全程管理措施。

（二）切断传播途径

1. 正确使用安全套，采取安全的性行为。

2. 不吸毒，不共用针具；减少不必要的输血，提倡自体输血和使用有正规来源的血液；尽可能不用或少用任何血液制品，必要时使用正规来源的血液制品；推行无偿献血，对献血人群进行HIV筛查；加强医院感控管理，严格执行消毒制度，控制医院交叉感染，预防职业暴露与感染；不与他人共用注射器、剃须刀；不使用未经严格消毒的注射器。

3. 控制母婴传播，孕前及产前进行HIV抗体检测，已感染HIV的孕妇及婴儿采用抗HIV药物预防母婴传播，结合安全助产、人工喂养等措施。

4. 对HIV/AIDS患者的配偶和性伴侣、与HIV/AIDS患者共用注射器的静脉药物依赖者，以及HIV/AIDS患者所生的子女，进行HIV相关检测，并提供相应的咨询服务。

5. 对于男男同性性行为者、与男女发生性行为的男性和不使用安全套的男性、变性人等，多性伴侣者、STI、共用注射器者等感染HIV高风险人群，在知情同意以及高依从性前提下提供抗病毒药物来进行相应的暴露前预防（pre-exposure prophylaxis，PrEP）和暴露后预防（post-exposure prophylaxis，PEP），应在HIV暴露后尽可能在最短时间内（尽可能2小时内）应用预防药物，最好在24小时内，不超72小时，每天规范服药，持续用药28天。同时需开展监测，发生高感染风险行为后立即、4周、8周、12周、24周分别检测HIV抗体检测。注意做好乙肝病毒感染情况、血常规和肝肾功能等的监测。

（三）保护易感人群

HIV疫苗目前仍处于试验研究阶段。

知识拓展

艾滋病

据公开报道，目前已有几例成功治愈的HIV病例，分别是"柏林患者""伦敦患者""纽约患者""希望之城患者""塞尔多夫患者""日内瓦患者"。这些治愈患者均是通过骨髓移植的方法，把感染者的骨髓替换为具有CCR5-Δ32的基因突变的供者骨髓，使艾滋病患者体内原有的病毒无法复制，从而获得艾滋病治愈。干细胞移植手术是高风险手术，目前仅适用于患有危及生命的白血病和艾滋病的特殊情况。

现实中，有一些人存在着CCR5-Δ32的基因突变，这类人天生不容易被人类免疫缺陷病毒感染。携带CCR5-Δ32的人数极少。据统计，CCR5-Δ32在欧洲人中的比例约为10%，非洲人中为0，亚洲仅少量分布，中国鲜有发现。

第四节 手足口病

案例导入

【案例】

患儿，2岁。主诉发热2天，皮疹1天。2天前患儿明显诱因开始发热，最高体温39.8℃，伴易惊、食欲缺乏、呕吐，1天前发现手、足、口有数颗疱疹。于社区医院就诊，给予抗感染治疗，无好转。查体：双肺呼吸音粗，咽充血，口腔、手掌、足底足背均见散在数颗疱疹，米粒至黄豆大，周围绕以红晕，无破溃、渗出。实验室检查：血常规白细胞计数增多，淋巴细胞比例增高。

【问题】

1. 此患儿可能患有什么病？
2. 确诊需要做哪些检查？

手足口病（hand-foot-mouth disease，HFMD）是由肠道病毒引起的急性传染病，其中最常见的是柯萨奇病毒A组16型（Coxsackie virus A16，Cox A16）和肠道病毒71型（Enterovirus 71，EV71）。多发生于学龄前儿童，尤其是3岁以下儿童。临床以手、足、口腔等部位皮肤黏膜的皮疹、疱疹、溃疡为典型表现。目前EV71灭活疫苗已经运用于临床，但治疗上仍缺乏特效治疗药物。我国卫生部于2008年5月2日起，将之列为丙类传染病管理。

一、病原学

手足口病病原体多样，均为单股正链RNA病毒，小RNA病毒科，肠病毒属。其中引起手足口病的肠道病毒有EV71型、柯萨奇病毒（Coxsackie virus，Cox）和埃可病毒的某些血清型，如CoxA16、A4、A5、A6、A9、A10、B2、B5、B13和埃可病毒11型等。其中EV71和CoxA16为引起手足口病最常见的病原体。

手足口病病毒对外界环境的抵抗力较强，室温下可存活数日，污水和粪便中可存活数月。在pH 3～9的环境中稳定，不易被胃酸和胆汁灭活。病毒对乙醚、脱氧胆酸盐、去污剂、弱酸等有抵抗力，能抵抗70%酒精和5%甲酚皂溶液。对紫外线及干燥敏感，对多种氧化剂（1%高锰酸钾、1%过氧化氢溶液、含氯消毒剂等）、甲醛和碘酒等也都比较敏感。病毒在50℃可被迅速灭活，在4℃时可存活1年，−20℃时可长期保存。

二、流行病学

手足口病流行形式多样，无明显地区性，热带和亚热带地区一年四季均可发生，温带地区夏秋季5—7月可有一明显的感染高峰。

引起本病的肠道病毒型别众多，传染性强，感染者排毒期较长，传播途径复杂，传播速度快。流行期间，常可发生幼儿园和托儿所集体感染和家庭聚集发病。EV71和CoxA16为主要病原体，重症及死亡病例中EV71占大多数。

（一）传染源

本病的传染源包括患者和隐性感染者。流行期间，患者为主要传染源。病毒主要存在于血液、鼻咽分泌物及粪便中，其中粪便中病毒排毒时间为4～8周，一般以发病后1周内传染性最强。散发期间，隐性感染者为主要传染源。

（二）传播途径

主要经粪-口途径传播，其次是经呼吸道飞沫和密切接触传播（口鼻分泌物、疱疹液、被污染的手及物品）。本病传染性强，患者和病毒携带者的粪便、呼吸道分泌物及患者的黏膜疱疹液中含有大量病毒，接触由其污染的手、日常用具、衣物及医疗器具等均可感染。其中，污染的手是传播中的关键媒介。

（三）易感人群

人群对引起手足口病的肠道病毒普遍易感，感染后可获得一定免疫力，各型之间鲜有交叉免疫保护，且持续时间不明确。故机体可发生再次感染（3%），也可先后或同时感染多种不同血清型或亚组病毒。

三、发病机制与病理解剖

人肠道病毒从呼吸道或消化道侵入，在局部黏膜上皮细胞中复制，继而侵入局部淋巴结，由此进入血液循环引起第一次病毒血症。病毒经血液循环侵入带有病毒受体的靶组织处大量复制，包括网状内皮组织、深层淋巴结、肝、脾、骨髓等，并再次进入血液循环导致第二次病毒血症。最终病毒可随血流播散至全身各组织器官，如皮肤黏膜、中枢神经系统、心脏、肺、肝、脾等处，从而可出现各种各样的临床表现。

EV71具有高度的嗜神经性，侵入中枢神经系统后导致大脑、中脑、小脑及脑干损伤，引起无菌性脑膜炎（aseptic meningitis）、脑脊髓膜炎、急性迟缓性麻痹（acute flaccid paralysis，AFP）及感染后神经系统综合征。其中脑干脑炎（brainstem encephalitis）引起的临床症状较重，以肌阵挛、共济失调、眼球震颤、动眼神经麻痹和延髓性麻痹，伴有或无影像学改变为特征。

一般情况下柯萨奇病毒A组不引起细胞病变，故症状多较轻；而柯萨奇病毒B组、肠道病毒71型、埃可病毒引起细胞病变，可表现为严重病例。

皮疹或疱疹是手足口病特征性组织学病变。光镜下表现为表皮内水疱，水疱内有中性粒细胞和嗜酸性粒细胞碎片；水疱周围上皮有细胞间和细胞内水肿；水疱下真皮有多种白细胞的混合型浸润。电镜下可见上皮细胞内有嗜酸性包涵体。

四、临床表现

手足口病潜伏期多为2～10天，平均3～5天。

（一）普通病例

急性起病，发热，口腔黏膜出现散在疱疹，手、足和臀部出现斑丘疹、疱疹，疱疹周围可有炎性红晕，疱内液体较少。可伴有咳嗽、流涕、食欲缺乏等症状。部分病例仅表现为皮疹或疱疹性咽峡炎。

多在 1 周内痊愈，预后良好。部分病例皮疹表现不典型，如单一部位或仅表现为斑丘疹。

（二）重症病例

少数病例（尤其是小于 3 岁者）病情进展迅速，在发病 1～5 天左右出现脑膜炎、脑炎（以脑干脑炎最为凶险）、脑脊髓炎、肺水肿、循环障碍等，极少数病例病情危重，可致死亡，存活病例可留有后遗症。

1. 重型 出现神经系统受累表现。如：精神差、嗜睡、易惊、谵妄；头痛、呕吐；肢体抖动，肌阵挛、眼球震颤、共济失调、眼球运动障碍；无力或急性弛缓性麻痹；惊厥。体征可见脑膜刺激征，腱反射减弱或消失，巴宾斯基征等病理征阳性。

2. 危重型 出现下列情况之一者：①频繁抽搐、昏迷、脑疝；②呼吸困难、发绀、血性泡沫样痰、肺部啰音等；③休克等循环功能不全表现。

五、并发症

根据累及脏器不同会有不同的并发症表现，包括脑炎、无菌性脑膜炎、迟缓性瘫痪、肺水肿或肺出血、心肌炎等。神经系统并发症以脑干脑炎最严重。发生肌震颤及脑神经受累，可导致 20% 的儿童留下后遗症；出现心肺功能衰竭，可致 80% 的儿童死亡，存活者会留下严重后遗症。

六、辅助检查

（一）血常规

轻症病例一般无明显改变，或白细胞计数轻度增高，以淋巴细胞增多为主。重症病例白细胞计数可明显升高（$>15\times10^9$/L）或显著降低（$<2\times10^9$/L），恢复期逐渐降至正常。

（二）血生化检查

部分病例可有轻度丙氨酸转氨酶（ALT）、天冬氨酸转氨酶（AST）、肌酸激酶同工酶（CK-MB）升高，恢复期逐渐降至正常，若此时仍升高可能与免疫损伤有关。并发多器官功能损害者还可出现血氨、血肌酐、尿素氮等升高。病情危重者可有肌钙蛋白、血糖升高。C 反应蛋白（CRP）一般不升高，乳酸水平升高。

（三）脑脊液检查

中枢神经系统受累时，脑脊液外观清亮，压力增高，白细胞计数增多（危重病例多核细胞可多于单核细胞），蛋白正常或轻度增高，糖和氯化物正常。

（四）血气分析

轻症患儿血气分析在正常范围。重症患儿并发肺炎、肺水肿，在呼吸频率增快时可表现为呼吸性碱中毒，随病情加重会出现低氧血症、呼吸性酸中毒、代谢性酸中毒。

（五）病原学检查

临床样本（咽拭子、粪便或肛拭子、血液等标本）肠道病毒特异性核酸阳性或分离到肠道病毒。

急性期与恢复期血清CoxA16、EV71或其他可引起手足口病的肠道病毒中和抗体有4倍以上的升高。

（六）影像学检查

1. 胸部X线检查　手足口病轻症患儿肺部无明显异常，重症患儿早期常无明显异常或仅有双肺纹理增粗模糊。并发神经源性肺水肿时，可表现为两肺野透亮度减低、磨玻璃样改变等。个别病例迅速发展为白肺，预后极差。

2. 胸部CT检查　早期无明显特异性，可见肺纹理明显增强或斑片状阴影。出现神经源性肺水肿时可见磨砂玻璃样改变、小结节样影、小片状实变等。肺水肿进展到中后期，出现高密度结节，逐渐发展到团絮状或斑片状大片实变边界模糊的密度增高影。

3. 磁共振　神经系统受累者可有异常改变，以脑干、脊髓灰质损害为主，受累部位多表现为T_1WI增强扫描显示强化，而T_2WI序列可无明显强化信号。

（七）脑电图

可表现为弥漫性慢波，少数可出现棘（尖）慢波。

（八）心电图

无特异性改变。少数病例可见窦性心动过速或过缓，Q-T间期延长，ST-T改变。

七、诊断与鉴别诊断

流行季节出现手、口、臀部皮疹，结合流行病学史及以淋巴细胞增多为主的血常规，可进行临床诊断。若确诊需要从咽拭子、肛拭子、粪便、疱疹液等标本中分离到肠道病毒，或利用PCR检测到病毒核酸；也可以从血清中检测到特异性IgM抗体阳性，或急性期与恢复期血IgG抗体有4倍以上的升高。

普通病例需与其他出疹性疾病鉴别，如疱疹性荨麻疹、水痘、不典型麻疹、幼儿急疹及风疹等。流行病学特点、皮疹形态、部位、出疹时间及有无淋巴结肿大等可之鉴别，以皮疹形态及部位最为重要。重症病例需与中毒性菌痢、乙型脑炎、化脓性脑膜炎、结核性脑膜炎、Reye综合征、急性呼吸窘迫综合征等疾病鉴别。以迟缓性麻痹为主要症状者应与脊髓灰质炎鉴别。发生神经源性肺水肿者，还应与重症肺炎鉴别。循环障碍为主要表现者应与暴发性心肌炎、感染性休克等鉴别。

八、预后

绝大多数手足口病患者仅表现为发热及手足口部位皮疹，无严重器官系统功能损害，预后良好，一般在1周内痊愈，无后遗症。重症手足口病，尤其是脑干脑炎患者可能发展为循环衰竭、神经源性肺水肿，甚至危及生命，导致死亡。

九、治疗

（一）一般治疗及护理

注意休息，多饮温开水。饮食宜清淡、易消化、富含维生素，禁食刺激性食物，每次餐后应用温水漱口。口腔有糜烂时进流质食物，必要时可涂金霉素、鱼肝油，也可选西瓜霜、冰硼散、珠黄散等任一种吹敷口腔患处。

患儿衣服、被褥保持清洁干燥，防止抓挠皮疹导致破溃感染。选冰硼散、金黄散、青黛散等任一种用蒸馏水稀释溶化后用消毒棉签蘸涂患处。疱疹破裂者，局部涂擦1%甲紫或抗生素软膏。

（二）对症治疗

发热时可使用解热镇痛药，高热者给予头部冷敷和温水擦浴等物理降温。有咳嗽、咳痰者给予镇咳、祛痰药。呕吐、腹泻者予补液，纠正水、电解质、酸碱平衡的紊乱。重症病例应严密观察病情变化，注意保护心、肝、肺、脑重要脏器的功能。

（三）抗病毒治疗

手足口病目前还缺乏特异、高效的抗病毒药物，可采用广谱抗病毒药物进行治疗，如利巴韦林、α干扰素。

十、预防

（一）管理传染源

患者应做到早诊断、早报告、早隔离、早治疗，病后隔离至体温正常、皮疹消退，一般需2周。

（二）切断传播途径

患儿所用物品应使用含氯消毒液彻底消毒，不宜蒸煮或浸泡的物品可置于日光下暴晒。患儿粪便需经含氯的消毒剂消毒2小时后倾倒。

流行期在公共场所及室内应加强通风与环境消毒，避免集体性活动，学校、幼儿园等集体单位必要时采取停课措施。

（三）保护易感人群

做好儿童个人、家庭和托幼机构的卫生，手足口病流行期避免带婴幼儿和儿童前往人群聚集、空气流通差的公共场所。适龄儿童可通过接种EV71灭活疫苗来预防EV71所致的手足口病。

知识拓展

手足口病

2008年3月，安徽阜阳手足口病暴发，两个月之内，累计报告手足口病3321例，其中22例死亡。而引发这次疫情的元凶，就是肠道病毒71型。在没有特效药的情况下，疫苗显得非常重要。但当时，国际上尚未针对手足口病疫苗开展研究。

在此背景下，我国紧急启动了科技支撑计划应急项目以及"十一五科技重大专项"等，展开对手足口病（EV71型）疫苗的研制。经过8年的研发，2015年12月，由中国在全球范围内首创的EV71疫苗获得上市批准，这成为全球第一支EV71疫苗的标准品，并制定了一系列的标准文件。世界顶尖杂志《新英格兰医学杂志》、*Nature*等都高度肯定了我国研发的EV71疫苗在抵抗传染病中发挥的关键作用。

第五节　流行性感冒病毒感染

案例导入

【案例】

患儿，4岁。主诉发热、咳嗽1周，加重2天。1周前无明显诱因出现发热40℃，伴阵发性咳嗽，无气促、无头晕、胸闷，无恶心、呕吐，无腹泻，无乏力，先后予"头孢、阿奇霉素、镇咳"等治疗4天，症状无好转。2天前咳嗽加剧，仍发热，伴寒战。实验室检查：白细胞计数、血小板计数、血红蛋白降低。查体：咽充血，双侧扁桃体Ⅱ度肿大，充血，无渗出；呼吸稍费力，双肺呼吸音粗，未闻及明显干湿啰音。

【问题】

1. 此患儿可能患有什么病？

2. 确诊需要做哪些检查？

3. 应采取什么治疗方法？

一、流行性感冒

流行性感冒（influenza）简称流感，是由流感病毒引起的急性呼吸道传染病。流感病毒的传染性强，主要是通过呼吸道传播，流感病毒特别是甲型流感病毒易发生变异，而使人群普遍易感，发病率高，已多次引起全世界的暴发流行。临床特点为上呼吸道卡他症状较轻，而高热、头痛、乏力等全身中毒症状较重。

（一）病原学

人流感病毒为单链负链RNA病毒，属于正黏病毒科，病毒颗粒呈球形或杆状，直径80～120mm。病毒表面有一层包膜，由基质蛋白（matrix protein，M）、脂质双层膜和糖蛋白突起组成，膜上的糖蛋白突起由植物血凝素（hemagglutinin，H或HA）和神经氨酸酶（neuraminidase，N或NA）构成，二者均具有抗原性，是甲型流感病毒分亚型的主要依据。

根据核蛋白和基质蛋白抗原性的不同，将流感病毒分为甲（A）型、乙（B）型、丙（C）型。基于HA和NA抗原性的不同，现可将甲型流感分为18个H亚型（H1～H18）和11个N亚型（N1～N11）。

易于发生变异是流感病毒的一大特点，其中甲型流感尤甚，主要是血凝素HA和神经氨酸酶NA的变异。流感病毒发生变异的形式主要是抗原漂移（antigenic drift）和抗原转换（antigenic shift）两种形式。抗原漂移是由于基因组发生突变导致抗原发生小幅度的变异，不产生新的亚型，但当其变异累积达到一定程度后可引起中小型的流感流行。而抗原转换是编码基因发生幅度较大变异，往往产生强致病株，人体原免疫力对变异产生的新亚型可完全或部分无效，可引起大流行。

流感病毒不耐热，100℃ 1分钟或56℃ 30分钟即可将其灭活，对酸和乙醚不耐受，对紫外线及酒精、碘伏、碘酊等常用消毒剂均很敏感。但对干燥及低温有相当强的耐受力，能在真空干燥下或-20℃以下长期存活。流感病毒在鸡胚及活体组织或细胞培养生长良好，可引起明显的细胞病变效应。

（二）流行病学

流感病毒具有较强的传染性，且抗原极易发生变异，极易引起流行和大流行。流感大流行时无明显季节性。在我国温带或寒温带地区，流感的散发流行一般多发生于冬春季，在亚热带地区或热带地区，则更多是在夏季流行。在我国流感流行一般北方重于南方。流行后人群重新获得一定的免疫力。乙型流感与甲型相似，亦可引起流行。丙型流感多为散发感染。

1. 传染源 主要为流感患者，其次为隐性感染者。患者以儿童和青少年多见。症状出现前2天到症状出现后大约1周均可传播流感病毒，儿童可达10天或更长时间，病初2～3天的传染性最强。

2. 传播途径 主要经飞沫传播，也可通过接触被污染的手、日常用具等间接传播。

3. 易感人群 人群对流感普遍易感，感染后对同一亚型会获得一定程度的免疫力，但不同亚型间无交叉免疫，故可反复感染患病。

（三）发病机制与病理

流感病毒经呼吸道吸入后，侵入呼吸道的纤毛柱状上皮细胞进行复制，借助NA的作用，使病毒从细胞内释放，再侵入其他纤维柱状上皮细胞，引起细胞变性坏死和脱落，从而发生局部炎症，进而出现全身毒性反应。病毒亦可向下侵犯气管、支气管，直至肺泡，导致流感病毒性肺炎。病毒在上呼吸道存在的时间与年龄有关，成人一般3～5天，儿童则可持续2周。

流感病毒性肺炎的病理特征为肺充血，黏膜下层局部炎性反应，细胞间质水肿，周围巨噬细胞浸润，肺泡细胞出血、脱落，重者可见支气管黏膜坏死、肺水肿及毛细血管血栓形成。

（四）临床表现

潜伏期为1～3天，最短为数小时，最长可达4日。临床症状通常较普通感冒重，在临床上可分为单纯型、胃肠型、肺炎型和中毒型四种表现类型。

1. 单纯型 起病急，主要表现为高热、寒战、头痛、乏力、食欲缺乏、全身肌肉酸痛等全身中毒症状。上呼吸道卡他症状相对较轻或不明显，一般持续数日后消失。少数病例可有咳嗽、鼻塞、流涕、咽干痛、声嘶等。体温1～2天达高峰，3～4天后逐渐下降，热退后全身症状好转，乏力可持续1～2周。此型最为常见，预后良好。

2. 胃肠型 主要表现为呕吐、腹泻腹痛、食欲下降等。此型较少见，多见于儿童。

3. 肺炎型 患者可表现为高热不退、气促、发绀、咯血、极度疲乏等症状，甚至呼吸衰竭。病初与单纯型流感相似，1～2天后病情加重。查体双肺呼吸音低，布满湿啰音，但无实变体征。此型少见，主要发生于婴幼儿、老年人、孕妇、慢性心肺疾病患者和免疫功能低下者，病死率高，最后多因呼吸及循环衰竭于5～10天内死亡。

4. 中毒型 有全身毒血症表现，可有高热或明显的神经系统和心血管系统受损表现，晚期亦可出现中毒型心肌损害，严重者可出现休克、弥散性血管内凝血、循环衰竭等。此型极少见，病死率较高，预后不良。

（五）并发症

可并发细菌性上呼吸道感染、气管炎或支气管炎、细菌性肺炎、中毒性休克、中毒性心肌炎或瑞氏综合征（Reye's syndrome）等。瑞氏综合征是由脏器脂肪浸润所引起的以脑水肿和肝功能障碍为特征的一组症候群，其机制不清，一般认为可能与服用水杨酸类药物（如阿司匹林）有关。

（六）辅助检查

1. 血常规 白细胞计数正常或降低，淋巴细胞相对升高。若合并细菌感染，白细胞计数与中性粒细胞百分比升高。

2. 血清学检查 采集发病7天内的急性期血清标本，或发病后2～4周以上恢复期血清标本检测血清中和抗体，如有4倍以上升高或单次检测抗体效价＞1∶80，则有诊断意义。

3. 病原学检查

（1）病毒分离：从鼻咽部、气管分泌物中直接分离流感病毒。上呼吸道标本应在发病3天内留取，下呼吸道标本可随时留取。

（2）蛋白水平检查：采用鼻甲黏膜印片或荧光抗体技术检测病毒抗原，但其敏感性及特异性尚不理想。

（3）核酸检测：用普通反转录聚合酶链反应（RT-PCR）或real-time RT-PCR直接检测患者上呼吸道分泌物中的病毒RNA，该检测方法快速、敏感且特异。

4. 影像学检查 肺炎型患者X线可出现散在絮状阴影。

（七）诊断与鉴别诊断

流行季节，结合呼吸道症状轻微而全身中毒症状较重的临床特点，可基本判定流感，确诊需要病原学或血清学检查。

轻型流感及散发流感需与普通感冒鉴别。普通感冒不发热或轻、中度发热，全身症状轻或无，病原学或血清学检测可明确鉴别。钩端螺旋体病早期的感染中毒症状酷似流感，被称为"流感伤寒型"，其发病初期有小腿腓肠肌疼痛，可与流感鉴别。

（八）治疗

1. 一般治疗 患者应卧床休息，多饮水。高热与中毒症状重者应给予吸氧和补充液体。

2. 对症治疗 包括解热、镇痛、镇咳、祛痰及支持治疗。但儿童患者应避免应用阿司匹林，以免诱发瑞氏综合征。

3. 抗病毒治疗 流感病毒对神经氨酸酶抑制剂（如奥司他韦、扎那米韦）较敏感，应及早服用。1岁以下儿童不推荐使用。

4. 抗菌药物治疗 当出现继发性细菌感染时，可根据送检标本培养结果合理使用抗菌药物。

（九）预防

1. 管理传染源 隔离患者至病后1周或退热后2日，疑似患者进行适当隔离与治疗，减少大型集会与集体活动。

2. 切断传播途径 流行期在公共场所及室内应加强通风与环境消毒，可选用漂白粉或其他消毒液喷洒消毒。

3. 保护易感人群 接近患者时应当戴口罩，避免密切接触，注意个人卫生。对易感人群及尚未发病者，可给予疫苗及金刚烷胺、奥司他韦等药物预防。

接种流感疫苗是预防流感的基本措施，也是最经济有效的方法。我国目前使用全病毒灭活疫苗、裂解疫苗、亚单位疫苗和减毒活疫苗，均有很好的免疫原性及安全性。

二、人感染高致病性禽流感

人感染高致病性禽流感（highly pathogenic avian influenza，HPAI）（简称人禽流感）是由禽甲型流感病毒某些亚型中的一些毒株引起的急性呼吸道传染病。目前报道的有 H7、H5、H9 及 H10 亚型病毒中的一些毒株。病情随感染亚型不同而异，轻者似普通感冒，严重可引起败血症、休克、多脏器功能衰竭、瑞氏综合征及肺出血等并发症而致人死亡。

（一）病原学

禽流感病毒属正黏病毒（orthomyxovirus）科甲（A）型流感病毒属。病毒结构与其他甲型流感病毒类似。根据对禽的致病性的强弱，禽流感病毒可分为高致病性、低致病性和非致病性。其中 H5 和 H7 亚型毒株（以 H5N1 和 H7N7 为代表）能引起严重的禽类疾病，是高致病性禽流感病毒。高致病性禽流感病毒引起的大流行才称作禽流感暴发。甲型禽流感病毒具有宿主特异性，并不是所有的禽流感病毒都能引起人类患病。目前，已证实可感染人的禽流感病毒亚型主要有 H5N1、H9N2、H7N7、H7N2、H7N3 等，其中感染 H5N1 亚型的患者病情重，病死率高。

（二）流行病学

1. 传染源 主要为患禽流感或携带禽流感病毒的家禽类，野禽在禽流感的自然传播中发挥了重要作用。人类可通过直接或间接接触受禽流感病毒感染的家禽或其分泌物、排泄物或组织而感染，尚无人传人的确切证据。

2. 传播途径 主要经呼吸道传播，也可通过密切接触病禽的分泌物和排泄物、受病毒污染的物品和水等而被感染。有些禽流感病毒亚株，如 H7N7、H7N3 亚型毒株可通过眼结膜、胃肠道或皮肤损伤感染。

3. 易感人群 人群普遍易感，以儿童病例居多，病情较重。与不明原因病死家禽或感染、疑似感染禽流感家禽密切接触人员为高危人群。

（三）发病机制与病理

禽流感病毒主要识别 α-2,3 唾液酸受体，其受体特异性是限制禽流感病毒直接感染人类的首要因素。禽流感病毒可以经过不断的抗原漂变、抗原转换突破种间屏障，逐渐获得感染人的能力。宿主细胞中有枯草杆菌蛋白酶类，该酶只能裂解高致病性毒株的 HA 蛋白，并且在体内广泛存在，使得高致病性毒株能在大部分组织和细胞内复制，从而引起广泛的组织和器官损伤。禽流感病毒介导呼吸道黏膜上皮细胞和免疫细胞迅速产生各种细胞因子（如ⅡL-6、IL-8、JⅡL-10、TNF-a、IFN-α、IFN-β、IFN-γ、CXCL10、CXCL9 和 CCL-2 等），造成"细胞因子风暴"，这在禽流感的发病机制占有重要地位。

人禽流感患者被感染的靶细胞主要是Ⅱ型肺泡上皮细胞，病理解剖显示，支气管黏膜严重坏死；肺泡内大量淋巴细胞浸润，可见散在的出血灶和肺不张；肺透明膜形成。

（四）临床表现

潜伏期为 1～7 天，通常为 2～4 天。潜伏期末即有传染性，发病 2～3 天传染性最强。

该病急性起病，始发症状一般表现为流感样症状，出现高热，体温大多在 39℃ 以上，热程一般 1～7 天不等，常伴有咳嗽、咳痰、咽痛、流涕、鼻塞、呼吸困难、头痛、肌肉酸痛和全身不适，部分患者可有恶心、腹痛、腹泻等消化道症状，个别患者可出现精神神经症状，如烦躁、谵妄。轻症病例预后良好，但重症患者病情发展迅速，一般均有肺炎表现，可出现急性呼吸窘迫综合征、胸腔积液、肺出血、全血细胞减少、败血症、休克、肾衰竭、瑞氏综合征等多种并发症，严重者可致死亡，病死率高达50%，若体温持续超过39℃，应警惕重症倾向。H7亚型人禽流感病毒感染者症状较轻，多数患者只出现眼结膜炎或上呼吸道卡他症状。

（五）并发症

H5N1禽流感患者容易发生重症肺炎，可出现急性呼吸窘迫综合征、胸腔积液、肺出血、全血细胞减少、败血症、休克、多器官功能衰竭及瑞氏综合征等多种并发症，甚至导致死亡。

（六）辅助检查

1. **血常规**　外周血白细胞计数一般不高或降低，重症患者多有白细胞计数及淋巴细胞下降；血小板出现轻到中度下降。

2. **生化检查**　丙氨酸转氨酶（ALT）、天冬氨酸转氨酶（AST）、磷酸肌酸激酶、乳酸脱氢酶等升高。

3. **病原学检查**　病毒核酸检测、病毒分离及血清学检测同甲型H1N1流感。取患者呼吸道样本分离出特定病毒，或采用免疫荧光法（或酶联免疫法）检测甲型流感病毒核蛋白抗原（NP）及禽流感病毒H亚型抗原。

4. **血清学检查**　双份血清抗禽流感病毒抗体效价恢复期较发病初期有4倍或以上升高。

5. **影像学检查**　X线胸片可见肺内斑片状、弥漫性或多灶性浸润，但缺乏特异性。重症患者肺内病变进展迅速，呈大片毛玻璃状或肺实变影像，少数可伴有胸腔积液。

（七）预后

人禽流感的预后与感染的病毒亚型相关，其中感染H5N1亚型者预后相对较差，感染H9N2、H7N7亚型者预后大多良好，且不留后遗症。此外，本病预后还与患者的年龄、患者是否有基础性疾病等相关。

（八）诊断与鉴别诊断

在禽流感流行时，发病前1周内曾到过疫点，有明确的病、死禽及其分泌物、排泄物接触史，或与人禽流感患者有密切接触者，结合临床表现、实验室检查、病毒分离和血清学抗体检测易于诊断。

临床上应注意与流感、普通感冒、细菌性肺炎、衣原体肺炎、支原体肺炎、军团菌病、严重急性呼吸综合征（SARS）、肠道病毒感染、巨细胞病毒感染、钩端螺旋体病、传染性单核细胞增多症等疾病进行鉴别诊断，鉴别诊断主要依靠病原学检查。

（九）治疗

1. **一般治疗和对症支持**　对疑似和确诊患者应进行隔离治疗，强调早期治疗，防止病情恶化和疾病扩散。注意休息，多饮水，注意营养，密切观察病情变化；对高热病例可给予退热治疗。

2. **抗流感病毒治疗**　应在发病48小时内应用抗流感病毒药物。方法见"一、流行性感冒"。

3. **重症患者治疗**　注意营养支持，加强血氧监测和呼吸支持，防治继发细菌感染，防治其他并发症。目前WHO指南上暂不推荐用糖皮质激素类药物治疗流感肺炎、ARDS或急性呼吸衰竭。当出现以下情况时，可考虑使用糖皮质激素：①短期内肺病变进展迅速，出现氧合指数＜300mmHg，并有迅速下降趋势；②合并脓毒血症伴肾上腺皮质功能不全。糖皮质激素的用量不宜过大，以免诱发感染。

对发病2周内的重症人禽流感患者，及时给予人禽流感患者恢复期血浆有可能提高救治的成功率。

（十）预防

1. 管理传染源 加强禽类疾病的检测，受感染动物立即销毁，将高致病性禽流感疫点周围半径3公里范围划为疫区，捕杀疫区内的全部家禽，对疫源地进行封锁消毒，并对疫区5公里范围内的易感禽类进行强制性疫苗紧急免疫接种。加强对密切接触禽类人员的检疫，加强对来自动物疫情流行国家或地区的运输工具的防疫消毒。

2. 切断传播途径 一旦发生人禽流感疫情，病鸡群所在场地进行全面清扫、清洗、彻底消毒。做好院感防控，医院门诊和病房收治患者时做好隔离消毒，医护人员做好个人防护。加强检测标本和实验室禽流感病毒毒株的管理，进行禽流感病毒（H5N1）分离的实验室应达到生物安全三级标准。

3. 保护易感人群 平时应养成良好的个人习惯，勤洗手，注意卫生。目前，尚无人用H5N1疫苗，对于密切接触者或高危人群，可以试用口服抗流感病毒药物进行预防。

知识拓展

西班牙大流感

1918年的西班牙大流感，造成全球至少3000万人死亡，感染的人数则接近世界人口的一半。20世纪初的经济全球化是这场流感大规模流行的一个重要条件。此外，第一次世界大战也为流感的大范围传播提供了温床。参战各国军队的集中和大范围快速调动，导致流感广泛传播。

面对这次大流行疫情，各国采取了不同应对措施。中国在隔离患者、保持清洁卫生等方面与其他西方国家相似，但在具体措施方面却存在中西医之间的差异。有学者认为，在当时中国民众就医主要依靠中医而非西医的情况下，中国在这场流感中相对较低的死亡率，表明了中医的独特作用。

第六节　麻　疹

案例导入

【案例】

患儿，5个月。主诉发热，伴咳嗽、流涕4天，皮疹1天。4前患儿突然出现发热38℃，伴咳嗽、流涕，在附近社区医院以感冒进行治疗，服用阿莫西林后无好转，今日面部、颈部、躯干出现皮疹，体温升高至39.5℃。实验室检查：血常规白细胞计数增多、中性粒细胞比例增高。查体：双肺闻及多量湿啰音。影像学检查：胸部X线片显示双肺纹理增粗，双下肺可见点片状阴影。

【问题】

1. 此患儿可能患有什么病?
2. 确诊需要做哪些检查?

麻疹（measles）是由麻疹病毒（measles virus）引起的急性呼吸道传染病，在我国法定的传染病中属

于乙类传染病。临床上以发热、上呼吸道卡他症状、眼结膜炎、口腔黏膜斑（Koplik's spots）及全身斑丘疹为主要特征。自20世纪60年代麻疹疫苗问世以来，婴幼儿普种麻疹疫苗的国家发病率大大降低。

一、病原学

麻疹病毒属于副黏液病毒（paramyxovirus）科、麻疹病毒属，呈球状或丝状，直径150～200nm，外有脂蛋白包膜，中心是单股负链RNA，只有1个血清型。

该病毒在体外抵抗力较弱，对热、紫外线及一般消毒剂敏感，56℃30分钟即可灭活。但对寒冷及干燥环境有较强的抵抗力，室温下可存活数天，-70℃可存活数年。

二、流行病学

麻疹是一种世界范围流行的传染病，也是导致儿童死亡最主要的传染病之一，世界卫生组织估计2022年全球麻疹病例数达到约900万，死亡人数约13.6万。我国自1965年起婴幼儿广泛接种麻疹疫苗，1978年将麻疹疫苗接种列入计划免疫项目，此后麻疹流行得到了有效控制。麻疹一年四季均可发病，但以冬春季节为高峰。

（一）传染源

麻疹患者是唯一的传染源，发病前2天至出疹后5天内均具有传染性。无症状病毒携带者和隐性感染者较少见，作为传染源意义不大。

（二）传播途径

呼吸道飞沫传播是主要的传播途径。病毒随患者排出的飞沫经口、咽、鼻部或眼结合膜侵入易感者。密切接触者亦可经污染病毒的手传播，通过第三者或衣物间接传播很少见。

（三）易感人群

人群普遍易感，无抵抗力的人感染病毒后，90%以上会发病，病后可获得持久免疫力。6个月以内婴儿可从母体获得抗体很少患病，故该病主要在6个月至5岁小儿间流行。

三、发病机制与病理解剖

麻疹病毒经空气飞沫到达上呼吸道或眼结膜，在局部上皮细胞内大量复制后入血，侵入局部淋巴组织，随血流播散至全身各组织器官，导致组织损伤，由此引起一系列临床表现。随着机体特异性免疫应答清除病毒，疾病进入恢复期。感染麻疹病毒后，机体可产生保护性抗体。

麻疹的病理特征是感染部位数个细胞融合形成多核巨细胞，可见于皮肤、眼结膜、呼吸道和胃肠道黏膜、全身淋巴组织、肝、脾等处。病理改变以呼吸道病变最重，肠道黏膜病变相对较轻。并发脑炎时脑组织可出现充血、水肿、点状出血或脱髓鞘病变。

四、临床表现

潜伏期为6～21天，平均10天左右。接种过麻疹疫苗者可延长至3～4周。

（一）典型麻疹

1. 前驱期 从发热到皮疹出现为前驱期，一般持续3～4天。此期主要为上呼吸道和眼结膜炎症状所致的卡他症状，表现为急性起病，发热、咳嗽、流涕、流泪、眼结膜充血、畏光等。婴幼儿可出现胃肠道症状如呕吐、腹泻。发病2～3天后，90%以上患者口腔双侧第二磨牙对面的颊黏膜上可出现麻疹黏膜斑（科氏斑），这是麻疹特征性体征，具有诊断意义。一些患者颈、胸、腹部还可出现一过性风疹样皮疹，数小时即退去，称麻疹前驱疹。

2. 出疹期 从病程的第3～4天开始，持续1周左右。此期患者体温持续升高至39～40℃，感染中毒症状明显加重，开始出现皮疹。皮疹首先见于耳后、发际，然后前额、面、颈部，自上而下至胸、腹、背及四肢，2～3天遍及全身，最后达手掌与足底。皮疹初为淡红色斑丘疹，大小不等，直径2～5mm，压之褪色，疹间皮肤正常。之后皮疹可融合成片，颜色转暗，部分病例可有出血性皮疹，压之不褪色。出疹同时可有嗜睡或烦躁不安，甚至谵妄、抽搐等症状。还可伴有表浅淋巴结及肝、脾大。并发肺炎时肺部可闻及干、湿啰音，甚至出现心功能衰竭。成人麻疹感染中毒症状常常比较重，但并发症较少见。

3. 恢复期 皮疹达高峰并持续1～2天后，疾病迅速好转，体温开始下降，全身症状明显减轻，皮疹随之按出疹顺序依次消退，可留有浅褐色色素沉着斑，1～2周后消失，皮疹退时有糠麸样细小皮肤脱屑。

无并发症的患者病程一般为10～14天，呼吸道病变最显著，可表现为鼻炎、咽炎、支气管炎及肺炎，还可并发脑炎和心肌炎。

（二）非典型麻疹

由于患者的年龄和机体免疫状态不同、感染病毒数量及毒力不同、是否接种过麻疹疫苗及疫苗种类不同等因素，临床上可出现非典型麻疹。

1. 轻型麻疹 多见于对麻疹具有部分免疫力的人群，如6个月前婴儿、近期接受过被动免疫者，或曾接种过麻疹疫苗者。临床表现为低热且持续时间短，呼吸道卡他症状轻，皮疹稀疏色淡，无口腔麻疹黏膜斑或不典型。一般无并发症，病程在1周左右，病后所获免疫力与典型麻疹患者相同。

2. 重型麻疹 多见于全身状况差和免疫力低下人群，或继发严重感染者，病死率高。

（1）中毒性麻疹：全身感染中毒症状重，表现为突然高热，体温可达40℃以上，伴有气促和发绀，心率加快，甚至谵妄、抽搐、昏迷，皮疹也较严重，可融合成片。

（2）休克性麻疹：除具有感染中毒症状外，还可出现循环衰竭或心功能衰竭，表现为面色苍白、发绀、四肢厥冷、心音弱、心率快、血压下降等。皮疹暗淡稀少或皮疹出现后又突然隐退。

（3）出血性麻疹：皮疹为出血性，形成紫斑，压之不褪色，同时可有内脏出血。

（4）疱疹性麻疹：皮疹呈疱疹样，融合成大疱，同时体温高且感染中毒症状重。

3. 异型麻疹 多发生在接种麻疹灭活疫苗后4～6年。表现为突起高热，头痛、肌痛或腹痛，上呼吸道卡他症状不明显，无麻疹黏膜斑。病后2～3天出现皮疹，皮疹为多形性，从四肢远端开始，逐渐扩散到躯干，常伴四肢水肿，肝、脾均可增大。异型麻疹病情较重，但多为自限性。其最重要的诊断依据是恢复期检测麻疹血凝抑制抗体呈现高效价，但病毒分离阴性。一般认为异型麻疹无传染性。

五、并发症

（一）喉炎

喉炎多见于2～3岁以下小儿，继发于细菌感染导致喉部组织水肿，分泌物增多，极易引起喉梗阻。表现为声音嘶哑、犬吠样咳嗽、呼吸困难、发绀等，严重时须及早做气管切开。

（二）肺炎

肺炎是麻疹最常见的并发症，多见于5岁以下小儿，占麻疹患儿死亡的90%以上。当与其他病毒或细菌混合感染并继发肺部感染时，病情较为严重。主要表现为病情突然加重，咳嗽、咳脓痰，可出现鼻翼扇动、口唇发绀、肺部有明显的啰音，肺部CT可见大片或多段炎症。

（三）心肌炎

心肌炎多见于2岁以下小儿，表现为气促、烦躁、面色苍白、发绀，听诊心音低钝、心率快，皮疹不能出全或突然隐退。心电图示T波和ST段改变。

（四）脑炎

麻疹脑炎的发病率为0.01%～0.50%，可发生于出疹后2～6天，亦可发生于出疹后3周左右，主要是病毒直接侵犯脑组织所致。临床表现与其他病毒性脑炎类似，病死率约15%，多数可恢复正常，部分患者留有智力低下、癫痫、瘫痪等后遗症。

（五）亚急性硬化性全脑炎

亚急性硬化性全脑炎（subacute sclerosing panencephalitis，SSPE）是麻疹的一种远期并发症，常在原发麻疹后2～17年（平均7年）发病，发病率仅为（1～4）/100万。其机制主要是因为病毒基因发生变异，机体不能产生对应抗体，导致病毒在脑细胞中长期潜伏，脑组织退行性变。患者逐渐出现智力障碍、性格改变、运动不协调、语言和视听障碍、癫痫发作等症状，最后因昏迷、强直性瘫痪而死亡。

六、实验室检查

（一）血常规

白细胞计数减少，淋巴细胞比例相对增多。如果白细胞计数增加，尤其是中性粒细胞增加，则提示继发细菌感染。若淋巴细胞严重减少，常提示预后不好。

（二）血清学检查

酶联免疫吸附试验（ELISA）或化学发光法测定血清麻疹特异性IgM和IgG抗体，其中IgM抗体在病后5～20天最高，阳性即可确诊麻疹，IgG抗体恢复期较早期增高4倍以上即为阳性，也可以诊断麻疹。

（三）病原学检查

1. 病毒分离　取早期患者眼、鼻、咽分泌物或血、尿标本接种于原代人胚肾细胞，分离麻疹病毒，但不作为常规检查。

2. 病毒抗原检测　取早期患者鼻咽分泌物、血细胞及尿沉渣细胞，用免疫荧光或免疫酶法查麻疹病毒抗原，如阳性，可早期诊断。上述标本涂片后还可见多核巨细胞。

3. 核酸检测　采用反转录聚合酶链反应（reverse transcription polymerase chain reaction，RT-PCR）

从临床标本中扩增麻疹病毒RNA，这是一种非常敏感和特异的诊断方法，对免疫力低下而不能产生特异抗体的麻疹患者，尤为有价值。

七、诊断与鉴别诊断

典型麻疹根据临床表现即可以作出诊断。非典型患者主要依赖于实验室检查确定诊断。

麻疹主要与其他出诊性疾病相鉴别，包括风疹、幼儿急诊、猩红热、药物热，详见表2-1。

表2-1　麻疹与其他出疹性疾病的鉴别

	结膜炎	咽痛	麻疹黏膜斑	出疹时间	皮疹特征
麻疹	+	+	+	发热3～4天	红色斑丘疹由耳后开始
风疹	±	±	−	发热1～2天	无口腔麻疹黏膜斑，皮疹分布以面、颈、躯干为主，由面部开始，疹后无色素沉着和脱屑
幼儿急疹	−			发热3～5天后热退出疹	散在，玫瑰色，多位于躯干
猩红热	±	+		发热1～2天	面部无皮疹，全身出现针尖大小红色丘疹，疹间皮肤充血，压之褪色，皮疹随热降而退，出现大片脱皮
药物热				用药后出疹	多有瘙痒、多形性、停药后疹退

八、治疗

麻疹为自限性疾病，目前对尚无特效药物，其治疗主要为加强护理、对症治疗、治疗并发症。

（一）一般治疗与护理

卧床休息，保持室内空气新鲜，眼、鼻、口腔保持清洁，多饮水。

（二）对症治疗

高热可酌用小剂量解热药物或物理降温；咳嗽可用祛痰镇咳药；剧烈咳嗽和烦躁不安者可用少量镇静药；体弱病重患儿可早期注射免疫球蛋白；必要时可以吸氧，保证水、电解质及酸碱平衡等。

（三）并发症治疗

1. **喉炎**　蒸汽雾化吸入稀释痰液，使用抗菌药物，对喉部水肿者可试用肾上腺皮质激素。梗阻严重时及早行气管切开。
2. **肺炎**　治疗同一般肺炎，合并细菌感染较为常见，主要为抗菌治疗。
3. **心肌炎**　出现心力衰竭者应及早静脉注射强心药物，同时应用利尿药，重症者可用肾上腺皮质激素。
4. **脑炎**　处理同一般病毒性脑炎。SSPE目前无特殊治疗。

九、预后

无并发症的单纯麻疹预后良好，重型麻疹病死率较高。

十、预防

预防麻疹的关键措施是接种含麻疹成分疫苗。

（一）管理传染源

遵循早诊断、早报告、早隔离、早治疗原则，患者隔离至出疹后5天，伴呼吸道并发症者应延长到出疹后10天。易感的接触者检疫期为3周，并使用被动免疫制剂。

（二）切断传播途径

流行期间避免去公共场所或人多拥挤处，出入应戴口罩；无并发症的患儿在家中隔离，以减少传播和继发医院感染。

（三）保护易感人群

1. **主动免疫**　主要对象为婴幼儿。《国家免疫规划疫苗儿童免疫程序及说明（2021年版）》规定，婴幼儿于8月龄接种第一剂麻腮风疫苗，18月龄时接种第二剂作为加强免疫。此外，当发生麻疹病例时，免疫史不详的成人也可接种一剂含麻疹成分疫苗预防麻疹感染。

2. **被动免疫**　体弱、妊娠女性及年幼的易感者接触麻疹患者后，应立即采用被动免疫。在接触患者5天内注射人血免疫球蛋白3ml，可预防发病。若5天后注射，则只能减轻症状，免疫有效期3～8周。

知识拓展

麻疹疫苗

　　在麻疹疫苗被广泛使用之前，麻疹曾被认为是"和死亡一样无法避免"的存在。但随着麻疹疫苗普种，这一情况得到了很好的缓解。研究表明，当人群中具有免疫力的比例达到95%以上之后，就能保证麻疹不会在人群中大规模传播。以美国为例，美国在1963年开始使用麻疹疫苗，每年的病例从数十万人降到数万人。1971年及1977年的麻疹疫情使得疫苗使用量上升，在1980年代每年的病例降到数千人。

　　我国于1965年自行研制了减毒活疫苗并开始普种，从此麻疹的发病率和死亡率大幅度降低。目前，麻疹疫苗属于国家免疫规划内的疫苗，通常为与风疹、腮腺炎组成的联合疫苗，适龄儿童可以免费接种。

第七节 病毒性肝炎

案例导入

【案例】

　　患者，女性，27岁，工人。主诉腹胀、乏力、食欲缺乏、尿黄1周，腹胀以进食后为主，伴乏力、食欲缺乏，无明显恶心、呕吐，无腹痛，无呕血、黑便，无畏寒、发热，后发现巩膜及皮肤黄染，尿色深黄，休息后无缓解。近期无饮酒、药物服用史。查体：神清，精神不佳，全身皮肤及巩膜黄染，腹平软，全腹无压痛、反跳痛及肌紧张，移动性浊音阴性。门诊查血常规基本正常。肝肾功能：总胆红素81.86μmol/L，直接胆红素63.56μmol/L，间接胆红素18.30μmol/L，谷丙转氨酶2233U/L，谷草转氨酶1695U/L，谷氨酰转肽酶97U/L。尿常规：尿胆原＋－，尿胆红素＋＋，尿蛋白＋－。凝血酶时间28.6秒。乙肝两对半：HBsAg、HBcAb（＋），HBeAb（＋－），其余阴性。乙肝DNA定量：1.00E＋03copies/ml。丙肝抗体、甲肝抗体、戊肝抗体阴性。腹部彩超：萎缩性胆囊炎。

【问题】

　　1. 该患者诊断是什么？

　　2. 治疗原则有哪些？

　　病毒性肝炎是由肝炎病毒引起、以肝损害为主的一组传染病。常见的有甲、乙、丙、丁、戊五型，其临床表现相似，可以出现乏力、食欲缺乏、厌油、肝功能、黄疸等。甲型和戊型主要为急性感染，经粪－口途径传播；乙型、丙型、丁型多呈慢性感染，主要经体液等胃肠外途径传播。

一、病原学

（一）甲型肝炎病毒（hepatitis A virus，HAV）

　　HAV基因组为单股线状RNA。电镜下见实心和空心两种颗粒，实心颗粒为完整的HAV，有传染性；空心颗粒为未成熟的不含RNA的颗粒，具有抗原性，但无传染性。感染后早期产生IgM型抗体，是近期感染的标志；IgG型抗体则是既往感染或免疫接种后的标志。

　　HAV对外界抵抗力较强，在贝壳类动物、海水、泥土中能生存数月。80℃5分钟或100℃1分钟才能完全灭活。对紫外线、氯、甲醛等敏感。

（二）乙型肝炎病毒（hepatitis B virus，HBV）

　　HBV基因组为部分双链环状DNA。在电镜下观察，HBV感染者血清中存在三种形式的颗粒：①大球形颗粒，为完整的HBV颗粒，又名Dane颗粒，是病毒复制的主体。②小球形颗粒。③丝状或核状颗粒。后两种颗粒由HBsAg组成，为空心包膜，不含核酸，无感染性。

　　HBV的抵抗力较强，对热、低温、干燥、紫外线及一般浓度的消毒剂耐受。煮沸10分钟、65℃10小时或高压蒸汽可灭活，环氧乙烷、戊二醛、碘伏灭活效果较好。

　　抗原抗体系统如下：

1. HBsAg与抗-HBs 成人感染HBV后首先出现HBsAg。HBsAg本身只有抗原性，无传染性。抗-HBs是一种保护性抗体，表示对HBV有免疫力，见于乙型肝炎恢复期、既往感染及乙肝疫苗接种后。

2. HBeAg与抗-HBe HBeAg的存在表示患者处于高感染低应答期。HBeAg消失而抗-HBe产生称为e抗原血清转换。抗-HBe阳转后，病毒复制多处于静止状态，传染性降低。

3. HBcAg与抗-HBc 血液中HBcAg主要存在于Dane颗粒的核心，较少用于临床常规检测。HBV感染者几乎均可检出抗-HBc。抗-HBc IgM是HBV感染后较早出现的抗体，阳性提示急性期或慢性肝炎急性发作。抗-HBc IgG出现较迟，但可保持多年甚至终身。

（三）丙型肝炎病毒（hepatitis C virus，HCV）

HCV基因组为单股正链RNA，外有脂质外壳、囊膜和棘突结构，内有由核心蛋白和核酸组成的核衣壳。对一般化学消毒剂敏感，煮沸5分钟、60℃ 10小时或高压蒸汽可灭活。

抗原抗体系统如下：

1. HCV Ag与抗-HCV 血清中HCV Ag含量很低，检出率不高。抗-HCV不是保护性抗体，是HCV感染的标志。抗-HCV分为IgM型和IgG型。抗-HCV IgM在发病后即可检测到，如果持续阳性，提示病毒持续复制，易转为慢性。

2. HCV RNA HCV RNA阳性是病毒感染和复制的直接标志。HCV RNA定量测定有助于了解病毒复制程度、抗病毒治疗方案的选择及疗效评估等。HCV RNA基因分型在流行病学和抗病毒治疗方面有意义。

（四）丁型肝炎病毒（hepatitis D virus，HDV）

HDV是一种缺陷病毒，其复制、表达抗原及引起肝损害须有HBV或其他嗜肝DNA病毒的辅佐。HDV可与HBV同时感染人体。

（五）戊型肝炎病毒（hepatitis E virus，HEV）

HEV基因组为单股正链RNA。在碱性环境下较稳定，对高热、氯仿等敏感。

二、流行病学

（一）甲型肝炎

1. 传染源 甲型肝炎无病毒携带状态，传染源为急性期患者和隐性感染者，后者更多。

2. 传播途径 HAV主要由粪-口途径传播。粪便污染水源、食物、蔬菜、玩具等可引起流行。日常生活接触多为散发。

3. 易感人群 抗-HAV阴性者均为易感人群。在我国，大多在幼儿、儿童、青少年时期获得感染，以隐性感染为主。甲型肝炎的流行率与居住条件、卫生习惯及教育程度有密切关系。感染后可产生持久免疫。

（二）乙型肝炎

1. 传染源 主要是急、慢性患者和病毒携带者。急性患者在潜伏期末及急性期有传染性。慢性患者和病毒携带者作为传染源的意义最大，其传染性与体液中HBV DNA含量成正比。

2. 传播途径

（1）母婴传播：包括宫内感染、围生期传播、分娩后传播。

（2）体液传播：血液中HBV含量很高，微量的污染血进入人体即可造成感染，如输血及血制品、注射、手术、针刺、共用剃刀和牙刷、血液透析、器官移植等。

（3）性传播：与HBV阳性者发生无防护的性接触，其感染HBV的危险性增高。

3. 易感人群 抗-HBs阴性者为易感人群。高危人群包括HBsAg阳性母亲的新生儿、HBsAg阳性者的家属、反复输血及血制品者、血液透析患者、多个性伴侣者、静脉药瘾者、接触血液的医务工作者等。感染后或疫苗接种后出现抗-HBs者有免疫力。

4. 流行特征 无明显季节性，以散发为主，有家庭聚集现象，婴幼儿多见。

（三）丙型肝炎

1. 传染源 急、慢性患者和无症状病毒携带者。慢性患者和病毒携带者有更重要的传染源意义。

2. 传播途径 类似乙型肝炎，其传播较乙型肝炎局限，主要通过肠道外途径。

（1）输血及血制品：此传播方式已得到明显控制，但输血仍有传播丙型肝炎的可能。

（2）经破损的皮肤和黏膜传播：注射、针刺、共用剃须刀、文身、穿耳环孔等。

（3）母婴传播：若母亲分娩时HCV RNA阳性，传播危险性高达4%～7%。

（4）性传播：多个性伴侣及同性恋者为高危人群。

3. 易感人群 人类对HCV普遍易感。

（四）丁型肝炎

传染源和传播途径与乙型肝炎相似。与HBV以重叠感染或同时感染形式存在。人类对HDV普遍易感。

（五）戊型肝炎

传染源和传播途径与甲型肝炎相似，但有如下特点：①暴发流行均由于粪便污染水源所致。散发多由于不洁饮食引起。②隐性感染多见，显性感染主要发生于成年。③原有慢性HBV感染者或晚期孕妇感染HEV后病死率高。④有春冬季高峰。⑤抗-HEV大多在短期内消失。

三、发病机制与病理解剖

（一）发病机制

1. 甲型肝炎 HAV引起肝细胞损伤的机制尚未完全明了，目前认为在感染早期，由于HAV大量增殖，使肝细胞轻度破坏，随后细胞免疫起重要作用，在感染后期体液免疫也参与其中。

2. 乙型肝炎 HBV感染的自然病程复杂多变，发病机制目前尚未完全明了。肝细胞病变主要取决于机体的免疫应答，尤其是细胞免疫应答。免疫应答既可清除病毒，也可导致肝细胞损伤，甚至诱导病毒变异。机体免疫反应不同，导致临床表现各异。乙型肝炎的肝外损伤主要由免疫复合物引起。HBV与肝细胞癌（hepatocellular carcinoma，HCC）的关系密切。

3. 丙型肝炎 目前认为HCV致肝细胞损伤有下列因素的参与：①HCV直接杀伤作用；②宿主免疫因素；③自身免疫；④细胞凋亡。HCV感染后，50%～80%患者转为慢性。HCV与HCC的关系密切。

4. 丁型肝炎 丁型肝炎的发病机制还未完全阐明，目前认为HDV本身及其表达产物对肝细胞有直接作用，但尚缺乏确切证据。HDAg的抗原性较强，宿主免疫反应参与肝细胞损伤。

5. 戊型肝炎 发病机制尚不清楚，可能与甲型肝炎相似。

（二）病理解剖

病毒性肝炎以肝损害为主，肝外器官可有一定损害。各型肝炎的基本病理改变表现为肝细胞变性、坏死，同时伴有不同程度的炎症细胞浸润、间质增生和肝细胞再生。

四、病理生理

（一）黄疸

以肝细胞性黄疸为主。肝细胞膜通透性增加及胆红素的摄取、结合、排泄等功能障碍可引起黄疸，大多数病例有不同程度的肝内梗阻性黄疸。

（二）肝性脑病

1. 血氨及其他毒性物质的蓄积 目前认为是肝性脑病产生的主要原因。

2. 支链氨基酸/芳香氨基酸比例失调 芳香氨基酸（苯丙氨酸、酪氨酸等）升高，而支链氨基酸（缬氨酸、亮氨酸、异亮氨酸等）减少。

3. 假性神经递质假说 肝功能衰竭时，某些胺类物质不能被清除，通过血脑屏障取代正常的神经递质，导致肝性脑病。

肝性脑病的诱因：大量利尿引起低钾和低钠血症、消化道大出血、高蛋白饮食、合并感染、使用镇静药、大量放腹水等。

（三）出血

重型肝炎肝细胞坏死时凝血因子合成减少，肝硬化脾功能亢进致血小板减少，DIC导致凝血因子及血小板消耗等因素均可引起出血。

（四）肝肾综合征

内毒素血症、肾血管收缩、前列腺素E_2减少、有效血容量下降等因素可导致肾小球滤过率和肾血浆流量减低。

（五）肝肺综合征

重型肝炎和肝硬化患者可出现肝肺综合征，表现为胸闷、气促、呼吸困难、胸痛、发绀、头晕等，严重者可出现晕厥与昏迷。

（六）腹水

重型肝炎和肝硬化时，钠潴留是早期腹水的主要原因。门静脉高压、低蛋白血症和肝淋巴液生成增多是后期腹水的主要原因。

五、临床表现

不同类型病毒引起的肝炎潜伏期不同，甲型肝炎平均4周，乙型肝炎平均3个月，丙型肝炎平均40

天，丁型肝炎4～20周，戊型肝炎平均6周。

（一）急性肝炎

包括急性黄疸性肝炎和急性无黄疸性肝炎。甲、戊型不转为慢性，成年急性乙型肝炎约10%转慢性，丙型超过50%，丁型约70%。

1. 急性黄疸性肝炎　临床经过的阶段性较为明显，可分为三期。总病程2～4个月。

（1）黄疸前期：主要症状有乏力、食欲缺乏、恶心、呕吐、厌油、腹胀、肝区痛、尿色加深等，肝功能变化主要为丙氨酸氨基酸转移酶（ALT）、天冬氨酸转移酶（AST）升高，本期持续5～7天。

（2）黄疸期：尿黄加深，巩膜和皮肤出现黄疸，1～3周内黄疸达高峰。部分患者可有一过性粪色变浅、皮肤瘙痒等表现。肝大、质软、边缘锐利，有压痛及叩痛。部分病例有轻度脾大。肝功能检查ALT和胆红素升高，尿胆红素阳性，本期持续2～6周。

（3）恢复期：症状逐渐消失，黄疸消退，肝、脾回缩，肝功能逐渐恢复，本期持续1～2个月。

2. 急性无黄疸性肝炎　除无黄疸外，其他临床表现与黄疸性相似，发病率远高于黄疸型。无黄疸性通常起病较缓慢，症状较轻，主要表现为乏力、食欲下降、恶心、腹胀、肝区痛等，恢复较快，病程多在3个月内。有些病例无明显症状。

（二）慢性肝炎

急性肝炎病程超过半年，或原有乙、丙、丁型肝炎急性发作再次出现肝炎症状、体征及肝功能异常。发病日期不明确或虽无肝炎病史，但根据肝组织病理学或根据症状、体征、检验及超声检查综合分析符合慢性肝炎表现。依据病情轻重可分为轻、中、重三度。

1. 轻度　病情较轻，可反复出现乏力、头晕、食欲缺乏、厌油、尿黄、肝区不适、睡眠欠佳、肝稍大有轻触痛，可有轻度脾大。部分病例症状、体征不明显。肝功能指标仅1或2项轻度异常。

2. 中度　症状、体征、检验居于轻度和重度之间。

3. 重度　有明显或持续的肝炎症状，如乏力、食欲明显缺乏、腹胀、尿黄、腹泻等，伴肝病面容、肝掌、蜘蛛痣、脾大，ALT和/或AST反复或持续升高，白蛋白降低、免疫球蛋白明显升高。如发生ALT和AST大幅升高，血清总胆红素超出正常值，提示重症倾向。

（三）重型肝炎（肝衰竭）

病因及诱因复杂，包括重叠感染、机体免疫状况、妊娠、基因突变、过度疲劳、精神刺激、饮酒、应用肝损药物、合并细菌感染、有其他合并症（如甲状腺功能亢进、糖尿病）等。表现：极度乏力，严重消化道症状，神经、精神症状（嗜睡、性格改变、烦躁不安、昏迷等），明显出血现象，凝血酶原时间显著延长（常用国际标准化比值INR＞1.5）及凝血酶原活动度（PTA）＜40%，黄疸进行性加深，胆红素上升大于正常值上限10倍。可出现中毒性鼓肠、肝肾综合征、扑翼样震颤、病理反射、肝浊音界进行性缩小、胆酶分离、血氨升高等。

（四）淤胆型肝炎

以肝内淤胆为主要表现的一种特殊临床类型，又称为毛细胆管炎型肝炎。急性淤胆型肝炎起病类似急性黄疸性肝炎，大多数患者可恢复。在慢性肝炎或肝硬化基础上发生上述表现者，为慢性淤胆型肝炎。有梗阻性黄疸的临床表现。

（五）肝炎肝硬化

根据肝脏炎症情况分为活动性与静止性两型：①活动性肝硬化：有慢性肝炎活动的表现，乏力及消化道症状明显，ALT升高、黄疸、白蛋白下降，伴有门静脉高压症表现。②静止性肝硬化：无肝脏炎症活动的表现，症状轻或无特异性，可有上述体征。

根据肝组织病理及临床表现分为代偿性肝硬化和失代偿性肝硬化：①代偿性肝硬化：指早期肝硬化，属Child-Pugh A级，白蛋白≥35g/L，总胆红素＜35μmol/L，PTA＞60%。可有门静脉高压症，但无腹水、肝性脑病或上消化道大出血。②失代偿性肝硬化：指中晚期肝硬化，属Child-Pugh B、C级。有明显肝功能异常及失代偿征象，如白蛋白＜35g/L，白球比＜1.0，总胆红素＞35μmol/L，PTA＜60%。可有腹水、肝性脑病或门静脉高压引起的食管胃底静脉曲张甚至破裂出血。

未达到肝硬化诊断标准，但肝纤维化表现较明显者，称肝炎肝纤维化。主要根据组织病理学作出诊断，瞬时弹性成像及血清学指标等可供参考。

六、实验室及其他检查

（一）血常规

急性肝炎初期白细胞计数正常或略高，黄疸期白细胞计数正常或稍低，淋巴细胞相对增多，偶可见异型淋巴细胞。重型肝炎时白细胞可升高，红细胞及血红蛋白可下降。肝炎肝硬化伴脾功能亢进者可有血小板、红细胞、白细胞减少。

（二）尿常规

尿胆红素和尿胆原的检测有助于黄疸的鉴别诊断。肝细胞性黄疸时两者均阳性，溶血性黄疸以尿胆原为主，梗阻性黄疸以尿胆红素为主。

（三）肝功能检查

1. 血清酶测定

（1）丙氨酸转氨酶（ALT）：ALT在肝细胞损伤时释放入血，是目前临床上反映肝细胞功能的最常用指标。ALT对肝病诊断的特异性比天冬氨酸转氨酶（AST）高。重型肝炎患者可出现ALT快速下降，胆红素不断升高的"胆酶分离"现象，提示肝细胞大量坏死。

（2）天冬氨酸转氨酶（AST）：此酶在心肌含量最高，依次为心、肝、骨骼肌、肾、胰。肝病时血清AST升高，提示线粒体损伤，病情易持久且较严重，通常与肝病严重程度呈正相关。急性肝炎时如果AST持续在高水平，有转为慢性肝炎的可能。

（3）乳酸脱氢酶（LDH）：肝病时可显著升高，但肌病时也可升高，须配合临床加以鉴别。LDH升高在重型肝炎（肝衰竭）时提示肝细胞缺血、缺氧。

（4）谷氨酰转肽酶（γ-glutamyl transferase，GGT）：肝炎和肝癌患者可显著升高，在胆管炎症、阻塞时更明显。

（5）胆碱酯酶：由肝细胞合成，其活性降低提示肝细胞已有较明显损伤，其值越低，提示病情越重。

（6）碱性磷酸酶（alkaline phosphatase，ALP或AKP）：当肝内或肝外胆汁排泄受阻时，肝组织表达的ALP不能排出体外而回流入血，导致血清ALP升高。儿童生长发育期可明显增加。

2. **血清蛋白** 急性肝炎时，血清蛋白可在正常范围内。慢性肝炎中度以上、肝硬化、（亚急性及慢性）重型肝炎时白蛋白下降，球蛋白升高，白/球比例下降甚至倒置。

3. **胆红素** 急性或慢性黄疸性肝炎时血清胆红素升高，活动性肝硬化时也可升高且消退缓慢，重型肝炎常超过171μmol/L。胆红素含量是反映肝细胞损伤严重程度的重要指标。直接胆红素在总胆红素中的比例可反映淤胆的程度。

4. **PT（凝血酶原时间）、PTA（凝血酶原活动度）、INR（国际标准化比值）** PT延长或PTA下降与肝损害严重程度密切相关。PTA≤40%是诊断重型肝炎或肝衰竭的重要依据。INR值越大表示凝血功能越差。

5. **血氨** 肝衰竭时清除氨的能力减退或丧失，导致血氨升高，常见于重型肝炎、肝性脑病患者。

6. **血糖** 超过40%的重型肝炎患者有血糖降低。

7. **血浆胆固醇** 肝细胞严重损伤时，胆固醇在肝内合成减少，故血浆胆固醇明显下降。

8. **补体** 当肝细胞严重损害时，补体合成减少。

9. **胆汁酸** 肝炎活动时胆汁酸升高，有助于鉴别胆汁淤积和高胆红素血症。

10. **吲哚菁绿（indocyanine green，ICG）清除试验** 属动态检测，它是在一定时间内通过分析肝功能特定指示物ICG在受试者体内的动态变化检测。可评估受试者肝脏摄取、代谢、合成、生物转化和排泄等生理功能的有效状态（又称有效肝功能或肝储备功能），对肝硬化肝衰竭、肝叶切除和肝移植前后预后评估有重要价值。

（四）甲胎蛋白（α-fetoprotein，AFP）

AFP检测是筛选和早期诊断HCC的常规方法，但应注意有假阴性的情况。肝炎活动和肝细胞修复时AFP有不同程度的升高，应动态观察。

（五）肝纤维化非侵袭性诊断

1. **瞬时弹性成像** 操作简便、可重复性好，能够比较准确地识别出轻度肝纤维化和进展性肝纤维化或早期肝硬化。但其成功率受肥胖、肋间间隙大小及操作者经验等影响，其测定值受肝脏炎症坏死、胆汁淤积及脂肪变等影响。

2. **透明质酸酶、Ⅲ型前胶原氨基端肽、Ⅳ型胶原、板层素或层粘连蛋白、脯氨酰羟化酶等**，对肝纤维化的诊断有一定参考价值。

（六）病原学检查

1. **甲型肝炎**

（1）抗-HAV IgM：是新近感染的证据，是早期诊断甲型肝炎最简便而可靠的血清学标志。

（2）抗-HAV IgG：出现稍晚，持续多年或终身。属于保护性抗体，具有免疫力的标志。单份抗-HAV IgG阳性表示受过HAV感染或疫苗接种后反应。如果急性期及恢复期双份血清抗-HAV IgG效价有4倍以上增长，也是诊断甲型肝炎的依据。

其他检测方法如免疫电镜观察和鉴定HAV颗粒，体外细胞培养分离病毒等多用于实验研究。

2. **乙型肝炎**

（1）HBsAg与抗-HBs：HBsAg阳性反映现症HBV感染，阴性不能排除HBV感染。抗-HBs为保护性抗体，阳性表示对HBV有免疫力。少部分病例始终不产生抗-HBs。

（2）HBeAg与抗-HBe：HBeAg存在表示病毒复制活跃且有较强的传染性。HBeAg消失而抗-HBe产生称为血清转换。抗-HBe阳转后，病毒复制多处于静止状态，传染性降低。

（3）HBcAg与抗-HBc：血清中HBcAg常规方法不能检出。HBcAg阳性表示HBV处于复制状态，有传染性。

抗-HBc IgM是HBV感染后较早出现的抗体，高效价的抗-HBc IgM对诊断急性乙型肝炎或慢性乙型肝炎急性发作有帮助。高效价的抗-HBc IgG表示现症感染，低效价的抗-HBc IgG表示过去感染；单一抗-HBc IgG阳性者可以是过去感染或低水平感染。

（4）HBV DNA：是病毒复制和传染性的直接标志，定量测定对于判断病毒复制程度、传染性大小、抗病毒药物疗效等有重要意义。

3. 丙型肝炎

（1）抗-HCV IgM和抗-HCV IgG：HCV抗体不是保护性抗体，是HCV感染的标志。抗-HCV IgM阳性提示现症HCV感染。抗-HCV IgG阳性提示现症感染或既往感染。

（2）HCV RNA：阳性是病毒感染和复制的直接标志，定量测定有助于了解病毒复制程度、抗病毒治疗的选择及疗效评估等。

（3）HCV基因分型：HCV RNA基因分型结果有助于判定治疗的难易程度及制订抗病毒治疗的个体化方案。

4. 丁型肝炎

（1）HDAg、抗-HD IgM及抗-HD IgG：HDAg阳性是诊断急性HDV感染的直接证据。随着抗-HD的产生，此时检测HDAg为阴性。抗-HD IgM阳性是现症感染的标志，抗-HD IgG不是保护性抗体，高效价抗-HD IgG提示感染的持续存在，低效价提示感染静止或终止。

（2）HDV RNA：血清或肝组织中HDV RNA是诊断HDV感染最直接的依据。

5. 戊型肝炎

（1）抗-HEV IgM和抗-HEV IgG：抗-HEV IgM是近期HEV感染的标志，抗-HEV IgG在急性期效价较高，恢复期则明显下降。两者均阴性时不能完全排除戊型肝炎。

（2）HEV RNA：在粪便和血液标本中检测到HEV RNA，可明确诊断。

（七）影像学检查

腹部超声（US）、电子计算机断层成像（CT）、磁共振（MRI或MR）有助于鉴别阻塞性黄疸、脂肪肝及肝内占位性病变；能反映肝脏表面的变化，门静脉、脾静脉直径，脾脏大小，胆囊异常变化，腹水等。

（八）肝组织病理检查

对明确诊断、衡量炎症活动度、纤维化程度及评估疗效具有重要价值。

七、主要并发症

（一）肝性脑病

肝功能不全所引起的神经精神综合征，可发生于重型肝炎和肝硬化。其发生可能是多因素综合作用的结果。

（二）上消化道出血

主要病因：①凝血因子、血小板减少；②胃黏膜广泛糜烂和溃疡；③门静脉高压。上消化道出血可诱发肝性脑病、腹水、感染、肝肾综合征等。

（三）肝肾综合征

往往是严重肝病的终末期表现。约半数病例有出血、放腹水、大量利尿、严重感染等诱因。主要表现为少尿或无尿、氮质血症、电解质平衡失调。

（四）感染

重型肝炎易发生难于控制的感染，以胆道、腹膜、肺多见，革兰阴性杆菌为主，细菌主要来源于肠道，且肠道中微生态失衡与内源性感染的出现密切相关，应用广谱抗生素后，也可能出现真菌感染。

八、诊断

（一）流行病学资料

甲型肝炎：病前是否在甲肝流行区，有无进食未煮熟海产及饮用污染水。乙型肝炎：输血、不洁注射史，家庭成员有无HBV感染者，特别是婴儿母亲是否HBsAg阳性等有助于乙型肝炎的诊断。丙型肝炎：有输血及血制品、静脉吸毒、血液透析、多个性伴侣不洁注射及文身等病史。丁型肝炎：同乙型肝炎。戊型肝炎：基本同甲型肝炎，暴发以水传播为多见，多见于成年人。

（二）临床诊断

1. 急性肝炎 起病较急，常有畏寒、发热、乏力、食欲缺乏、恶心、呕吐等急性感染症状。肝大，质偏软，ALT显著升高。黄疸性肝炎血清胆红素正常或＞17.1μmol/L，尿胆红素阳性。黄疸性肝炎可有黄疸前期、黄疸期、恢复期三期经过，病程不超过6个月。

2. 慢性肝炎 病程超过半年或发病日期不明确而有慢性肝炎症状、体征、实验室检查改变者。常有乏力、厌油、肝区不适等症状，可有肝病面容、肝掌、蜘蛛痣、胸前毛细血管扩张、肝大质偏硬、脾大等体征。

3. 重型肝炎（肝衰竭） 主要有肝衰竭综合征表现。急性黄疸性肝炎病情迅速恶化，2周内出现Ⅱ度以上肝性脑病或其他重型肝炎表现者，为急性肝衰竭；15天至26周出现上述表现者为亚急性肝衰竭；在慢性肝病基础上出现的急性肝功能失代偿为慢加急性（亚急性）肝衰竭。在慢性肝炎或肝硬化基础上出现的重型肝炎为慢性肝衰竭。

4. 淤胆型肝炎 起病类似急性黄疸性肝炎，黄疸持续时间长，症状轻，有肝内梗阻的表现。

5. 肝炎肝硬化 多有慢性肝炎病史。有乏力、腹胀、尿少、肝掌、蜘蛛痣、脾大、腹水、双下肢水肿、胃底食管下段静脉曲张、白蛋白下降、白球比倒置等肝功能受损和门静脉高压表现。

（三）病原学诊断

1. 甲型肝炎 有急性肝炎临床表现，并具备下列任何一项均可确诊为甲型肝炎：抗-HAV IgM阳性；抗-HAV IgG急性期阴性，恢复期阳性；粪便中检出HAV颗粒或抗原或HAV RNA。

2. 乙型肝炎 急性乙型肝炎现已少见。慢性HBV感染可分为：

（1）慢性乙型肝炎

1）HBeAg阳性慢性乙型肝炎：血清HBsAg、HBeAg阳性和HBV DNA阳性，抗-HBe阴性，血清

ALT持续或反复升高，或肝组织学检查有明显炎症坏死，或肝组织学/无创指标提示有明显纤维化。

2）HBeAg阴性慢性乙型肝炎：血清HBsAg和HBV DNA阳性，HBeAg持续阴性，抗-HBe阳性或阴性，血清ALT持续或反复异常，或肝组织学检查有明显炎症坏死，或肝组织学/无创指标提示有明显纤维化。

（2）慢性HBV携带状态：血清HBsAg和HBV DNA阳性，HBeAg或抗-HBe阳性，但1年内连续随访3次以上，血清ALT和AST均在正常范围，肝组织学检查一般无明显炎症坏死或纤维化。

此外还有非活动性HBsAg携带状态、隐匿性HBV感染等。

3. 丙型肝炎　抗-HCV IgM和/或IgG阳性，HCV RNA阳性，可诊断为丙型肝炎。无任何症状和体征，肝功能和肝组织学正常者为无症状HCV携带者。

4. 丁型肝炎　有现症HBV感染，同时血清HDAg或抗-HD IgM或高效价抗-HD IgG或HDV RNA阳性，或肝内HDAg或HDV RNA阳性，可诊断为丁型肝炎。

5. 戊型肝炎　急性肝炎患者抗-HEV IgM高效价，或由阴性转为阳性，或由低效价到高效价，或由高效价到低效价甚至阴转，或血HEV RNA阳性，或粪便HEV RNA阳性或检出HEV颗粒，均可诊断为戊型肝炎。抗-HEV IgM阳性可作为诊断参考，但须排除假阳性。

九、鉴别诊断

（一）其他原因引起的黄疸

1. 溶血性黄疸　常有药物或感染等诱因，表现为贫血、腰痛、发热、血红蛋白尿、网织红细胞升高，黄疸大多较轻，主要为间接胆红素升高。

2. 肝外梗阻性黄疸　常见病因有胆囊炎、胆石症、胰头癌、壶腹周围癌、肝癌、胆管癌、阿米巴脓肿等。有原发病症状、体征，肝功能损害轻，以直接胆红素为主。

（二）其他原因引起的肝炎

1. 其他病毒所致的肝炎　如巨细胞病毒感染、传染性单核细胞增多症等。可根据原发病的临床特点和病原学、血清学检查结果进行鉴别。

2. 感染中毒性肝炎　如肾综合征出血热、恙虫病、伤寒、钩端螺旋体病、阿米巴肝病、急性血吸虫病、华支睾吸虫病等。主要根据原发病的临床特点和相关检验加以鉴别。

3. 药物性肝损害　有使用肝损害药物的历史，停药后肝功能可逐渐恢复。肝炎病毒标志物阴性。

4. 酒精性肝病　有长期大量饮酒的历史，肝炎病毒标志物阴性。

5. 自身免疫性肝病　主要有原发性胆汁性胆管炎和自身免疫性肝炎。诊断主要依靠自身抗体的检测和病理组织检查。

6. 脂肪肝及妊娠急性脂肪肝　脂肪肝大多继发于肝炎后或身体肥胖者。血中三酰甘油多增高。超声检查有较特异的表现。妊娠急性脂肪肝多以急性腹痛起病或并发急性胰腺炎，黄疸深，肝缩小，严重低血糖及低蛋白血症，尿胆红素阴性。

7. 肝豆状核变性　血清铜及铜蓝蛋白降低，眼角膜边沿可发现凯-弗环。

十、预后

（一）急性肝炎

多数患者3个月内临床康复。甲型肝炎预后良好；急性乙型肝炎60%～90%可完全康复，10%～40%转为慢性或病毒携带；急性丙型肝炎易转为慢性或病毒携带；急性丁型肝炎重叠HBV感染时约70%转为慢性；戊型肝炎多为急性经过，病情较甲型肝炎重，妊娠晚期合并戊型肝炎病死率10%～40%。

（二）慢性肝炎

轻度慢性肝炎患者一般预后良好；重度慢性肝炎预后较差，约80%五年内发展成肝硬化，少部分转为肝细胞癌。中度慢性肝炎预后在轻度和重度之间。

（三）重型肝炎（肝衰竭）

年龄较小、治疗及时、无并发症者病死率较低。急性重型肝炎（肝衰竭）多不发展为慢性肝炎和肝硬化；亚急性重型肝炎（肝衰竭）多转为慢性肝炎或肝炎肝硬化；慢性重型肝炎（肝衰竭）病死率最高，可达80%以上。

（四）淤胆型肝炎

急性者预后较好。慢性者预后较差，容易发展成肝硬化。

（五）肝炎肝硬化

代偿性肝硬化可较长时间维持生命。失代偿性肝硬化预后不良。

十一、治疗

病毒性肝炎的治疗应根据不同病原、不同临床类型及组织学损害进行区别。治疗原则为充分休息、合理饮食，辅以适当的药物，避免饮酒、疲劳及损害肝脏的药物。

（一）急性肝炎

急性肝炎一般为自限性，多可完全康复。以一般治疗及对症支持治疗为主，急性期应进行隔离，症状明显及有黄疸者应卧床休息，恢复期可逐渐增加活动量，但要避免劳累。饮食宜清淡易消化，适当补充维生素，热量不足者应静脉补充葡萄糖。避免饮酒和应用损害肝脏的药物，辅以药物对症及恢复肝功能。

一般不采用抗病毒治疗，急性丙型肝炎则例外，HCV RNA阳性尽快抗病毒治疗。

（二）慢性肝炎

根据患者具体情况采用综合性的治疗方案，包括合理的休息和营养、心理疏导、改善和恢复肝功能、调节机体免疫、抗病毒、抗纤维化等治疗。

1. 一般治疗

（1）合理休息：症状明显或病情较重者应卧床休息，病情轻者以活动后不觉疲乏为宜。

（2）合理饮食：适当的高蛋白、高热量、高维生素的易消化食物有利于肝脏恢复，不过分强调高营养，以防发生脂肪肝，避免饮酒。

（3）心理疏导：使患者有正确的疾病观，对治疗应有耐心和信心。

2. 药物治疗

（1）改善和恢复肝功能：①非特异性护肝药：维生素类、还原型谷胱甘肽等。②降酶药：联苯双酯、甘草酸制剂、双环醇等。降酶药停用后，部分患者可能出现ALT反跳，故显效后应逐渐减量至停药。③退黄药物：茵栀黄、腺苷蛋氨酸，糖皮质激素等。应用激素须慎重，症状较轻，肝内淤胆严重，其他退黄药物无效，无禁忌证时可选用。

（2）免疫调节：如胸腺肽等。某些中草药提取物如香菇多糖等也有免疫调节效果。

（3）抗肝纤维化：主要有扶正化瘀片、复方鳖甲软肝片、安络化纤丸等。

（4）抗病毒治疗：目的是最大限度地长期抑制病毒复制，减少传染性；改善肝功能，减轻肝组织病变；改善生活质量；减少或延缓肝硬化、肝衰竭和HCC的发生，延长生存时间。

1）干扰素：可用于慢性乙型肝炎和丙型肝炎抗病毒治疗。有下列情况之一者不宜使用：妊娠或短期内有妊娠计划、精神病史、未能控制的癫痫、失代偿期肝硬化、未控制的自身免疫病，严重感染、视网膜疾病、心力衰竭、慢性阻塞性肺病等基础疾病；甲状腺疾病，既往抑郁症史，未控制的糖尿病、高血压、心脏病等为相对禁忌。

2）核苷（酸）类似物：该类药物用于乙型肝炎的抗病毒治疗，包括恩替卡韦、替诺福韦、丙酚替诺福韦、艾米替诺福韦等。

3）抗-HCV直接抗病毒药物（DAAs）：索磷布韦/维帕他韦、来迪派韦/索磷布韦等，使用时应注意与其他药物的相互作用。

（三）重型肝炎（肝衰竭）

治疗原则：以支持、对症、抗病毒等内科综合治疗为基础，早期免疫控制，中、后期预防并发症及免疫调节为主，辅以人工肝支持系统疗法，争取适当时期进行肝移植治疗。

1. 支持和对症治疗 患者应卧床休息，实施重症监护，密切观察病情，防止医院感染。饮食方面要避免油腻，宜清淡易消化。给予以碳水化合物为主的营养支持，以减少脂肪和蛋白质的分解。注意出入量、电解质及酸碱平衡。供给足量的白蛋白，维持血容量和胶体渗透压，减少脑水肿和腹水的发生。补充足量维生素。输注新鲜血浆、白蛋白或免疫球蛋白以加强支持治疗。禁用对肝、肾有损害的药物。

2. 抗病毒治疗 乙型重型肝炎（肝衰竭）患者HBV复制活跃，应尽早抗病毒治疗；抗病毒治疗药物选择以核苷（酸）类似物为主。

3. 免疫调节 早期适当使用激素，后期使用免疫增强药是有益的。激素使用要慎重，必须严格掌握适应证。

4. 促进肝细胞再生 肝细胞生长因子可能有一定疗效。前列腺素E_1可保护肝细胞，减少肝细胞坏死、改善肝脏的血液循环，促进肝细胞再生。

5. 人工肝支持系统 非生物型人工肝支持系统，包括血浆置换、血浆（血液）灌流、胆红素吸附、血液滤过、血液透析等，主要作用是清除患者血中毒性物质及补充生物活性物质，治疗后可使血胆红素明显下降，凝血酶原活动度升高。非生物型人工肝支持系统对早期重型肝炎有较好疗效，对于晚期重型肝炎有助于争取时间让肝细胞再生或为肝移植作准备。生物型人工肝研究进展缓慢。

6. 部分并发症的防治

（1）肝性脑病：低蛋白饮食；保持大便通畅，可通过口服乳果糖、利福昔明等抑制肠道细菌的措施减少氨的产生和吸收；也可采用乳果糖或弱酸溶液保留灌肠，及时清除肠内含氨物质，使肠内保持偏酸环境，减少氨的形成和吸收，达到降低血氨的目的；在合理应用抗生素的基础上，及时应用微生态制剂，调节肠道微环境；静脉用乙酰谷酰胺、谷氨酸钠、精氨酸、门冬氨酸钾镁有一定的降血氨作用；纠正假性神经递质可用左旋多巴；维持支链/芳香氨基酸平衡可用氨基酸制剂；出现脑水肿表现者可用20%甘露醇和呋塞米，并注意水电解质平衡。治疗肝性脑病的同时，应积极消除其诱因。

（2）上消化道出血：有消化道溃疡者可用质子泵抑制剂（如奥美拉唑等）；补充维生素；输注凝血酶原复合物、新鲜血液或血浆、血小板、纤维蛋白原等；降低门静脉压力。出血时可口服凝血酶或去甲肾上腺素等，应用特利加压素，注射用血凝酶，生长抑素等。必要时在内镜下止血，还可考虑介入及手术治疗。同时使用抗生素。

（3）继发感染：重型肝炎患者易合并感染，须加强护理，严格消毒隔离。感染多发生于胆道、腹腔、呼吸道、泌尿道等。一旦出现，根据细菌培养结果及临床经验选择抗生素。同时警惕二重感染。

（4）肝肾综合征：避免肾损药物，避免引起血容量降低的各种因素。特利加压素联合白蛋白治疗可改善内脏动脉扩张，增加肾脏灌注，从而改善肾功能和短期生存率，是目前的一线治疗方案。

7. 肝移植　肝移植是晚期肝炎患者的主要治疗手段，由于肝移植价格昂贵，供肝来源困难，以及排斥反应，继发感染等影响其应用。

（四）淤胆型肝炎

早期治疗同急性黄疸性肝炎，黄疸持续不退时，可考虑激素治疗。

（五）肝炎肝硬化

参照慢性肝炎和重型肝炎的治疗，有脾功能亢进或门静脉高压明显时可选用手术或介入治疗。

（六）慢性乙型肝炎病毒携带者

可照常工作，但应定期检查，随访观察，并动员其做肝穿刺活检，以便进一步确诊和进行相应的治疗。

十二、预防

（一）管理传染源

肝炎患者和病毒携带者是本病的传染源。急性患者应隔离治疗至病毒消失。慢性患者和携带者可根据病毒复制指标评估传染性大小。符合抗病毒治疗情况的尽可能给予抗病毒治疗。凡现症感染者不能从事食品加工、餐饮服务、托幼保育等工作。对献血员进行严格筛选，不合格者不得献血。

（二）切断传播途径

1. 甲型和戊型肝炎　做好环境及个人卫生，加强粪便、水源管理，做好食品卫生、食具消毒等工作。

2. 乙、丙、丁型肝炎　加强托幼保育单位及其他服务行业的监督管理，严格执行餐具、食具消毒制度。理发、美容、洗浴等用具应按规定进行消毒处理。养成良好的个人卫生习惯。提倡使用一次性注射用具，各种医疗器械及用具实行一用一消毒措施。对带血及体液污染物应严格消毒处理。加强血制品管理，每一个献血员和每一个单元血液都要经过最敏感的方法检测HBsAg和抗-HCV，有条件时应同时检测HBV DNA和HCV RNA。采取主动和被动免疫阻断母婴传播。

（三）保护易感人群

1. 甲型肝炎 目前在国内使用的甲肝疫苗有甲肝纯化灭活疫苗和减毒活疫苗两种类型。

2. 乙型肝炎

（1）乙型肝炎疫苗：接种乙型肝炎疫苗是我国预防和控制乙型肝炎流行的最关键措施。易感者均可接种，新生儿应进行普种，与HBV感染者密切接触者、医务工作者、同性恋者、药瘾者等高危人群及从事托幼保育、食品加工、餐饮服务等职业人群也是主要的接种对象。现普遍采用0、1、6个月的接种程序。

（2）乙型肝炎免疫球蛋白（HBIG）：属于被动免疫。主要用于HBV感染母亲的新生儿及暴露于HBV的易感者，应及早注射，保护期约3个月。

3. 戊型肝炎 截至2022年，我国研制成功的重组戊型肝炎疫苗是全球正式批准的唯一戊型肝炎疫苗。免疫程序为0、1、6个月。

目前尚缺乏对丙、丁型肝炎特异性免疫预防措施。

知识拓展

病毒性肝炎

健康是成长和实现幸福生活的重要基础，是民族昌盛和国家富强的重要标志。世界卫生组织（WHO）曾提出"2030年消除病毒性肝炎作为公共卫生危害"的目标，届时病毒性肝炎的新发感染率要减少90%，病死率减少65%，诊断率达到90%，治疗率达到80%。而我国是全球病毒性肝炎疾病负担最重的国家之一。我国提出并实施了"预防为主、防治结合"的科学防控政策。多年来在推行预防接种、加强筛查、规范诊疗、加强监管等方面都采取了有力措施，并取得显著的成效，但与达到WHO提出的目标还有很大差距。以习近平同志为核心的党中央把维护人民健康摆在更加突出的位置，印发《"健康中国2030"规划纲要》，发出建设健康中国的号召，明确了建设健康中国的大政方针和行动纲领，坚持把保障人民健康放在优先发展的战略位置，加快推进健康中国建设，共同构建人类卫生健康共同体。

第八节 水痘和带状疱疹

案例导入

【案例】

患儿，男，8岁。因发热伴出疹4日入院。入院前曾在当地医院按感冒进行抗细菌、对症治疗，效果不佳，今皮疹量增多，稍有头晕，前来我院求治，病后大小便正常，睡眠好。入院检查：急性病容，全身皮肤均有散在性水痘样皮疹，有红色刚出的丘斑疹，有周边红中心液化的疱疹，浅表淋巴结未触及，双肺呼吸音粗糙，支气管可听到痰鸣音。实验室检查：血常规检查正常。胸透：双侧肺纹理增强。

【问题】

1. 此患儿可能患有什么病？

2. 确诊需要做哪些检查？

水痘（varicella，chickenpox）及带状疱疹（herpes zoster）是由水痘-带状疱疹病毒（varicella-zoster virus，VZV）感染所引起的两种不同临床表现的急性传染病。原发感染为水痘，是常见小儿急性传染病，临床特征是分批出现的皮肤黏膜的斑、丘、疱疹及结痂，全身症状轻微。带状疱疹多见于成人，是潜伏在感觉神经节的水痘-带状疱疹病毒再激活后引起的皮肤感染，其特征为沿身体单侧感觉神经支配相应皮肤节段出现成簇的疱疹，常伴局部神经痛。

一、水痘

（一）病原学

水痘-带状疱疹病毒属疱疹病毒科，只有一个血清型，病毒呈圆形或椭圆形，直径为150～200nm，核心为线形双链DNA，由对称20面体的核衣壳包裹，外层为脂蛋白膜。能在人胚纤维母细胞和上皮细胞中繁殖，并产生局灶性细胞病变。受感染的细胞形成多核巨细胞，核内有嗜酸性包涵体。人是已知的自然界唯一宿主。该病毒体外抵抗力弱，不耐酸，不耐热，不能在痂皮中存活，能被乙醚等消毒剂灭活。

（二）流行病学

水痘呈全球性分布，以冬春季发病多见，多为散发，偏僻地区偶可暴发，城市每2～3年可发生周期性流行。

1. 传染源 患者为唯一的传染源，病毒存在于病变皮肤黏膜组织、疱液及血液中，可由鼻咽分泌物排出体外，出疹前1天至疱疹完全结痂时均具有传染性。易感者接触带状疱疹患者可引起水痘而不会发生带状疱疹。

2. 传播途径 主要经空气飞沫和直接接触疱液传播，也可通过接触污染的用具传播。

3. 易感人群 普遍易感，多见于儿童，易感儿童接触后90%发病，6个月以下婴儿及大于20岁者较少发病。病后免疫力持久，一般不再发生水痘，但体内高效价抗体不能清除潜伏的病毒，故以后可发生带状疱疹。

（三）发病机制与病理解剖

1. 发病机制 病毒经直接接触或经上呼吸道侵入人体后，在皮肤、黏膜细胞及淋巴结内增殖，然后进入血流和淋巴液，在单核-巨噬细胞系统内再次增殖后入血，形成病毒血症，病毒散布全身各组织器官，引起病变，主要损害皮肤，偶可累及内脏。皮疹分批出现与间歇性病毒播散有关。皮疹出现1～4天后，特异性抗体产生，病毒血症消失，症状随之好转。部分患者患水痘后，病毒潜伏在神经节内，形成潜伏性感染，当免疫力下降或某些诱因病毒被激活后，即发生带状疱疹。

2. 病理解剖 水痘的病变主要在表皮棘细胞，细胞水肿变性，形成单房性透明水疱，内含大量病毒。病灶周边及基底部有充血、单核细胞及多核细胞浸润形成红晕，浸润的多核巨细胞内含有嗜酸性包涵体。随后疱液变浊，有炎症细胞和脱落上皮细胞，病毒量减少，最后结痂，因病变表浅，痂脱落后一般不留痕迹。免疫缺陷者可发生播散型水痘，病理检查发现食管、肺、肝、心、肠、胰、肾、肾上腺等有局灶性坏死、出血和含嗜酸性包涵体的多核巨细胞。

（四）临床表现

潜伏期10～24天，一般2周左右。

1. **典型水痘**　临床上可分为前驱期和出疹期。多为自限性疾病，10天左右自愈。

（1）前驱期：婴幼儿常无前驱症状或症状轻微，年长儿童及成人有低热或中度发热及头痛、全身不适、乏力、食欲缺乏、咽痛、咳嗽等，持续1～2天即迅速进入出疹期。

（2）出疹期：皮疹特点。①皮疹分批、连续出现，开始为红色斑疹或斑丘疹，迅速发展为清亮、椭圆形、壁薄的小水疱，周围伴有红晕。疱液先透明而后混浊，且疱疹出现脐凹现象，易破溃，常伴瘙痒，2～3天开始干枯结痂。由于皮疹演变过程快慢不一，发疹2～3天后，同一部位常可见斑、丘、疱疹和结痂同时存在，俗称"四世同堂"，这是水痘皮疹的重要特征。但最后一批皮疹可在斑丘疹期停止发展而隐退。皮疹脱痂后一般不留瘢痕。②皮疹呈向心性分布，躯干多，四肢少，手掌及足底更少，这是水痘皮疹的又一特征。③黏膜疱疹可出现在口腔、咽、眼结膜、生殖器等处，易破溃形成溃疡，疼痛明显。

2. **重型水痘**　发生于肿瘤或免疫功能低下的患儿，患儿全身中毒症状较重，高热，皮疹分布广泛，可融合形成大疱型疱疹或出血性皮疹，可继发感染甚至引起败血症，病死率高。

3. **先天性水痘**　孕妇患水痘时可累及胎儿。妊娠早期感染，可致新生儿患先天性水痘综合征，导致多发性先天性畸形和自主神经系统受累，患儿常在1岁内死亡，存活者留有严重神经系统后遗症。产前数日内母亲患水痘，可发生新生儿水痘，病情常较危重。

（五）并发症

1. **皮疹继发细菌感染**　如丹毒、蜂窝织炎、败血症等。

2. **肺炎**　儿童多为继发细菌感染，成人为原发性水痘肺炎，常发生于出疹后1～6天，有高热、咳嗽、咯血、胸痛、呼吸困难、发绀等，但肺部体征少。X线片显示肺部弥散性结节浸润，以肺门和肺底为重。可持续1～2周，严重者于24～48小时因急性呼吸衰竭而死亡。

3. **脑炎**　发生极少，儿童多于成人。临床表现与其他病毒性脑炎相似，可出现惊厥、躁动、昏迷。病死率为5%～25%，少数可有偏瘫、精神异常等后遗症。

4. **肝炎**　多表现为血清谷丙转氨酶增高，免疫障碍的患者可出现黄疸。儿童可于水痘后发生肝脂肪变性，伴发肝性脑病，称为Reye综合征，病情严重，预后差，约80%死亡。

5. **其他**　可有心肌炎、肾炎、睾丸炎、关节炎、出血性疾病等；眼部可并发角膜炎、视网膜炎、视神经炎、白内障等。

（六）实验室检查

1. **血常规**　白细胞计数正常或稍高，淋巴细胞相对增多。

2. **疱疹刮片**　刮取新鲜疱疹基底组织涂片，瑞氏染色见多核巨细胞，苏木精–伊红染色常可见细胞核内包涵体。

3. **病原学检查**

（1）病毒分离：将疱疹液直接接种于人胚纤维母细胞，分离出病毒再作鉴定，仅用于非典型病例。

（2）病毒DNA检测：用聚合酶链反应检测患者呼吸道上皮细胞和外周血白细胞中水痘–带状疱疹病毒DNA，比病毒分离简便。

4. **免疫学检查**　补体结合抗体高效价或双份血清抗体效价升高4倍以上有诊断价值。取疱疹基底刮片或疱疹液，直接荧光抗体染色查病毒抗原简捷有效。

（七）诊断与鉴别诊断

典型病例根据临床表现及流行病学史可诊断，非典型病例需实验室病原学诊断。

水痘应与天花、带状疱疹、丘疹样荨麻疹、脓疱疹等鉴别。

（八）治疗

1. 一般处理和对症治疗 急性期应卧床休息，补充足够水分和营养，加强皮肤护理，避免抓伤以免继发感染。皮肤瘙痒者可用炉甘石洗剂涂擦或口服抗组胺药。疱疹破裂后可涂龙胆紫或抗生素软膏。维生素 B_{12} 500 ～ 1000μg 肌内注射，每日 1 次，连用 3 天可促进皮疹干燥结痂。

2. 抗病毒治疗 对免疫缺陷及免疫抑制的患者，应尽早使用抗病毒药物治疗。阿昔洛韦为首选药物，也可用阿糖腺苷、阿昔洛韦或泛昔洛韦等。早期用 α- 干扰素能较快抑制皮疹发展，加速病情恢复。

3. 防治并发症 继发细菌感染时可选用抗生素，因脑炎出现脑水肿时应脱水治疗。一般禁用肾上腺皮质激素，若患水痘前，因其他疾病长期使用激素治疗者，应尽快减为生理剂量或停止使用。在病程后期，水痘已结痂，合并重症肺炎或脑炎时，可在采取相应措施的同时酌情使用激素，以减轻症状，促进早期痊愈。

（九）预防

1. 管理传染源 患者应呼吸道隔离至疱疹全部结痂或出疹后 7 天。

2. 切断传播途径 避免与急性期患者接触，患者呼吸道分泌物、污染物应消毒。

3. 保护易感人群 接触者早期用丙种球蛋白 0.4 ～ 0.6ml/kg 肌内注射或用带状疱疹免疫球蛋白 0.1ml/kg 肌内注射，可降低发病率或减轻症状。水痘减毒活疫苗有较好的预防效果。免疫正常的儿童都应在 12 ～ 15 个月大时注射一剂水痘疫苗，4 ～ 6 岁时注射另一剂。

二、带状疱疹

（一）病原学

同水痘。

（二）流行病学

带状疱疹常年散发，发病率随年龄增长而增加，免疫功能低下者易发生带状疱疹。

1. 传染源 水痘和带状疱疹患者是本病的传染源。

2. 传播途径 一般认为带状疱疹病毒主要不是通过外源性感染，而是患水痘后潜伏性感染的病毒再激活所致。

3. 易感人群 普遍易感。带状疱疹愈后仍可复发。

（三）发病机制与病理解剖

水痘-带状疱疹病毒侵入易感者体内后，先引起原发感染水痘，病毒沿神经纤维进入感觉神经节，呈潜伏性感染。当免疫功能下降时，如患恶性肿瘤、使用免疫抑制剂、创伤、HIV 感染等，潜伏病毒被激活而复制，并沿感觉神经离心传播至该神经支配的皮肤细胞内增殖，引起相应皮肤节段发生疱疹，同时可引起神经节炎，使神经分布区域发生疼痛。局部可见单核细胞浸润、神经细胞变性，核内可发现包涵体。

（四）临床表现

带状疱疹潜伏期长短不一且难以确定。

发疹前数日患者沿病变神经节段的局部皮肤常有灼痒、疼痛、感觉异常或过敏等，部分患者有低热和全身不适，局部淋巴结可有肿痛。1～3天后沿周围神经分布区域皮肤出现成簇的红色斑丘疹，很快发展为水疱，数个水疱集成簇状，数簇连接成片，沿神经支配的皮肤成带状排列，故名"带状疱疹"。疱疹多限于身体一侧，皮损很少超过躯干中线，伴有显著的神经痛为本病的突出特征。水疱成批发生，簇间皮肤正常。疱液2～3天后呈现混浊或变成脓性，1周左右干涸，10～12天结痂，2～3周脱痂，疼痛消失，不留瘢痕。病程为2～4周。

带状疱疹以脊神经胸段最常见，约占60%。三叉神经第一支亦常受侵犯。

（五）并发症

重型常见于免疫功能缺损者或恶性肿瘤患者，可发生播散性带状疱疹，除皮肤损害外，常伴有高热和毒血症，甚至发生带状疱疹肺炎和脑膜脑炎，病死率高。50岁以上患者15%～75%可见带状疱疹后神经痛，可持续1年以上。

（六）实验室检查

同水痘。

（七）诊断与鉴别诊断

典型病例根据单侧性、沿周围神经分布、排列呈带状的疱疹和伴有神经痛的症状，诊断多不困难，非典型病例需靠实验室检测作出病原学诊断。

带状疱疹出疹前应与胸膜炎、肋软骨炎相鉴别，出疹后应与单纯疱疹、脓疱疮、丘疹样荨麻疹进行鉴别。

（八）治疗

该病为自限性，治疗原则为镇痛、抗病毒和预防继发感染。

1. 抗病毒治疗　免疫功能正常者，多不需抗病毒治疗。有免疫缺陷或应用免疫抑制剂的带状疱疹患者，侵犯三叉神经第一支有可能播散至眼球者及播散性带状疱疹患者应及早使用抗病毒药。首选阿昔洛韦400～800mg，口服，每4小时1次，疗程7～10天；或阿糖腺苷15mg/(kg·d)，静脉滴注，疗程10天。

2. 对症治疗　带状疱疹患者应休息，患处给予保护，避免摩擦。应用炉甘石洗剂或5%碳酸氢钠局部涂擦止痒，疱疹破裂可涂抗生素软膏，防止继发细菌感染。疱疹局部可用阿昔洛韦溶液涂抹，可缩短疗程。神经疼痛剧烈者，可给镇痛药（如罗通定、布洛芬、吲哚美辛等）。

3. 防治并发症　眼部带状疱疹除应用抗病毒治疗外，亦可用阿昔洛韦眼药水滴眼，并用阿托品扩瞳，以防虹膜粘连。

（九）预防

1. 管理传染源　带状疱疹患者不必隔离，但应避免与易感儿及孕妇接触。

2. 切断传播途径　主要是预防水痘。

3. 保护易感人群　2020年带状疱疹疫苗欣安立适在中国正式上市，用于50岁及以上成人预防带状疱疹。

带状疱疹疫苗

带状疱疹疫苗是一种重组亚单位佐剂疫苗，分两剂肌内注射。2018年11月，该疫苗被选入国家首批快速引进的48个境外已上市"临床急需新药"之一；2019年5月，国家药监局有条件批准重组带状疱疹疫苗进口注册申请，成为目前国内唯一已上市的重组带状疱疹疫苗，填补了中国带状疱疹疾病预防领域的空白。

第九节　流行性腮腺炎

案例导入

【案例】

患儿，女，12岁。因发热、头痛、右侧面颊肿痛2天入院。入院查体：急性病容，右侧面颊以耳垂为中心肿大，边界不清。实验室检查：血常规白细胞计数为$8×10^9$/L，中性粒细胞比例64%，淋巴细胞比例35%。

【问题】

1. 该患儿的初步诊断是什么？
2. 为明确诊断，应进一步检查的项目有哪些？

流行性腮腺炎（epidemic parotitis mumps）俗称痄腮，是由腮腺炎病毒引起的急性呼吸道传染病，以腮腺非化脓性肿胀、疼痛、发热伴咀嚼受限为临床特征。腮腺炎病毒主要侵犯腮腺，但也可侵犯神经系统及胰腺、心脏、关节等器官，儿童可并发脑膜脑炎，成人多并发睾丸炎或卵巢炎。本病好发于冬春季，儿童及青少年高发。

一、病原学

腮腺炎病毒是单股RNA病毒，属于副黏病毒科，只有一个血清型。腮腺炎病毒呈球形，大小不一，直径100～200nm。有脂蛋白包膜，表面有含血凝素的神经氨酸酶糖蛋白（HN），相当于v抗原（病毒抗原），刺激机体在感染后2～3周产生v抗体，该抗体具有保护作用。其核蛋白（NP）又称s抗原（可溶抗原），刺激机体在发病后1周产生s抗体，此抗体无保护作用，可用于诊断。腮腺炎病毒抗原结构稳定，人是唯一的宿主。感染腮腺炎病毒后无论发病与否都能产生免疫反应，再次感染发病者很少见。在病程早期，腮腺炎病毒存在于患者的唾液、血液、尿液、脑脊液及甲状腺中。

此病毒抵抗力不强，一般室温中2～3日传染性即消失，紫外线照射或加热至55～60℃，经过10～12分钟均可迅速灭活病毒。

二、流行病学

（一）传染源

患者及隐性感染者为传染源。患者腮腺肿大前7日至肿大后9日，均能从唾液中分离出病毒，发病后15日内尿液中仍可能带病毒。有脑膜炎表现者能从脑脊液中分离出病毒，无腮腺肿大的其他器官感染者亦能从唾液和尿液中排出病毒。在该病流行时隐性感染所占比例较大，也具有传染性，但由于本身无症状，易被忽略未予隔离而引起广泛传播。

（二）传播途径

本病主要经呼吸道飞沫传播，直接接触亦可传播。

（三）易感人群

本病普遍易感，自然感染后可获得持久免疫力。约90%的病例为1～15岁的少年儿童，尤其好发于5～9岁的儿童。1岁以内婴儿由于体内尚有从母体获得的特异性抗体，发病者较少。80%的成人曾患过显性或隐性感染而获得一定免疫力，发病率亦较低。

（四）流行特征

本病呈全球分布，多发生于冬春两季，好发于无免疫力的人群中，以5～15岁年龄组病例居多，亦可见于无免疫力的成年人。我国流行性腮腺炎疫情呈现高度散发与局部暴发并存状态，暴发流行主要发生在托幼机构、小学、部队及卫生条件不良的拥挤人群中。约3年流行1次。

三、发病机制与病理解剖

（一）发病机制

腮腺炎病毒经鼻黏膜或口腔黏膜侵入，在局部上皮细胞内和淋巴结中大量复制，引起局部炎症，并进入血液形成第一次病毒血症。腮腺炎病毒经血流播散侵入腮腺组织，引起腮腺病变，亦可进入中枢神经系统而发生脑膜脑炎。腮腺炎病毒在腮腺及中枢神经系统进一步复制增殖后，再次进入血液循环，形成第二次病毒血症，侵犯第一次未受波及的器官，如睾丸（易累及成熟睾丸，幼年患者很少出现睾丸炎）、卵巢、胰腺、肝脏、肾脏、心脏、关节等，因此临床上出现不同器官相继发生病变。

（二）病理解剖

腮腺炎的病理特征是腮腺的非化脓性炎症。腺体组织肿胀、充血，有渗出物，被膜上可见点状出血。腮腺导管壁细胞肿胀、坏死，管腔中充满坏死细胞及渗出物，造成腺导管阻塞、扩张，淀粉酶潴留（可经淋巴管入血）。腺泡细胞肿胀或坏死崩解，间质组织水肿，淋巴细胞、单核细胞及少量中性粒细胞浸润。颌下腺、舌下腺、睾丸、卵巢、胰腺也可出现相似的病理变化。脑膜脑炎的病理变化与其他脑膜炎感染后病理学改变相似，包括神经细胞的变性、坏死、炎性浸润、星状细胞增生，亦可见急性血管周围脱髓鞘改变。

四、临床表现

本病潜伏期为14～25日，平均18日。

多数患者以耳下部肿胀为首发症状，部分有发热、头痛、无力、肌痛、咽痛、呕吐、食欲缺乏等前驱症状。发病数小时至1～2日因唾液分泌出现颧弓或耳部疼痛，之后腮腺逐渐肿大，体温上升，可达39～40℃。通常一侧腮腺先肿大，2～4日后累及对侧，双侧腮腺肿大者占70%～80%，且多不对称。腮腺肿大以耳垂为中心，向前、后、下发展，上缘可达颧骨弓，后缘达胸锁乳突肌，下缘延至颌骨下而达颈部，同时伴有周围组织水肿。腮腺肿大弥漫，局部皮肤紧张发亮，表面发热但一般不发红，呈梨形，边界不清，触之有弹性、疼痛，可影响张口、咀嚼、吞咽等。腮腺管口（位于上颌第二磨牙旁颊黏膜上）早期红肿呈脐形，挤压无脓性分泌物。腮腺因其导管发炎阻塞，故进酸性食物时因腺体分泌增加而疼痛加重。腮腺肿大约3日内达高峰，持续4～5日后逐渐消退，整个病程为10～14日。

颌下腺或舌下腺可以同时受累，颌下腺肿大时颈前、下颌处明显肿胀，可触及椭圆形腺体。舌下腺肿大时，可见舌下及颈前肿胀，并出现吞咽困难。不典型病例可始终无腮腺肿胀，仅表现为颌下腺或舌下腺肿胀。

五、并发症

流行性腮腺炎实际上是全身感染，病毒经常累及中枢神经系统或其他腺体或器官而产生相应的症状。甚至某些并发症可不伴有腮腺肿大而单独出现。

（一）神经系统并发症

脑膜炎、脑膜脑炎、脑炎为儿童腮腺炎中最常见的并发症，发生率约占15%，男孩多于女孩。因不能对所有的腮腺炎患者进行脑脊液检查，且有的病例始终未见腮腺肿大，难以计算其确切的发病率。预后一般良好，多在10日内恢复，个别脑炎病例也可导致死亡。本病还可并发小脑共济失调、多发神经根炎、颜面神经炎、脑室管膜炎、耳聋等。

（二）生殖系统并发症

生殖系统并发症多见于成人，青春期以前的小儿少见。男性发生睾丸炎，多发生于腮腺肿大开始消退时，表现为突然高热、睾丸肿痛，常合并附睾炎、鞘膜积液和阴囊水肿。一般为单侧，约1/3的病例可累及双侧。女性发生卵巢炎，表现为下腹部及腰背部疼痛、月经不调等，一般症状轻微，不影响受孕，偶可引起提前闭经。

（三）肾炎

腮腺炎病毒可直接损害肾脏，轻者表现为少量蛋白尿，重者临床表现及尿常规改变与肾炎相似，个别严重者可因急性肾衰竭而死亡。但大多数预后良好。

（四）心肌炎

心肌炎多见于病程第5～10日，可与腮腺肿大同时发生，也可在恢复期出现，发生率为4%～5%。

（五）急性胰腺炎

急性胰腺炎发生率低于10%，多在腮腺肿大后3～7日发生，一般1周左右可恢复。由于单纯腮腺炎也可引起血、尿淀粉酶增高，还需检测脂肪酶加以鉴别。

（六）其他

本病尚可并发乳腺炎（15岁以上女性患者发生率占31%）等。

六、实验室检查

（一）一般检查

大多数患者白细胞计数正常，淋巴细胞比例升高，有睾丸炎者白细胞亦可增多。尿常规一般正常，合并肾脏损害时可出现尿蛋白和管型。

（二）血清和尿淀粉酶测定

90%的患者发病早期血清和尿淀粉酶增高，其增高幅度往往与腮腺肿胀程度成正比，但也有可能与胰腺受累有关，需结合临床加以区分。无腮腺肿大的脑膜炎患者，血和尿淀粉酶也可增高，可用于鉴别其他病毒性脑膜炎。

（三）脑脊液检查

约50%的患者可出现病毒性脑膜脑炎的脑脊液改变，脑脊液中白细胞计数轻度增加，且能从脑脊液中分离出腮腺炎病毒。

（四）血清学检查

1. 抗体检查 1个月内未接种过腮腺炎减毒活疫苗者，经酶联免疫吸附试验（ELISA）或间接免疫荧光法检测出腮腺炎病毒特异性IgM抗体，可用于腮腺炎患者的早期诊断。酶联免疫吸附试验（ELISA）检测恢复期与急性期血清（间隔2～4周）腮腺炎病毒IgG抗体效价比成4倍或4倍以上升高，可用于腮腺炎患者的诊断。

2. 抗原检查 近年来已应用特异性抗体或单克隆抗体来检测腮腺炎抗原，可作早期诊断。

（五）病原学检查

1. 病毒分离 取急性期患者的唾液、血、尿、脑脊液等标本，接种于鸡胚、猴肾等组织中，可分离病毒。

2. 病毒RNA检测 应用聚合酶链反应（PCR）技术检测腮腺炎病毒RNA，敏感度高，可大大提高可疑患者的诊断。

七、诊断与鉴别诊断

（一）诊断

1. 流行病学资料 当地是否有本病流行，发病前14～28天是否有与流行性腮腺炎患者接触史，是否患过流行性腮腺炎，近期是否进行了预防接种，以及患者年龄、发病季节等资料对诊断有参考价值。

2. 临床特点　急性起病，发热，以耳垂为中心的腮腺肿大、疼痛，非化脓性炎症，张口和咀嚼、进食酸性食物时疼痛加重。对于典型病例根据临床特点结合流行病学资料不难确诊。

3. 实验室检查　对于不典型病例，需依靠血清学和病毒分离检查确诊。

（二）鉴别诊断

1. 其他病毒性腮腺炎　副流感病毒、A型流感病毒、肠道病毒中的柯萨奇A组病毒及淋巴细胞脉络丛脑膜炎病毒、人类免疫缺陷病毒等均可引起腮腺炎，可根据流行病学资料和临床特征进行鉴别，并依据血清学检查和病毒分离确诊。

2. 化脓性腮腺炎　腮腺肿大常为单侧，不伴睾丸炎或卵巢炎，局部皮肤红、肿、热、痛明显，质硬，界限清楚。脓肿形成后，触之有波动感，挤压腺体时可于腮腺管口看到脓液流出。血白细胞计数及中性粒细胞均明显增高，抗生素治疗有效。

3. 急性淋巴结炎　主要与耳前、耳后、颌下、颈部淋巴结炎相鉴别。本病较为表浅，以边缘清楚、质坚硬、压痛明显、肿大不以耳垂为中心为临床特点，白细胞计数及中性粒细胞数明显增高。

4. 其他原因引起的腮腺肿大　白血病、淋巴瘤、慢性肝病、营养不良、过敏等引起的腮腺肿大，一般伴有相应的临床表现，多无急性感染症状，腮腺双侧受累常见，局部也无明显疼痛和压痛。腮腺导管阻塞所致腮腺肿大，均有反复发作史，且肿大突然，消退迅速。单纯性腮腺肿大多见于青春期男性，系因功能性分泌增多，代偿性腮腺肿大，无其他症状。

八、治疗

本病尚无特异性的治疗方法，主要为对症处理。

（一）一般治疗

患者应隔离、卧床休息至腮腺肿大消退，给予流质或半流质饮食，避免摄入酸性、辛辣食物。餐后用生理盐水漱口，保持口腔清洁卫生，注意口腔溃疡。

（二）抗病毒治疗

发病早期可试用利巴韦林（病毒唑）抗病毒治疗，成人1g/d，儿童15mg/（kg·d），静脉注射，5～7日为1个疗程。亦有报道应用干扰素治疗成人腮腺炎合并睾丸炎患者，能使腮腺炎和睾丸炎症状较快消失。

（三）中医治疗

板蓝根注射液每次2～4ml，2次/日，肌内注射，疗程5～7日。普济消毒饮、板蓝根60～90g水煎服，板蓝根冲剂口服。紫金锭、醋调如意金黄散、醋调青黛散调匀外敷，或用蒲公英、鸭跖草、水仙花根、马齿苋等捣烂外敷，可减轻局部胀痛。

（四）对症治疗

腮腺肿胀较重的患者，适当予以镇痛药有助于恢复。体温过高者给予物理降温、药物退热。

（五）并发症治疗

1. 睾丸炎 可用"丁"字带托起阴囊，局部冷湿敷。短期应用糖皮质激素可减轻严重睾丸炎的肿胀，口服泼尼松15～30mg/d，分3次口服，用2～3日。男性成年患者，为预防睾丸炎的发生，早期可口服己烯雌酚1mg，3次/日。

2. 脑膜脑炎 对于有剧烈头痛、呕吐等急性脑水肿表现的患者，可予20%甘露醇1～2g/kg降低颅内压，每4～6小时1次，静脉滴注，直至症状好转。重症患者可应用地塞米松，5～10mg/d，静脉滴注，疗程5～7日。

九、预防

（一）管理传染源

患者按呼吸道传染病进行隔离，隔离至患者临床症状消失。集体机构儿童、部队人员等接触流行性腮腺炎患者后需医学观察21日，对可疑患者应立即暂时隔离。

（二）切断传播途径

对被污染的用具进行煮沸消毒或暴晒处理，病室内要注意通风。

（三）保护易感人群

1. 主动免疫 应用腮腺炎减毒活疫苗进行皮内、皮下注射，通常作为麻疹-流行性腮腺炎-风疹（measles-mumps-rubella vaccine，MMR）联合疫苗的一部分，目前已被用于我国计划免疫，该疫苗具有高的保护效率，超过95%的疫苗接种者获得免疫力。由于腮腺炎减毒活疫苗有致畸作用，故孕妇禁用。

2. 被动免疫 应用恢复期血清或高价免疫球蛋白，其免疫力可保持2～3周。

知识拓展

流行性腮腺炎疫苗

流行性腮腺炎疫苗使用前，超过90%的儿童在20岁前都感染过，而在全球范围内引入腮腺炎疫苗后，大大降低了感染的发生以及引起严重并发症的风险。1971年美国默克公司研制并推广了麻疹-流行性腮腺炎-风疹（MMR）三联疫苗，具有很高的稳定性和安全性。因麻疹-流行性腮腺炎-风疹（MMR）三联疫苗具有一次接种可预防3种疾病的优点，目前绝大部分国家使用MMR组合疫苗。我国于2008年将麻疹-流行性腮腺炎-风疹（MMR）三联疫苗纳入国家计划免疫。

第十节　脊髓灰质炎

案例导入

【案例】

患儿，男，1岁5个月。发热3天，肢体运动障碍20余天入院。入院前20余天前患儿无明显诱因出现发热，体温最高达40.0℃，无咳嗽、咳痰，无皮疹，无惊厥、抽搐，就诊于当地诊所，以"上呼吸道感染"给予口服"阿莫西林、尼美舒利"治疗3天，患儿体温逐渐降至正常，但出现抬头困难，四肢不能活动。查体：脉搏120次/分，呼吸26次/分，神志清晰，未见皮疹、瘀点及紫癜；全身浅表淋巴结未触及肿大；心肺腹正常；双上肢活动能力正常、肌力及肌张力正常，双下肢活动能力差、左下肢肌力Ⅲ＋、右下肢肌力Ⅱ；双下肢膝反射、跟腱反射减弱伴阵挛、踝阵挛阴性，双侧巴宾斯基征阴性；余查体未见明显异常；双上肢活动能力正常。

【问题】

1. 该患儿的初步诊断是什么？
2. 如何进一步确诊？

脊髓灰质炎（poliomyelitis）俗称小儿麻痹症，是由脊髓灰质炎病毒（poliovirus）所致的一种急性传染病。病毒主要损害脊髓前角运动神经细胞，临床表现以发热、上呼吸道症状、肢体疼痛为特征，部分病例可出现弛缓性神经麻痹。

一、病原学

脊髓灰质炎病毒属于小核糖核酸病毒科（picornaviridae），肠道病毒属（Enterovirus），呈球形，直径27～30nm，含60个壳微粒，无包膜，核心含单正链RNA，基因组长约7.4kb。按其抗原性的不同，可分为Ⅰ、Ⅱ、Ⅲ型血清型，各型间偶有交叉免疫。

本病毒在体外环境中生存力较强，在水中、粪便和牛奶中可存活数月，冰冻条件下可保存几年，在酸性环境中较稳定，不易被胃酸和胆汁灭活。各种氧化剂，如过氧化氢溶液、含氯石灰、高锰酸钾等，均能使之灭活。对紫外线、热、干燥均敏感，加热至56℃以上可使病毒灭活。

二、流行病学

本病遍及全球，终年可见，以夏、秋季发病率最高，可散发或流行。发病年龄以6个月至5岁发病率最高，占90%以上。在应用减毒活疫苗的地区，发病率显著下降。

（一）传染源

人是脊髓灰质炎病毒的唯一自然宿主，隐性感染者和轻症瘫痪型患者是本病的主要传染源，瘫痪型在传播上意义不大。

（二）传播途径

粪-口传播是本病的主要传播方式。感染初期鼻咽分泌物存在病毒，可通过飞沫传播，但为时短暂。

（三）易感人群

人群普遍易感，感染后获得持久免疫力，其具有型特异性。新生儿自母体获得的免疫力至生后3～4个月降至最低水平，5岁以上儿童及成人大多通过隐性感染或服用疫苗而获得免疫。

知识拓展

脊髓灰质炎疫苗

二十世纪五六十年代，脊髓灰质炎曾在中国历史上广泛大范围暴发，造成大量儿童瘫痪甚至死亡。1960年，中国病毒学专家顾方舟成功研制出脊髓灰质炎减毒活疫苗。1965年，脊髓灰质炎疫苗在全国开始逐步推广使用，脊髓灰质炎的发病和死亡急剧下降。1980年，全国实施计划免疫，脊髓灰质炎疫苗接种率进一步提升，脊髓灰质炎的发病率进一步下降。到2000年，经世界卫生组织证实，中国自此成为无脊髓灰质炎国家。

三、发病机制与病理解剖

（一）发病机制

脊髓灰质炎病毒经消化道侵入人体后，先在鼻咽部及胃肠道淋巴组织内繁殖，如机体产生相应特异性抗体，则病毒不进入血流，不出现症状或仅有轻微不适，表现为隐性感染。若机体抵抗力低下，病毒可入血先引起较轻的病毒血症，若病毒未侵犯神经系统，机体产生的特异性抗体足以将病毒中和，患者可不出现神经系统症状，为顿挫型；少部分患者因病毒毒力强或血中特异性抗体不足，病毒随血流扩散至全身淋巴组织或其他组织中进一步增殖，大量繁殖并再度入血形成较为严重的病毒血症，病毒可通过血脑屏障，侵入中枢神经系统，在脊髓前角运动神经细胞中增殖，引起细胞坏死，若运动神经元受损严重，则导致瘫痪。多种因素可促使瘫痪发生，如受凉、疲劳、局部损伤、扁桃体摘除、注射刺激、免疫缺陷、妊娠、遗传因素等。

（二）病理解剖

脊髓灰质炎病毒为嗜神经病毒，引起中枢神经系统广泛病理损害。病变可累及脊髓前角、延髓、脑桥和中脑，而以脊髓损害为主，其大部分脑干及脑神经核都可受损，以网状结构、前庭核及小脑盖核的病变为多见，大脑皮质很少出现病变。偶见交感神经节及周围神经节病变。脊髓病变以前角运动神经元最显著。特别是脊髓颈段及腰段的前角灰白质细胞损害较多，故临床上可见四肢瘫痪。

四、临床表现

本病潜伏期一般为9～12天（5～35天）。

　　临床上可出现多种类型，90%以上为隐性感染，表现为无症状或轻型，仅可从粪便或鼻咽部分泌物中分离出病毒；4%～8%为顿挫型，通常无特异性临床表现，一般不伴神经系统症状体征；1%～2%为瘫痪型。

　　瘫痪型是本病典型表现，可分为以下各期。

（一）前驱期

　　主要表现为呼吸道症状或消化道症状。如有发热（2～3天）、头痛、乏力、咽喉肿痛、食欲缺乏、恶心、腹痛等。症状多轻微，一般持续1～4天。

（二）瘫痪前期

　　可从前驱期直接发展至本期，也可在症状消失后1～6天出现体温再次上升。查体可有颈抵抗或克尼格征（Kernig sign）、布鲁津斯基征（Brudzinski sign）阳性，同时伴有头痛、呕吐、烦躁不安或嗜睡、皮肤感觉过敏、肢体强直灼痛。三脚架征，即患儿坐起时因颈背肌痛、强直，不能屈曲，坐起时需双手后撑床上而呈"三脚架"样。吻膝试验阳性，当患者坐起后不能自如地弯颈而使下颌抵膝。可伴自主神经功能紊乱而出现面色潮红、多汗、尿潴留等表现。腱反射开始大多正常或活跃，后期可减弱或消失。

（三）瘫痪期

　　通常于起病后3～10天，体温开始下降时出现肢体瘫痪，瘫痪前可有肌力减弱，伴腱反射减弱或消失，并逐渐加重。多数患者体温下降后瘫痪就停止发展。根据病变部位可分以下几型：

　　1. 脊髓型　最常见。表现为不对称弛缓性瘫痪，肌张力减退，腱反射消失，因病变多在颈、腰部脊髓，故四肢瘫痪，尤以下肢多见。近端大肌群较远端小肌群瘫痪出现早且重。影响躯干肌群时头不能直立，颈背无力，不能坐起和翻身。影响呼吸肌（膈肌及肋间肌），表现为呼吸浅速、咳嗽无力等。腹肌或肠肌瘫痪时发生顽固性便秘，膀胱肌瘫痪时可出现尿潴留或尿失禁。

　　2. 延髓型　即脑干型麻痹或延髓性麻痹型，是损伤延髓和脑桥所致。脑神经受损时则出现相应的症状和体征，面神经及第X对脑神经损伤多见。呼吸中枢受损时出现呼吸浅快而不规则，呼吸暂停，严重时出现呼吸衰竭。血管运动中枢受损时可有心律失常、脉细数不规则、血压下降、循环衰竭等。

　　3. 脑型　少见。表现为高热、头痛、烦躁不安、惊厥、嗜睡或昏迷。

　　4. 混合型　以上几型同时存在为混合型。

（四）恢复期

　　瘫痪通常持续数周至数月，一般从肢体远端肌群先恢复，轻型病例1～3个月内可基本恢复，重者需6～18个月或更久才能恢复。

（五）后遗症期

　　因神经组织严重受损，形成瘫痪和肌肉萎缩，1～2年仍不能恢复则为后遗症，并导致肢体或躯干畸形等。

五、并发症

　　脊髓灰质炎最主要的并发症是呼吸系统并发症，见于延髓型呼吸肌麻痹患者，可继发肺水肿、肺炎、肺不张等。消化系统并发症为消化道穿孔、出血、肠麻痹等。其他并发症还包括尿潴留所致的尿路感染。

六、实验室检查

1. 血液检查 血常规白细胞大多正常，早期及继发感染时可增多，以中性粒细胞为主。部分患者红细胞沉降率增快。

2. 脑脊液 脑脊液白细胞计数稍增高，早期以中性粒细胞为主，后以淋巴细胞为主。退热后细胞数迅速降至正常，蛋白可略高，呈蛋白-细胞分离现象。少数患者脑脊液可始终正常。

3. 血清学检查 目前以中和试验较常用，阳性率及特异性均较高。此外用补体结合试验及酶标等方法检测特异抗体。脊髓灰质炎病毒IgM抗体阳性或IgG抗体4倍以上增长有诊断意义。

4. 病毒分离 第1周自咽分泌物及粪便均可分离出病毒，也可从血液或脑脊液中分离病毒，多次送检可增加阳性率。

七、诊断与鉴别诊断

根据当地流行病学资料，未服用疫苗者接触患者后出现多汗、烦躁、感觉过敏、颈背疼痛、强直、腱反射消失等现象，应疑似本病。弛缓性瘫痪的出现有助于诊断。流行病学资料对诊断起重要作用，病毒分离和血清特异性抗体检测可确诊。

前驱期需和上呼吸道感染、流行性感冒、胃肠炎等鉴别。瘫痪前期患者可与各种病毒性脑炎、化脓性脑膜炎、结核性脑膜炎及流行性乙型脑炎相鉴别。瘫痪患者还应和感染性多发性神经根炎（吉兰-巴雷综合征）、急性脊髓炎、家族性周期性瘫痪、假性瘫痪、其他肠道病毒感染和骨关节病变引起的病变相鉴别。

八、治疗

本病目前尚无特效抗病毒治疗，以对症支持治疗为主。

（一）前驱期及瘫痪前期

可适当使用退热药物、镇静药来解除肌肉痉挛和疼痛；适量的被动运动可减少肌肉萎缩、畸形发生。

（二）瘫痪期

1. 保持功能体位 瘫痪肢体应保持在功能位置上，卧床时保持身体呈一直线以免产生垂腕、垂足等现象。疼痛消失后应积极做主动和被动锻炼，以防止肌肉萎缩、畸形。

2. 促进功能恢复 使用促进神经传导作用药物地巴唑及神经细胞的营养药物如维生素B_1、维生素B_{12}；增进肌肉张力药物，如新斯的明、加兰他敏等，一般在急性期后使用。

3. 延髓型瘫痪
（1）采取头低位，及时吸出气管内分泌物，以保持气道通畅。
（2）声带麻痹、呼吸肌瘫痪者，需行气管切开术，必要时使用呼吸机辅助通气。
（3）监测血气、电解质、血压等，发现问题立即处理。

（三）恢复期及后遗症期

体温降至正常、肌肉疼痛消失、瘫痪停止发展后应进行积极康复治疗，同时可进行中医按摩、针灸、康复锻炼及其他理疗措施，以促进功能恢复。若畸形较严重，可行外科矫形治疗。

九、预防

（一）控制传染源

患者自发病日起至少隔离40天；密切接触者应医学观察20天；对于病毒携带者应按患者的要求隔离。

（二）切断传播途径

患者呼吸道的分泌物、粪便及污染物品应彻底消毒。沾有粪便的尿布、衣裤应煮沸消毒，被褥应日光暴晒。

（三）保护易感人群

1. 被动免疫 未服过疫苗的幼儿、孕妇、免疫低下者、扁桃体摘除等手术后，若与患者密切接触，应及早肌内注射丙种球蛋白。

2. 人工主动免疫 ①减毒活疫苗（live oral polio vaccine，OPV）：我国多采用Ⅰ、Ⅱ、Ⅲ型混合多价糖丸。一般首次免疫从2个月龄开始，连服3次，间隔4～6周，4岁时再加强免疫一次。服用疫苗时应用冷开水吞服，服疫苗后半小时内不宜饮热开水，以免影响疫苗效果。②灭活疫苗（inactivated polio vaccine，IPV）：较为安全，可用于免疫功能缺陷者及接受免疫抑制剂治疗者，但价格昂贵，免疫力维持时间较短，需重复注射，且不产生肠道局部免疫。

第十一节　肾综合征出血热

案例导入

【案例】

患者，男，38岁。发热4天、无尿1天入院。患者4天前突起畏寒发热，38～39℃，伴头痛、全身不适，咽喉痛，经青霉素及退热治疗，病情无好转。1天前上厕所时昏倒，即送当地县医院，当时血压60/40mmHg，白细胞计数19.0×10^9/L，中性粒细胞占比0.87，淋巴细胞占比0.13，拟诊为"败血症"，给予青霉素及卡那霉素并用升压药后血压回升，体温降至正常，但仍无小便，以"感染性休克""急性肾衰竭"转院治疗。查体：体温37.2℃，脉搏105次/分，呼吸22次/分，血压130/86mmHg，重病容，双结合膜充血，咽部充血，软腭及腋下可见多个出血点；心肺无异常；双肾区明显叩击痛。实验室检查：血白细胞计数25.0×10^9/L，中性粒细胞占比0.79，淋巴细胞占比0.15，异型淋巴细胞0.06，血红蛋白132g/L，血小板50.0×10^9/L。尿蛋白（＋＋＋），红细胞（＋），白细胞0～2个/HP。

【问题】

1. 本病例的初步诊断是什么？有何依据？
2. 还需进一步做哪些检查？与哪些疾病相鉴别？

肾综合征出血热（hemorrhagic fever with renal syndrome，HFRS）又称流行性出血热（epidemic hemorrhagic fever，EHF），是由汉坦病毒引起的以鼠类为主要传染源的一种自然疫源性疾病。其主要病理变化是全身小血管广泛性损害，临床上以发热、休克、充血、出血和肾损害为主要表现。典型病例病程呈五期经过。本病广泛流行于欧亚各国，我国为重灾区。

一、病原学

汉坦病毒（Hantavirus）属于布尼亚病毒科（Bunyaviridae），为单负链RNA病毒，形态多呈球形或橄榄形，有双层包膜，外膜上有刺突。直径78～210nm，平均120nm。其基因RNA可分为大（L）、中（M）、小（S）三个片段，分别编码RNA聚合酶、包膜糖蛋白、核衣壳蛋白。

根据抗原性和基因结构特征的不同，目前至少将汉坦病毒分为20个以上血清型。其中Ⅰ型汉滩病毒（Hantaan virus）、Ⅱ型汉城病毒（Seoul virus）、Ⅲ型普马拉病毒（Puumala virus）和Ⅳ型希望山病毒（Prospect hill virus）是经世界卫生组织（WHO）汉坦病毒命名中心认定的；其余血清型包括贝尔格莱德－多布拉伐病毒（Belgrade-Dobrava virus）、辛诺柏病毒（Sin Nombre virus）、泰国病毒（Thai virus）、索托帕拉雅病毒（Thottapalayam virus）、纽约病毒（New York virus）、长沼病毒（Bayou virus）、黑渠港病毒（Black creek canal virus）、安第斯病毒（Andes virus）和图拉病毒（Tula virus）等。其中Ⅰ、Ⅱ、Ⅲ型和贝尔格莱德－多布拉伐病毒能引起人类肾综合征出血热。我国所流行的主要是Ⅰ型汉滩病毒和Ⅱ型汉城病毒。

汉坦病毒对乙醚、氯仿、去氧胆酸盐敏感，不耐热和不耐酸，37℃以上及pH 5.0以下易被灭活，56℃ 30分钟或100℃ 1分钟可被灭活。对紫外线、酒精和碘酒等消毒剂亦敏感。

二、流行病学

主要分布在亚洲，其次为欧洲和非洲，美洲病例较少。我国疫情最重，除青海和新疆外，均有病例报告。目前我国的流行趋势是老疫区病例逐渐减少，新疫区则不断增加。四季均可发病，但有明显的高峰季节，其中黑线姬鼠型以11—1月份为高峰，5—7月份为小高峰。家鼠型以3—5月份为高峰。林区姬鼠型的流行季节在夏季。本病的流行有一定周期性特点，以姬鼠为主要传染源的疫区，一般相隔数年有一次较大流行，以家鼠为传染源的疫区周期性尚不明确。

（一）传染源

本病毒呈多宿主性，据国内外不完全统计有170多种脊椎动物能自然感染汉坦病毒，我国发现53种动物携带本病毒，其中黑线姬鼠（Apodemus agrarius）和褐家鼠（Mus norvegicus）为主要宿主动物和传染源。林区则为大林姬鼠（Apodemus sylvaticus）。由于肾综合征出血热患者早期的血液和尿液中携带病毒，虽然有接触后发病的个别病例报告，但人不是主要传染源。

（二）传播途径

1. **呼吸道传播**　鼠类带病毒的排泄物如粪、尿、唾液等污染黏附尘埃后，形成气溶胶通过呼吸道感染。

2. **消化道传播**　进食被带病毒的鼠类排泄物所污染的食物，可经口腔或胃肠道黏膜感染。

3. **接触传播**　被鼠咬伤或破损伤口接触带病毒的鼠类排泄物或血液后亦可导致感染。

4. **母婴传播**　感染汉坦病毒的孕妇可以经胎盘致胎儿感染。

5. 虫媒传播 有学者从寄生于鼠类的革螨和恙螨体内分离到汉坦病毒，但其传播作用有待进一步证实。

（三）易感人群

人群普遍易感，本病在流行区隐性感染率可达3.5% ～ 4.3%。以男性青壮年农民和工人发病较多，其他人群亦可发病。不同人群发病的多少与接触传染源的机会多少有关。

三、发病机制与病理解剖

（一）发病机制

本病的发病机制尚未完全阐明。

汉坦病毒进入人体后随血液循环到达全身，通过β_3整合素介导，进入血管内皮细胞内及肝、脾、肾、骨髓、淋巴结等组织，进一步繁殖后再释放进入血液循环引起病毒血症。一方面病毒能导致感染细胞功能和结构的损伤；另一方面病毒感染诱发人体的免疫应答和各种细胞因子的释放，造成机体组织损伤。由于汉坦病毒的泛嗜性感染，因而可引起多器官损害。

1. 病毒直接作用 主要依据：①临床上患者均有病毒血症期及相应的中毒症状。②不同血清型的病毒所引起的临床症状不同。③肾综合征出血热患者几乎所有脏器组织中均能检出汉坦病毒抗原，尤其是肾综合征出血热基本病变部位血管内皮细胞中，而且有抗原分布的细胞往往发生病变。④体外培养的正常人骨髓细胞和血管内皮细胞，在排除细胞免疫和体液免疫作用的情况下，感染汉坦病毒后出现细胞膜和细胞器的损害。

2. 免疫损伤作用

（1）超敏反应

1）Ⅲ型超敏反应：患者早期血清补体下降，血液循环中存在特异性免疫复合物。近年来发现用免疫组化方法证明患者皮肤小血管壁、肾小球基底膜、肾小管和肾间质血管均有特异性免疫复合物沉积，且抗原为汉坦病毒抗原，同时有补体裂解片段，所以认为免疫复合物是本病血管和肾脏损害的主要原因。

2）Ⅰ型超敏反应：本病早期特异性IgE抗体升高，其上升水平与肥大细胞脱颗粒阳性率呈正相关，提示存在Ⅰ型超敏反应。

3）Ⅱ型超敏反应：患者血小板存在免疫复合物，电镜观察肾组织除颗粒状IgG沉着外，肾小管基底膜存在线状IgG沉积，提示临床上血小板的减少和肾小管的损害与Ⅱ型超敏反应有关。

4）Ⅳ型超敏反应：电镜观察可见淋巴细胞攻击肾小管上皮细胞，认为病毒可以通过细胞毒T细胞的介导损伤机体细胞，提示存在Ⅳ型超敏反应。

（2）细胞免疫反应：多数报告肾综合征出血热患者急性期外周血CD8$^+$细胞明显升高，CD4/CD8比值下降或倒置，抑制性T细胞（Ts）功能低下，细胞毒T淋巴细胞（CTL）明显升高，且重型患者比轻、中型明显增加，CTL的功能为分泌细胞毒素诱导细胞凋亡及直接杀死表面具有抗原的靶细胞导致靶细胞的损伤，说明CTL在灭活病毒的同时，也大量损伤了感染汉坦病毒的靶细胞。

（3）细胞因子和炎症介质的作用：本病毒能诱发机体的巨噬细胞和淋巴细胞等释放各种细胞因子和介质，引起组织损伤和临床症状。如白细胞介素-1（IL-1）和肿瘤坏死因子（TNF）能引起发热，一定量的TNF和γ-干扰素是血管通透性增高的主要因素，能引起休克和器官功能衰竭。此外，血栓素β_2、血浆内皮素、血管紧张素Ⅱ等升高能显著减少肾血流量和肾小球滤过率，促进肾衰竭的发生。

（二）病理解剖

本病病理变化以小血管和肾脏病变最明显，其次为心、肝、脑等脏器。

1. 血管病变　全身小血管（包括小动脉、小静脉和毛细血管）内皮细胞肿胀，变性、坏死；管壁呈不规则收缩和扩张，最后呈纤维素样坏死和崩解；管腔内并有微血栓形成。

2. 肾脏病变　肉眼可见肾脂肪囊水肿、出血，切面见肾皮质苍白，肾髓质极度充血并有出血和水肿，可见灰白色的缺血坏死区。镜检肾小球充血，基底膜增厚，肾近曲小管变性和肾小管受压而变窄或闭塞。肾间质炎性反应较轻，主要为淋巴细胞和单核细胞浸润。

3. 心脏病变　常见右心房内膜下广泛出血。心肌纤维有不同程度的变性，坏死，部分可断裂，偶见小灶性坏死。间质充血、水肿和出血。

4. 脑垂体病变　前叶显著充血、出血和凝固性坏死，后叶无明显变化。

5. 其他脏器病变　肾上腺皮质和髓质充血、出血，可见皮质坏死以及微血栓。肝大，可出现肝细胞变性、灶性坏死和融合坏死灶。脾大，脾髓质充血、细胞增生、脾小体受压萎缩。后腹膜和纵隔有胶胨样水肿。脑实质水肿和出血，神经细胞变性，胶质细胞增生。

四、临床表现

本病潜伏期为4～46天，一般为1～2周。

本病典型表现：①早期有发热等中毒症状、毛细血管损害征和肾脏损害三类主要症状。②有发热期、低血压休克期、少尿期、多尿期和恢复期的五期临床过程。多数病例临床表现并不典型，非典型和轻型病例可出现越期现象，而重症患者则可出现发热期、休克期和少尿期之间的互相重叠。

（一）发热期

主要表现为发热、全身中毒症状、毛细血管损害征和肾损害。

1. 发热、全身中毒症状

（1）发热：患者多起病急骤，畏寒、发热，体温在39～40℃，以稽留热和弛张热多见。热程多数为3～7天，少数达10天以上。一般体温越高，热程越长，则病情越重。轻型患者退热后症状缓解，重症患者退热后反而加重。

（2）全身中毒症状：表现为全身酸痛、头痛、腰痛和眼眶痛，头痛、腰痛、眼眶痛一般称为"三痛"。头痛是脑血管扩张充血所引起；腰痛与肾周围组织充血、水肿及腹膜后水肿有关；眼眶痛为眼球周围组织水肿所致，重者可伴有视物模糊和眼压升高。消化道症状较显著，如食欲缺乏、恶心、呕吐或腹痛、腹泻。腹痛剧烈者，腹部有压痛、反跳痛，易误诊为急腹症而手术。此类患者多为肠系膜局部充血和水肿所致。腹泻为稀便，可带有黏液和血，易误诊为肠炎或痢疾。重型患者可出现嗜睡、烦躁、谵妄或抽搐等神经精神症状。

2. 毛细血管损害征　主要表现为充血、出血和渗出水肿征。皮肤充血潮红主要见于颜面、颈、胸部等部位。黏膜充血见于眼结膜、软腭和咽部。皮肤出血多见于腋下、胸、背部、上肢等处，常呈搔抓样、条痕状。黏膜出血常见于软腭，呈针尖样出血点，眼结膜呈片状出血。少数患者有鼻出血、咯血、黑便或血尿。如在病程4～6天出现腰、臀部或注射部位大片瘀斑，则可能为DIC所致，是重症表现。渗出征表现为全身性血浆外渗、水肿。球结膜部位渗出、水肿易于观察，轻者在眼球转动时见球结膜有涟漪波，重者有明显球结膜水肿，甚至突出眼裂。部分患者出现眼睑和脸部水肿，亦可出现腹水。一般渗出水肿越重，病情越重。

3. 肾损害 主要表现为蛋白尿和镜检可有管型等。

（二）低血压休克期

一般发生于病程的4～6日，迟者发生于第8～9病日。多数患者在发热末期或退热同时出现血压下降，少数在退热后发生。轻型患者可不发生低血压或休克。一般血压开始下降时四肢尚温暖。当血容量继续下降则出现低血压，甚至休克，此时出现脸色苍白、四肢厥冷，尿量减少，血压下降，脉搏细弱或不能触及等。本期持续时间，短者数小时，长者可达6天以上，一般为1～3天。当大脑供血不足时，可出现烦躁、谵妄。轻症者仅有一过性血压降低，重症者出现顽固性休克。由于长期组织血流灌注不足，而出现发绀，并促使DIC、脑水肿、ARDS和急性肾衰竭的发生。

（三）少尿期

少尿期一般发生于第5～8病日，持续时间短者1天，长者10余天，一般为2～5天。大多数随低血压休克期而出现，亦可与低血压休克期重叠或由发热期直接进入少尿期。少数患者可见发热、休克、少尿三期重叠。一般认为24小时尿量少于400ml为少尿，少于100ml为无尿。少数患者无少尿而存在氮质血症，称为无少尿型肾功能不全，这是由于肾小球受损而肾小管受损不严重，肾小球对肌酐和尿素氮的排泄有障碍所致。

少尿期的主要表现为尿毒症、酸中毒，以及水、电解质紊乱，严重者可出现高血容量综合征和肺水肿。

1. 尿毒症 消化道症状有食欲缺乏、恶心、呕吐、腹胀和腹泻等，常有顽固性呃逆。神经系统症状有头晕、头痛、烦躁、嗜睡、谵妄，甚至昏迷和抽搐。一些患者出血现象加重，表现为皮肤瘀斑增加、鼻出血、便血、呕血、咯血、血尿或阴道出血，少数患者可出现颅内出血或其他内脏出血。

2. 酸中毒 表现为呼吸增快或库氏（Kussmaul）深大呼吸。

3. 水、电解质紊乱 主要表现为高血钾、低血钙和低血钠。高血钾、低血钾均能引起心律不齐，低血钙可引起手足搐搦，低血钠表现为头晕、倦怠。严重者可有视物模糊和脑水肿。

4. 高血容量综合征和肺水肿 因水钠潴留使组织水肿加重而致，后者表现为体表静脉充盈，脉压增大而使脉搏洪大，脸部胀满和心率加快。

（四）多尿期

新生的肾小管重吸收功能尚未完善，加上尿素氮等潴留物质的高渗性利尿作用，使尿量明显增加。多尿期一般出现在病程第9～14天，持续时间短者1天，长者可达数月之久。多数患者少尿期后进入此期，少数患者可由发热期或低血压期转入此期。

1. 移行期 每天尿量由400ml增至2000ml，此期虽然尿量增加，但血尿素氮和肌酐等浓度反而升高，症状加重。

2. 多尿早期 每天尿量超过2000ml，氮质血症未见改善，症状仍重。

3. 多尿后期 每天尿量超过3000ml。并逐日增加，氮质血症逐渐好转，症状随之减轻，精神食欲亦逐日好转。此期每天尿量可达4000～8000ml，少数可达15 000ml以上。此期若水和电解质补充不足或继发感染，可发生继发性休克，亦可发生低血钠、低血钾等症状。

（五）恢复期

经多尿期后，每天尿量恢复至2000ml左右，精神食欲基本恢复，一般尚需1～3个月体力才能完全恢复。部分患者可遗留高血压、肾功能障碍、心肌受损和垂体功能减退等症状。

临床类型：根据发热高低、中毒症状轻重和出血、休克、肾功能损害程度的不同，临床上可分为四型：①轻型：体温39℃以下，中毒症状轻，除出血点外无其他出血现象，肾损伤轻，无休克和少尿。②中型：体温39～40℃，中毒症状较重，具有明显症状、体征，尿蛋白（＋＋＋）。③重型：体温40℃以上，中毒症状和渗出体征严重，可出现中毒性精神症状，有皮肤瘀斑和腔道出血，休克和肾损害严重，少尿持续5天以内或无尿2天以内。④危重型：在重型基础上，并出现以下情况之一者：难治性休克；有重要脏器出血；少尿5天以上或无尿2天以上，BUN超出42.84mmol/L；出现心力衰竭、肺水肿；出现脑水肿、脑出血或脑疝等中枢神经系统并发症；严重感染。

五、并发症

（一）腔道出血

腔道出现以呕血、便血最为常见，咯血、腹腔出血、鼻出血和阴道出血等均较常见。

（二）肺水肿

1. 心源性肺水肿　可以由高血容量或心肌受损，肺毛细血管受损，肺泡内大量渗液所致。起病急，发展迅速，表现为急性左心衰竭。

2. ARDS　由于病毒和免疫复合物损伤肺毛细血管，使通透性增高，肺间质大量渗液，此外休克、DIC造成肺微循环障碍、肺内微小血管的血栓形成、肺泡表面活性物质生成减少等因素均能促成ARDS，可表现为呼吸急促、发绀。X线表现为双侧斑点状或片状阴影，呈毛玻璃样。肺部听诊可闻及支气管呼吸音和干湿啰音。血气分析动脉氧分压显著降低，常见于休克期和少尿期。新近美国报道发生在新墨西哥州等地的汉坦病毒感染，以ARDS为主要表现，常于发病2～6天内因呼吸窘迫导致急性呼吸衰竭而死亡，病死率高达67%。

（三）中枢神经系统并发症

包括由休克、凝血机制异常、电解质紊乱和高血容量综合征等引起的脑水肿，高血压脑病和颅内出血，因汉坦病毒直接侵犯中枢神经而引起脑炎和脑膜炎等。

（四）其他

包括继发性感染、自发性肾破裂、心肌损害、肝损害等。

六、实验室及其他检查

（一）常规检查

1. 血常规　病程第1～2天白细胞计数多属正常，第3天后逐渐升高，可达（15～30）×10⁹/L，少数重型患者可达（50～100）×10⁹/L，发病初期中性粒细胞增多，核左移，有中毒颗粒，重症患者可见幼稚细胞呈类白血病反应。第4～5天后，淋巴细胞增多，并出现较多的异型淋巴细胞。由于血浆外渗，血液浓缩，所以从发热后期开始至低血压休克期，血红蛋白和红细胞数均升高，血小板从第2病日起开始减少，并可见异型血小板。

2. 尿常规　显著蛋白尿为本病主要特征之一。病程第2天可出现尿蛋白，第4～6病日尿蛋白常达

（＋＋＋）～（＋＋＋＋），突然出现大量尿蛋白对诊断很有帮助。少数病例尿中出现膜状物，是大量尿蛋白与红细胞和脱落上皮细胞相混合的凝聚物。镜检可见红细胞、白细胞和管型，此外尿沉渣中可发现巨大的融合细胞，是汉坦病毒的包膜糖蛋白在酸性环境下引起泌尿系脱落细胞的融合，这些融合细胞中能检出汉坦病毒抗原。

（二）血生化检查

尿素氮及肌酐多数患者在低血压休克期开始升高，少数病例在发热后期开始升高，移行期末达高峰，多尿后期开始下降。发热期血气分析常有呼吸性碱中毒，休克期和少尿期以代谢性酸中毒为主。血钠、氯、钙在本病各期中多数降低，而磷、镁等则增高。血钾在少尿期升高，但亦有少数患者少尿期仍出现低血钾。

（三）凝血功能检查

发热期开始血小板减少，其黏附、凝聚和释放功能降低。DIC时，血小板常减少至50×10^9/L以下，DIC的高凝期出现凝血时间缩短，消耗性低凝血期则纤维蛋白原降低，凝血酶原时间延长和凝血酶时间延长，进入纤溶亢进期则出现纤维蛋白降解物（fibrin degradation product，FDP）升高。

（四）免疫学检查

1. 特异性抗体检测 在第2病日即能检出特异性IgM抗体，1∶20为阳性。IgG抗体1∶40为阳性，1周后效价上升4倍以上有诊断价值。

2. 特异性抗原检测 常用免疫荧光或ELISA法，胶体金法则更为敏感。早期患者的血清及周围血中性粒细胞、单核细胞、淋巴细胞和尿沉渣细胞均可检出汉坦病毒抗原。

（五）病原学检查

1. 病毒分离 发热期患者的血清、白细胞和尿液等接种Vero-E6细胞或A549细胞中可分离汉坦病毒。

2. 分子生物学检测 应用巢式RT-PCR方法可以检出汉坦病毒的RNA，敏感性较高，具有诊断价值。

七、诊断与鉴别诊断

（一）诊断

诊断依据主要依靠流行病学资料、临床特征性症状和体征，结合实验室检查进行诊断。

1. 流行病学资料 发病季节，病前两个月内进入疫区并有与鼠类或其他宿主动物接触史。

2. 临床特点 ①早期的发热等中毒症状、毛细血管损害征和肾损害三类主要症状；②典型病例的五期经过（不典型者可越期或前三期之间重叠）；③热退后病情反而加重。

3. 实验室检查 血液浓缩性血红蛋白和红细胞增高，白细胞计数增高，血小板减少。出现大量尿蛋白和尿中出现膜状物更有助于诊断。病原学、免疫学检查呈阳性时可确诊。

（二）鉴别诊断

发热期应与上呼吸道感染、败血症、急性胃肠炎和细菌性痢疾等鉴别。休克期应与其他感染性休克鉴别。少尿期应与急性肾炎及其他原因引起的急性肾衰竭相鉴别。出血明显者需与消化性溃疡出血、血小板减少性紫癜和其他原因所致DIC相鉴别。以ARDS为主要表现者应注意与其他原因引起者相鉴别。腹痛为主要表现者应与外科急腹症相鉴别。

八、治疗

治疗应采取综合疗法，"三早一就"仍然是本病治疗原则，即早期发现、早期休息、早期治疗和就近治疗；把好休克、出血、肾衰竭及继发性感染"四关"；早期应用抗病毒治疗，针对各期病理生理进行对症治疗。

（一）发热期

治疗原则：抗病毒治疗，改善中毒症状，减轻外渗和预防DIC。

1. 抗病毒治疗 发热期患者可应用利巴韦林1g/d，加入10%葡萄糖液500ml中静脉滴注，连用3～5天。能抑制病毒，减轻病情和缩短病程。

2. 改善中毒症状 给予易消化食物。高热以物理降温为主，忌用强烈发汗退热药，以防大汗而进一步丧失血容量。中毒症状重者，可给予地塞米松5～10mg静脉滴注。呕吐频繁者给予甲氧氯普胺10mg肌内注射。

3. 减轻外渗 应及早卧床休息，可用路丁、维生素C等，以降低血管通透性。每天静脉补充平衡盐溶液或葡萄糖盐水1000ml左右，高热、出汗或呕吐、腹泻者可适当增加。

4. 预防DIC 适当给予低分子右旋糖酐或丹参注射液静脉滴注，以降低血液黏滞度。发热晚期处于高凝状态时，可给予小剂量肝素抗凝，一般用量0.5～1.0ml/kg，每6～12小时1次，缓慢静脉注射，有助于防止DIC发展。高热、中毒症状和渗出征严重者，应定期检查凝血时间。

（二）低血压休克期

治疗原则：补充血容量、注意纠正酸中毒和改善微循环。

1. 补充血容量 宜早期、快速和适量，力争4小时内将血压控制稳定。液体应晶体和胶体相结合，以平衡盐为主，切忌单纯输入葡萄糖液。平衡盐液所含电解质、酸碱度和渗透压与人体细胞外液相似。胶体溶液常用低分子右旋糖酐、甘露醇、血浆和白蛋白。10%低分子右旋糖酐每天输入量不宜超过1000ml，否则易引起出血。由于本期存在血液浓缩，因而不宜应用全血。补充血容量期间应密切观察血压变化，血压正常后输液仍需维持24小时以上。老年人或原有心肺疾病者输液时需注意心肺功能，掌握输液速度和液体量。

2. 纠正酸中毒 酸中毒可用5%碳酸氢钠溶液，可根据二氧化碳结合力（carbon dioxide combining power，CO_2CP）分次补充或每次60～100ml，根据病情每天给予1～4次，5%碳酸氢钠溶液渗透压为血浆的4倍，不但能纠正酸中毒，且有扩容作用。

3. 肾上腺糖皮质激素的应用 提高机体肾上腺糖皮质激素水平，有利于全面提高机体的应激反应能力。可使用地塞米松，10～20mg/d，静脉滴注。

4. 血管活性药的应用 经补液、纠正酸中毒后，但血压仍不稳定者可应用血管活性药物如多巴胺100～200mg/L静脉滴注。山莨菪碱具有扩张血管、解除血管痉挛，改善微循环作用，可酌情应用。

（三）少尿期

治疗原则："稳、促、导、透"，即稳定机体内环境、促进利尿、导泻和放血疗法、透析疗法。

1. 稳定机体内环境 少尿早期需与休克所致肾前性少尿相鉴别，因部分患者少尿期与休克期重叠，如尿比重＞1.20，尿钠＜40mmol/L。尿尿素氮与血尿素氮之比＞10∶1，应考虑肾前性少尿。可快速输注电解质溶液500～1000ml，并观察尿量是否增加，或用20%甘露醇100～125ml静脉注射，观察3小时，尿量若不超过100ml，则为肾实质损害所致少尿，此时宜严格控制输入量。每天补液量为前一日尿量和呕吐量再加500～700ml。纠正酸中毒应根据CO_2CP检测结果，用5%碳酸氢钠溶液纠正。给予高碳水化合物、高维生素和低蛋白饮食，以减小体内蛋白质分解，控制氮质血症。不能进食者每天输入葡萄糖200～300g。必要时可加入适量胰岛素。

2. 促进利尿 少尿的原因之一是肾间质水肿压迫肾小管，因此在少尿初期可应用20%甘露醇125ml静脉注射，以减轻肾间质水肿。如利尿效果明显，可重复应用1次。常用利尿药物为呋塞米（速尿），可从小量开始，逐步加大剂量至100～300mg/次，静脉注射。效果不明显时尚可适当加大剂量，4～6小时重复1次。亦可应用血管扩张剂如酚妥拉明10mg或山莨菪碱10～20mg静脉滴注，每天2～3次。

3. 导泻和放血疗法 导泻可预防高血容量综合征和高血钾，但消化道出血者禁用。常用甘露醇25g，亦可用50%硫酸镁40ml或大黄10～30g煎水，口服，每天2～3次。放血疗法目前已少用，对少尿伴高血容量综合征所致肺水肿、心力衰竭患者可以放血300～400ml。

4. 透析疗法 出现明显氮质血症，高血钾或高血容量综合征时，可应用血液透析或腹膜透析。

（四）多尿期

治疗原则：移行期、多尿早期的治疗与少尿期相同，多尿后期主要是维持水和电解质平衡，防治继发感染。

1. 维持水与电解质平衡 给予半流质和含钾食物，水分补充以口服为主，不能进食者可以静脉注射。

2. 防治继发感染 由于免疫功能下降，易发生呼吸道和尿路感染。若发生感染应及时诊断和治疗，忌用对肾脏有毒性作用的抗菌药物。

（五）恢复期

治疗原则：补充营养，逐步恢复工作，给予高热量、高蛋白、高维生素饮食，出院后应休息1～2个月，定期复查肾功能、血压和垂体功能，如有异常应及时治疗。

（六）并发症治疗

1. 消化道出血 应注意病因治疗，如为DIC消耗性低凝血期，宜补充凝血因子和血小板。如为DIC纤溶亢进期，可应用氨基己酸或氨甲苯酸（止血芳酸）静脉滴注。肝素类物质增高所致出血，则用鱼精蛋白或甲苯胺蓝静脉注射。尿毒症所致出血则需透析治疗。

2. 心力衰竭肺水肿 应控制输液或停止输液，吸氧，半卧位，并用强心药毛花苷C、镇静药地西泮及扩张血管和利尿药物，还可进行导泻或透析治疗。

3. ARDS 可应用大剂量肾上腺糖皮质激素地塞米松20～30mg，静脉注射，每8小时1次。此外应限制入水量和进行高频通气，或用呼吸机进行人工终末正压呼吸。

4. 中枢神经系统并发症 有抽搐、痉挛时应用地西泮或异戊巴比妥钠静脉注射，脑水肿或颅内出血所致颅内高压应用甘露醇静脉注射。

5. 自发性肾破裂 保守治疗无效时，手术缝合。

肾综合征出血热

20世纪70年代，我国多省相继暴发肾综合征出血热（当时称为"流行性出血热"），全国每年最多发病人数可达10万例以上，平均病死率10%以上，是当时危害最大的疾病之一。1970年开始，作为哈尔滨医科大学附属第一医院感染科主任的于丹萍，担任了全国肾综合征出血热防治组组长，每年高峰季节就背着简单的行装来到基层疫区救治患者。疫区医疗条件很差，为了观察病情的每一个环节，他在病房吃住，边观察诊治，边记录笔记。经常在夜里，他乘着雪爬犁，顶着寒风，冒着鹅毛大雪，赶到偏僻的农场，把患者从死亡线上夺回来。经过医疗工作者20多年的努力，肾综合征出血热从平均10%的病死率下降至1%以下，结束了肾综合征出血热全国范围的暴发流行。

九、预防

（一）管理传染源

1. 疫情监测 近年新疫区不断扩大，因此应做好鼠密度、鼠带病毒率、易感人群监测工作。

2. 防鼠、灭鼠 应用药物、机械等方法灭鼠。一般认为灭鼠后汉城病毒引起的HFRS发病率能较好地控制和下降。

（二）切断传播途径

防止鼠排泄物污染食物及食具，不要用手直接接触鼠类及其排泄物。动物实验时要防止被大、小鼠咬伤。疫区劳动时穿长裤、长袜，衣裤口扎紧。清扫贮粮仓库时戴多层口罩。

（三）保护易感人群

目前我国研制的沙鼠肾细胞灭活疫苗（Ⅰ型汉滩病毒）、地鼠肾细胞灭活疫苗（Ⅱ型汉城病毒），每次1ml，共注射3次，保护率达88%～94%。1年后需加强注射1针，有发热、严重疾病和过敏者忌用。

第十二节 流行性乙型脑炎

【案例】

患儿，男，6岁。突起高热3天伴抽搐、意识障碍1天入院。查体：体温40.3℃，血压150/90mmHg，脉搏107次/分，呼吸32次/分，昏迷状态，全身皮肤未见皮疹，两侧瞳孔不等大，左侧3mm，右侧4mm，对光反射迟钝，颈可疑抵抗，双肺可闻及痰鸣音，肝脾未扪及，克尼格征阳性，双侧巴宾斯基征阳性。实验室检查：血常规白细胞计数$20.5×10^9$/L，中性粒细胞比例86%。

【问题】

1. 该患者的初步诊断及其依据是什么？
2. 需进一步做哪些检查？

流行性乙型脑炎（epidemic encephalitis B）简称乙脑，又称日本脑炎（Japanese encephalitis），是由乙型脑炎病毒（Japanese encephalitis virus，JEV）引起的以脑实质炎症为主要病变的中枢神经系统急性传染病。本病经蚊传播，好发于儿童，常流行于夏秋季，主要分布于亚洲。临床上以高热、意识障碍、抽搐、病理反射及脑膜刺激征为特征。病死率高，部分病例可留有严重后遗症。

一、病原学

乙型脑炎病毒简称乙脑病毒，属黄病毒科（Flaviviridae），黄病毒属（Flavivirus）。病毒呈球形，直径40～50nm。其核心为单股正链RNA，基因组长10976b。病毒包膜上镶嵌的糖基化蛋白是病毒表面的重要成分，具有血凝活性和中和活性，决定病毒的细胞嗜性与毒力。

乙脑病毒的抗原性稳定，较少变异。人和动物感染病毒后，产生血凝抑制抗体、补体结合抗体、中和抗体，这些特异性抗体的检测有助于临床诊断和流行病学调查。

乙脑病毒易被常用消毒剂所杀灭，不耐热，100℃ 2分钟或56℃ 30分钟即可灭活，对低温和干燥抵抗力较强，用冰冻干燥法在4℃冰箱中可保存数年。乙脑病毒为嗜神经病毒，在细胞质内繁殖，能在乳鼠脑组织内传代，亦能在鸡胚、猴肾细胞和Hela细胞中传代增殖。在蚊体内繁殖的适宜温度为25～30℃。

二、流行病学

本病流行于亚热带和温带地区，我国除东北北部、青海、新疆及西藏外均有本病流行，农村发病率高于城市。乙脑在热带地区全年均可发生，在亚热带和温带地区有严格的季节性，主要发生在夏秋季，80%～90%的病例集中在7月、8月、9月三个月，这主要与蚊虫活动有关。近年来随着疫苗的广泛接种，乙脑发病率已逐年下降。本病集中发病少，呈高度散发性，家庭成员中很少有多人同时发病。

（一）传染源

乙脑是人畜共患的自然疫源性疾病，人与许多动物均可成为本病的传染源。人感染乙脑病毒后，出现短暂的病毒血症，血中病毒载量低，不是本病的主要传染源。在乙脑流行区，动物中家畜（猪、牛、马、羊、犬等）、家禽（鸡、鸭、鹅）和鸟类均可感染乙脑病毒。猪的感染率高达100%，且病毒血症时间长、血中病毒数量大，是本病的主要传染源。有报道从蝙蝠中分离出乙脑病毒，认为蝙蝠可作为本病的传染源和长期储存宿主。

（二）传播途径

乙脑主要通过蚊虫叮咬而传播。库蚊、伊蚊和按蚊的某些种都可传播本病，而三带喙库蚊则是主要传播媒介。蚊虫感染病毒后，可携带病毒越冬，并且可经卵传代，所以蚊虫不仅为传播媒介，也是长期储存宿主。此外，被感染的候鸟、蠛蠓也是乙脑病毒越冬宿主。

（三）易感人群

人对乙脑病毒普遍易感，感染表现多为隐性感染，显性与隐性感染之比为1:（300～2000）。感染后可获得较持久的免疫力。婴儿可从母体获得抗体而得到保护，不是易感人群。发病者主要集中在10岁以下儿童，以2～6岁儿童发病率最高。近年来由于儿童和青少年广泛接种疫苗，成人和老年人的发病率相对增加。

三、发病机制与病理解剖

带有乙脑病毒的蚊虫叮咬人和动物后，病毒进入机体内，先在单核－巨噬细胞系统内繁殖，随后进入血液循环，引起病毒血症。机体免疫力较强时，病毒不能侵入中枢神经系统，临床上表现为隐性感染或轻型，并可获得终身免疫力。当机体免疫力较弱时，而感染的病毒数量大及毒力强，则病毒可通过血脑屏障侵入中枢神经系统，引起脑实质病变。如原有脑寄生虫病、癫痫、脑外伤和脑血管病等可使血脑屏障功能降低，使病毒更易侵入中枢神经系统。

乙脑的神经组织病变既有病毒的直接损伤，导致神经细胞坏死、胶质细胞增生及炎症细胞浸润，更与免疫损伤有关，免疫病理被认为是主要损伤机制。细胞凋亡现象是乙脑病毒导致神经细胞死亡的普遍机制。此外在脑炎发病时，神经组织中大量一氧化氮（NO）产生所诱发的脂质过氧化是引起脑组织损伤的一个重要因素。

乙脑的病变范围较广，可累及脑和脊髓，但以大脑皮质、丘脑和中脑最为严重，脊髓的病变最轻。肉眼可见大脑和脑膜充血、水肿、出血，严重者脑实质可出现大小不等的神经细胞坏死软化灶，对本病的诊断具有一定的特征性。镜下可见：

1. 血管病变　血管高度扩张充血，血流停滞及血管周围环状出血。血管周围间隙增宽，有淋巴细胞为主的炎症细胞浸润，形成所谓的"血管套"。

2. 神经细胞变性、坏死　表现为细胞肿胀，尼氏体消失，胞质内空泡。

3. 胶质细胞增生　小胶质细胞增生明显，呈弥漫性或灶性分布。如增生的胶质细胞聚集成群，则形成胶质小结。这些小结多位于小血管旁或坏死的神经细胞附近。

四、临床表现

本病潜伏期为4～21天，一般10～14天。

（一）典型临床表现

典型乙脑临床过程可分为4期。

1. 初期　病初1～3天。起病急，体温在1～2天内上升至39～40℃，伴有头痛、食欲缺乏、恶心、呕吐、精神倦怠和嗜睡，此期易误诊为上呼吸道感染。

2. 极期　病程的第4～10天。初期症状逐渐加重，突出表现为脑实质损害的症状。

（1）高热：体温高达40℃，一般持续7～10天，重型者可达3周以上。热度越高，热程越长，病情越重。

（2）意识障碍：为本病的主要表现，表现为嗜睡、昏睡、昏迷等。最早可发生于第1～2天，多见于第3～8天，通常持续1周左右，重型者可长达1个月以上。昏迷越早、越深、越长，病情越重。

（3）惊厥或抽搐：发生率40%～60%。是病情严重的表现，由于高热、脑实质炎症及脑水肿等引起。先出现面部、眼肌、口唇的小抽搐，后肢体抽搐、强直性痉挛，可发生于单肢或双肢，重者可发生全身强直性痉挛，历时数分至数十分钟，均伴有意识障碍。频繁或长时间抽搐可导致发绀、脑缺氧和脑水肿，甚至呼吸暂停。

（4）呼吸衰竭：主要为中枢性呼吸衰竭，多见于重型患者。常因脑实质炎症、缺氧、脑水肿、颅内高压、脑疝和低血钠脑病等所致，尤其是延髓呼吸中枢病变为主要原因。表现为呼吸节律不规则及幅度不均，如呼吸表浅、双吸气、叹息样呼吸、呼吸暂停、潮式呼吸、抽泣样呼吸等，最后呼吸停止。

亦可伴有周围性呼吸衰竭，常由脊髓病变导致呼吸肌瘫痪，或因呼吸道痰液阻塞及肺炎所致。

（5）颅内高压：主要表现为剧烈头痛、频繁呕吐、视神经盘水肿，血压升高、脉搏变慢、四肢肌张力增高等。婴幼儿有前囟隆起。出现脑疝则有瞳孔散大，上眼睑下垂、眼球外斜，病变对侧肢体的肌力减弱或麻痹等症状（颞叶钩回疝）；或极度烦躁、面色苍白、深昏迷、眼球固定、瞳孔扩大、对光反射消失，呼吸骤停而死亡（枕骨大孔疝）。

（6）其他神经系统症状和体征：神经系统的表现多在病程10天内出现。常有：①反射改变：浅反射减弱或消失，深反射一般先亢进后消失，变化迅速。②病理反射阳性。③脑膜刺激征：以较大儿童及成人为多见，可有颈项强直，克尼格征、布鲁津斯基征阳性。④其他：痉挛性瘫痪部分患者有延髓麻痹的表现，如痰鸣、吞咽困难、语音障碍等；大脑半球损害表现为去大脑强直；丘脑下部受损则出现体温调节障碍，如超高热；各种震颤、不随意运动、大小便失禁、尿潴留和瘫痪较多见重型脑炎的患者。

高热、抽搐和呼吸衰竭是乙脑极期的严重表现，三者互相影响，呼吸衰竭为引起死亡的主要原因。乙脑发生循环衰竭少见。

3. 恢复期　患者体温逐渐下降，神志逐渐转清，语言、意识及各种神经反射日趋好转，一般患者于2周左右可完全恢复，重型患者需要1～6个月才能逐渐恢复。表现为神志迟钝、多汗、失眠、痴呆、失语、流涎、吞咽困难、颜面瘫痪、四肢强直性瘫痪或不自主运动、癫痫样发作等。经积极治疗大多数患者能恢复，如半年后精神神经症状仍不能恢复，则为后遗症。

4. 后遗症期　5%～20%的重型患者留有后遗症，主要有失语、肢体瘫痪、意识障碍、痴呆及精神失常等，经积极治疗后仍可有不同程度的恢复，但癫痫有时可持续终身。

（二）临床分型

1. 轻型　发热在39℃以下，神志清楚，可有轻度嗜睡，无抽搐，脑膜刺激征不明显。病程5～7天。

2. 普通型　体温在39～40℃，有意识障碍如昏睡或浅昏迷，脑膜刺激征明显，偶有抽搐，病理反射可阳性。病程7～14天，多无恢复期症状。

3. 重型　发热持续在40℃以上，昏迷，反复或持续抽搐，瞳孔缩小，浅反射消失，深反射先亢进后消失，病理反射征阳性。

4. 极重型（暴发型）　起病急骤，体温于1～2天内升至40℃以上，反复或持续强直性抽搐，伴深度昏迷，迅速出现中枢性呼吸衰竭及脑疝，病死率高，多在极期中死亡，幸存者常留有严重后遗症。

五、并发症

并发症发生率约10%，以支气管肺炎最为常见，其次为肺不张、败血症、尿路感染、压疮、口腔炎及应激性胃黏膜病变所致的上消化道大出血。

六、实验室及其他检查

（一）血常规

白细胞计数增高，一般在（10～20）×10⁹/L，中性粒细胞在80%以上。部分患者血常规始终正常。

（二）脑脊液

外观无色透明或微混浊，压力增高，白细胞计数大多在（50～500）×10^6/L，少数可高达1000×10^6/L以上。早期以中性粒细胞为主，随后则淋巴细胞增多。蛋白轻度增高，糖正常或偏高，氯化物正常。少数患者在病初脑脊液检查正常。

（三）血清学检查

1. 特异性IgM抗体测定 该抗体在病后3～4天即可出现，脑脊液中最早在病程第2天即可检测到，2周时达高峰，可作为早期诊断指标。检测的方法有酶联免疫吸附试验（ELISA）、间接免疫荧光法等。

2. 补体结合试验 补体结合抗体为IgG抗体，具有较高的特异性，多在发病后2周出现，不能用于早期诊断，主要用于回顾性诊断或流行病学调查。

3. 其他抗体检测 血凝抑制试验、中和试验均能检测到相应的特异性抗体，主要用于乙脑的流行病学调查。

（四）病毒分离

乙脑病毒主要存在于脑组织中，血及脑脊液中不易分离出病毒，在病程第1周内死亡病例的脑组织中可分离到病毒。

七、诊断与鉴别诊断

（一）诊断

诊断依据主要依靠流行病学资料、临床特点，结合辅助检查进行诊断。

1. 流行病学资料 严格季节性（夏秋季），多在7月、8月、9月发病，10岁以下儿童多见，但近年来成人患者有相对增加趋势。

2. 临床特点 起病急，有高热、头痛、呕吐、意识障碍、抽搐，病理反射及脑膜刺激征阳性等。

3. 实验室检查 白细胞计数及中性粒细胞增高，脑脊液检查结果提示中枢神经系统病毒感染：细胞增多，压力和蛋白增高，糖、氯化物正常。血清学检查，尤其是特异性IgM抗体测定可助确诊。补体结合试验双份血清抗体效价呈4倍升高者，有助于回顾性诊断。

（二）鉴别诊断

1. 中毒性菌痢 多见于夏秋季，且10岁以下儿童的发病率高，故需与乙脑相鉴别。中毒性菌痢起病较乙脑更急。常于发病24小时内出现高热、抽搐、昏迷，并有中毒性休克表现，一般无脑膜刺激征，脑脊液多正常。做肛拭或生理盐水灌肠镜检粪便可见大量脓细胞、白细胞。

2. 化脓性脑膜炎 中枢神经系统表现与乙脑相似，但多以脑膜炎的表现为主，脑实质病变的表现不突出，脑脊液呈中枢神经系统化脓性感染改变，涂片和培养可找到细菌。其中流行性脑脊髓膜炎多见于冬春季，大多有皮肤黏膜瘀点、瘀斑，其他细菌所致者多有原发病灶。

3. 结核性脑膜炎 无季节性。常有结核病史，起病较缓，病程长，脑膜刺激征较明显，而脑实质病变表现较轻。脑脊液蛋白明显增高，氯化物和糖均降低，其薄膜涂片或培养可检出结核分枝杆菌，结核菌素试验可阳性。胸部X线和眼底检查可以发现结核病灶。

八、治疗

目前尚无特效的抗病毒治疗药物，病程早期可使用利巴韦林、干扰素等。应采取积极的对症、支持和中西医结合治疗。维持体内水和电解质的平衡，密切观察患者病情变化。重点处理好高热、抽搐、呼吸衰竭等危重症状，降低病死率和减少后遗症的发生。

（一）一般治疗

患者应隔离在有防蚊和降温设施的病房，室温控制在30℃以下。护理应注意患者的体温、神志、血压、呼吸、瞳孔及肌张力的变化。因此，对昏迷患者注意口腔和皮肤清洁，应定时翻身、侧卧、拍背、吸痰，以防止肺部感染和压疮的发生。昏迷、抽搐患者应设护栏以防坠床。应及时补充营养及热量，注意水和电解质的平衡，重症患者应补充足量液体，但不宜过多，以免加重脑水肿。一般成人每天补液1500～2000ml，幼儿每天补液50～80ml/kg，并注意补充钾盐，纠正酸中毒。昏迷者可采用鼻饲。

（二）对症治疗

及时控制高热、抽搐及呼吸衰竭是抢救乙脑患者的关键。

1. 高热　应采取综合治疗措施，以物理降温为主，药物降温为辅，同时降低室温，使肛温保持在38℃左右。

（1）物理降温：包括冰敷额部、枕部和体表大血管部位，如腋下、颈部、腹股沟等处，用30%～50%酒精或温水擦浴，冷盐水灌肠等。降温不宜过快、过猛，禁用冰水擦浴，以免引起寒战和虚脱。

（2）药物降温：酌情使用退热药，应防止用药过量致大量出汗而引起循环衰竭。

（3）亚冬眠疗法：持续高热伴反复抽搐者可用亚冬眠疗法，以氯丙嗪和异丙嗪每次各0.5～1.0mg/kg肌内注射，每4～6小时1次，疗程一般为3～5天。因为该类药物具有降温、镇静、止痉作用。但可抑制呼吸中枢及咳嗽反射，故用药过程中应保持呼吸道通畅，密切观察脉搏、呼吸、血压的变化。

（4）针刺降温：针刺穴位大椎、曲池、内关、合谷、百会等。

2. 抽搐　立即镇静解痉后去除病因。

（1）镇静解痉：首选的镇静药为地西泮，成人每次10～20mg，幼儿每次0.1～0.3mg/kg（每次不超过10mg），肌内注射或缓慢静脉注射；还可用水合氯醛鼻饲或灌肠，成人每次1～2g，幼儿每次60～80mg/kg（每次不超过1g）；巴比妥钠可用于预防抽搐，成人每次0.1～0.2g，幼儿每次5～8mg/kg；亦可采用亚冬眠疗法。

（2）去除病因：①因高热所致者，以降温为主；②因脑水肿所致者，以脱水治疗为主，可用20%甘露醇静脉滴注或推注（20～30分钟内），每次1～2g/kg，根据病情可每4～6小时重复使用，亦可加用呋塞米、50%葡萄糖、肾上腺糖皮质激素静脉注射；③如因呼吸道分泌物堵塞致脑细胞缺氧者，应吸痰、给氧为主，保持呼吸道通畅，必要时气管切开，加压呼吸。

3. 呼吸衰竭　是乙脑致死的主要原因，应及时采取有效措施。①保持呼吸道通畅：应定时吸痰、翻身拍背，必要时可用化痰药物（α-糜蛋白酶、沐舒坦等）和肾上腺糖皮质激素雾化吸入，伴有支气管痉挛，可用0.25%～0.50%异丙肾上腺素雾化吸入，并可适当加入抗菌药物防治细菌感染。②减轻脑水肿：因脑水肿所致者应加强脱水治疗，吸氧。③人工呼吸器的使用：呼吸道阻塞、突发呼吸停止等，可采用气管插管或气管切开建立人工气道。人工呼吸器是维持有效呼吸功能，保证呼吸衰竭抢救成功，减少后遗症的重要措施之一。④应用中枢呼吸兴奋剂：首选洛贝林（山梗菜碱），成人每次 3 ～ 6mg，幼儿每次 0.15 ～ 0.20mg/kg，肌内注射或静脉滴注；亦可选用尼可刹米（可拉明），成人每次 0.375 ～ 0.750g，幼儿每次 5 ～ 10mg/kg，肌内注射或静脉滴注；二甲弗林（回苏林）等可交替或联合使用。⑤改善微循环，使用血管扩张剂可解除脑血管痉挛、改善脑微循环、减轻脑水肿和兴奋呼吸中枢。可用山莨菪碱（654-2），成人每次 20mg，幼儿每次 0.5 ～ 1.0mg/kg，或东莨菪碱，成人每次 0.3 ～ 0.5mg，幼儿每次 0.02 ～ 0.03mg/kg；加入葡萄糖液中静脉注射，10 ～ 30 分钟重复 1 次，一般用 1 ～ 5 天；此外，还可使用阿托品、酚妥拉明等。纳洛酮是特异性的吗啡受体阻断药，对纠正呼吸衰竭方面有较好的作用，可早期使用。

4. 循环衰竭 根据情况补充血容量，并维持水及电解质的平衡。应用升压药物、强心苷、利尿药等。

5. 肾上腺糖皮质激素的应用 一般认为激素具有抗炎、退热、降低毛细血管通透性和渗出，降低颅内压、防治脑水肿等作用。但也有人认为它抑制机体的免疫功能，增加继发感染机会，且疗效不显著，不主张常规应用。临床上对重型患者采用大剂量的突击疗法，可早期、短程应用。

（三）后遗症治疗

对后遗症的治疗，信心是前提。应注意营养及加强护理，防止肺炎、压疮和继发感染的发生；有后遗症者，可进行语言、智力、吞咽和肢体的功能锻炼，还可结合理疗、针灸、推拿按摩、高压氧、中药等治疗。

九、预防

乙脑的预防应采取以防蚊、灭蚊及预防接种为主的综合性预防措施。

（一）管理传染源

及时隔离和治疗患者，隔离至体温正常。但主要的传染源是家畜、家禽，尤其是未经过流行季节的幼猪，故应做好饲养场所的环境卫生，人、畜居住地分开；流行季节前给猪进行疫苗接种，减少猪群的病毒血症，从而能有效控制人群中乙脑的流行。

（二）切断传播途径

防蚊和灭蚊是预防乙脑病毒传播的重要措施。做好环境卫生，应消灭蚊虫滋生地，灭越冬蚊和早春蚊，可早期彻底消灭幼蚊。减少人群感染机会，流行季节采用蚊帐、蚊香，纱窗、涂擦驱蚊剂等防蚊措施。

（三）保护易感人群

预防接种是降低人群易感性的根本措施。主要通过乙脑疫苗的预防接种提高人群的特异性免疫力。目前我国使用的是地鼠肾细胞灭活疫苗和地鼠肾细胞减毒活疫苗。其接种后抗体阳性率达 85% ～ 100%，保护率可达 60% ～ 90%。接种对象为从非流行区进入流行区的人员和 10 岁以下的儿童，一般接种 2 次，间隔 7 ～ 10 天，第二年加强注射 1 次，连续 3 次加强后不必再注射，可获得较持久的免疫力。疫苗接种应在流行前 1 个月完成。接种时应注意不能与伤寒、副伤寒甲、乙、丙三联菌苗同时注射，以免引起变态反应；有中枢神经系统疾病和慢性酒精中毒者禁用。

俞永新院士

俞永新，病毒学家、生物制品学专家。1982年加入中国共产党。2001年当选中国工程院院士。俞永新院士主要从事流行性乙型脑炎等疫苗质量控制和研究，以及虫媒病毒病原学和流行病学研究。为让广大儿童摆脱乙脑伤痛，他潜心研究疫苗30余年。在疫苗研究过程中，为证实其安全性，俞永新和另外5名科研人员冒险率先接种了疫苗。俞永新凭借坚韧不拔的毅力和为人类健康奉献的精神，克服重重困难，终于成功培育出高度减毒而免疫性良好的毒株（SA14-14-2株）。应用该毒株制备的乙脑减毒活疫苗为国际首创。

第十三节 登 革 热

案例导入

【案例】

患者，女性，37岁。因发热伴皮疹双下肢骨、关节疼痛3天入院。7天前在泰国旅游。查体：体温39.3℃，皮肤有散在分布的斑丘疹，伴有痒感，浅表淋巴结未触及；肝肋下1cm触及，脾未触及。实验室检查：血常规白细胞3.8×10^9/L，红细胞4.5×10^{12}/L，血小板7.8×10^9/L，ALT 300U/L。

【问题】

1. 该患者的初步诊断是什么？

2. 为明确诊断，还需做哪些辅助检查？

登革热（dengue fever）是由登革病毒（dengue virus）引起的由伊蚊传播的急性传染病。其临床特点为突起发热，剧烈头痛，全身肌肉、骨骼、关节酸痛，极度疲乏，皮疹，淋巴结肿大及白细胞减少等。严重病例可出现脑膜脑炎、失血性休克等，病死率高。主要流行于热带及亚热带，在世界各地曾多次发生地区性流行。

一、病原学

登革病毒归为黄病毒科（Flaviviridae）中的黄病毒属（Flavivirus）。病毒颗粒呈哑铃状、棒状或球形。直径40～50nm。基因组为单股正链RNA，长约11kb，编码3个结构蛋白和7个非结构蛋白，基因组与核心蛋白一起装配成20面对称体的核衣壳。外层为脂蛋白组成的包膜，包膜含有型和群特异性抗原。根据抗原特性的差异，登革病毒可分为4个血清型，各型之间及与乙脑病毒之间有部分交叉免疫反应。

初次感染者自病程第4～5天出现红细胞凝集抑制抗体，于2～4周达高峰，低效价可长期存在；第8～10天出现中和抗体，2个月达高峰，低效价维持数年以上；第2周出现补体结合抗体，于1～2个月达高峰，3个月后降至较低水平，维持时间较短。

登革病毒不耐热，60℃30分钟或100℃2分钟即可灭活，但耐低温，在人血清中保存于-20℃可存活5年，-70℃可存活8年以上。登革病毒对酸、乙醚、紫外线和0.65%甲醛均敏感。

二、流行病学

登革热是一种古老的地方性传染病。在20世纪，全球曾发生过多次登革热大流行。登革热主要在北纬25°到南纬25°的热带及亚热带地区流行，特别是在东南亚、太平洋岛屿及加勒比海地区。在我国主要分布于海南、台湾、香港、澳门、广东、广西等地。常先流行于城镇，再向农村蔓延。因本病流行与伊蚊滋生有关，故主要发生于夏、秋雨季。在热带地区，蚊媒常年繁殖，故全年均可发病。在我国广东、广西，发病的高峰期为5—11月，海南为3—12月。在地方性流行区有隔年发病率升高的趋势，但近年流行周期常表现为不规则性。

（一）传染源

患者和隐性感染者是主要传染源。患者在潜伏期末及发热期内有传染性，主要局限于发病前6～18小时至发病后第3天，少数患者在病程第6天仍可在血液中分离出病毒。在流行期间，轻型患者和隐性感染者占大多数，可能是更重要的传染源。本病尚未发现慢性患者及病毒携带者。

（二）传播途径

主要通过蚊虫叮咬传播，其传播媒介主要是埃及伊蚊及白纹伊蚊。在东南亚及我国海南省，以埃及伊蚊为主；而在太平洋岛屿和我国广东、广西，则以白纹伊蚊为主。伊蚊吸入带病毒的血液后，病毒在唾液腺及神经细胞内复制，吸血后10天伊蚊即有传播能力，传染期可长达174天。在非流行期间，伊蚊可能是病毒的储存宿主。

（三）易感人群

在新流行区，人群普遍易感，但发病以成人为主。在地方性流行区，当地成年居民血清中几乎均可检出登革病毒的中和抗体，故发病以儿童为主。

感染后对同型病毒可获得较为持久的免疫力，并可维持多年，对异型病毒也有一年以上的免疫力。对其他黄病毒属成员，如乙脑病毒和圣路易脑炎病毒，亦有一定的交叉免疫力。

三、发病机制与病理解剖

登革病毒通过伊蚊叮咬进入人体，在毛细血管内皮细胞和单核－巨噬细胞系统内增殖后进入血液循环，形成第一次病毒血症。然后再定位于单核－巨噬细胞系统和淋巴组织中复制，再次释放入血形成第二次病毒血症，并引起临床症状。机体产生的抗登革病毒抗体与登革病毒形成免疫复合物，激活补体系统，使血管通透性增加；同时还抑制骨髓中的白细胞及血小板系统，导致白细胞、血小板减少及出血倾向。

病理改变：肝、肾、心和脑的退行性变；心内膜、心包、胸膜、胃肠黏膜、肌肉、皮肤及中枢神经系统不同程度的出血；皮疹内小血管内皮细胞肿胀，血管周围水肿，单核细胞浸润。

脑型患者可见蛛网膜下腔灶性出血，脑实质灶性出血、脑水肿及脑软化。重症患者可有肝小叶中央灶性坏死及淤胆、小叶性肺炎、肺小脓肿形成等。

四、临床表现

潜伏期3～15天，平均5～8天。

感染登革病毒后，可导致隐性感染、登革热、登革出血热，其中登革出血热在我国少见。临床上将登革热分为典型、轻型及重型三型。

（一）典型登革热

1. 发热 所有患者均有发热。起病急，先有寒战，随之体温迅速升高，24小时内可达40℃。热程一般为5～7天，然后骤降至正常，热型多不规则；少数病例于第3～5日体温降至正常，1日后又再升高，称为双峰热或马鞍热。

2. 全身中毒症状 发热时伴头痛、腰痛、眼眶痛，尤其骨骼、关节疼痛剧烈，似骨折样或碎骨样，故本病曾称为"断骨热"。患者极度乏力，可有恶心、呕吐、腹痛、腹泻或便秘等胃肠道症状。脉搏在发病早期加速，后期可有相对缓脉。早期体征有面色潮红，结膜充血及浅表淋巴结肿大。常因显著衰弱需数周后才能完全恢复。儿童患者起病较缓，体温较低，毒血症较轻，恢复较快。

3. 皮疹 于病程第3～6天出现，多为斑丘疹或麻疹样皮疹，也有猩红热样皮疹、红斑疹及出血点等，可同时有两种以上皮疹。皮疹分布于全身，以胸、背部多见，颜面较少；可有痒感，皮疹持续3～4天消退，消退后一般无脱屑及色素沉着。

4. 出血 25%～50%患者有不同程度的出血，如牙龈出血、鼻出血、呕血或黑便、皮下出血、咯血、血尿、阴道出血、腹腔或胸腔出血等，出血多发生在病程的第5～8天。

5. 其他 约1/4的患者有肝大及转氨酶升高，个别患者有黄疸，脾大少见。

（二）轻型登革热

临床表现较典型登革热轻，表现为发热较低，全身疼痛较轻、皮疹稀少或不出疹，无出血倾向，浅表淋巴结常肿大，病程1～4天。流行期间此型病例很多，因其临床表现类似流行性感冒或不易鉴别的短期发热而常被忽视。

（三）重型登革热

早期表现类似典型登革热，但发热3～5天后病情突然加重。表现为脑膜脑炎，出现剧烈头痛、呕吐、抽搐、狂躁、谵妄、昏迷、大汗、血压骤降、颈强直、瞳孔缩小等。有些患者表现为消化道大出血和失血性休克。此型病情凶险，进展迅速，多于24小时内死于中枢性呼吸衰竭或失血性休克。本型罕见，但病死率很高。它不符合登革出血热的诊断标准，故命名为重型登革热。

知识链接

陈桂芳医生

1950年在泰国首先发现登革出血热，以后在东南亚、太平洋岛屿及加勒比海地区相继发生本病流行，登革热在当时的死亡率高。我国在1986年突发"登革热"，海南省人民医院突然接诊数十位肺部大出血、咯血患者，由于临床个案较少，医院面临着严峻考验。经常规办法多次抢救，很多患者依然咯血不止，生命垂危。在此危急之际，儿科医师陈桂芳决定超剂量使用垂体后叶激素对患者进行止血。奇迹出现了，随着药物剂量的逐步加大，患儿终于停止咯血，与"死神"擦肩而过。在当时治疗经验缺乏的情况下，陈桂芳运用精湛的技术治愈了一大批患者。从业62年来，陈桂芳以医院为家，视病患为亲人，践行着医者誓词，87岁高龄被尊称为"奶奶医生"，获得"中国儿科终身成就医师"称号。

五、并发症

以急性血管内溶血最为常见，发生率约为1%，多见于葡萄糖-6-磷酸脱氢酶（G6PD）缺乏的患者。其他并发症包括精神异常、心肌炎、尿毒症、肝肾综合征、急性脊髓炎、吉兰-巴雷综合征（Guillain-Barre syndrome）及眼部病变等。

六、实验室检查

（一）常规检查

白细胞计数减少，发病第2天开始下降，第4～5天降至最低点，可低至$2×10^9$/L，分类中性粒细胞减少。1/4～3/4病例血小板减少。部分病例可见尿蛋白和红细胞、白细胞。约半数病例有轻度丙氨酸转氨酶（ALT）升高。

（二）脑脊液检查

脑型病例脑脊液压力升高，白细胞和蛋白质正常或稍有增加，糖和氯化物正常。

（三）免疫学检查

单份血清补体结合试验效价达到1∶32以上，红细胞凝集抑制试验效价超过1∶1280有诊断意义。双份血清抗体效价4倍以上增长可以确诊。此外，ELISA法检测特异性IgM抗体有助于早期诊断。

（四）病毒分离

将急性期患者血清接种于乳鼠脑内或白纹伊蚊胸肌细胞C6/36细胞系可分离病毒。以C6/36细胞系常用，其分离阳性率为20%～65%。

（五）反转录聚合酶链反应

反转录聚合酶链反应（RT-PCR）敏感性高于病毒分离，可用于早期快速诊断及血清型鉴定，技术要求较高。

七、诊断与鉴别诊断

依据流行病学资料（如夏秋季节在登革热流行区内出现大量高热病例）、临床特征（急起高热、皮疹、骨、关节及肌肉疼痛、淋巴结肿大、出血等）及辅助检查可作出诊断。确诊有赖于病毒分离及免疫学检查。

本病尚需与流行性感冒、麻疹、猩红热、流行性出血热、钩端螺旋体病等疾病相鉴别。

八、治疗

无特殊治疗药物，主要采取支持及对症治疗。

（一）一般治疗

急性期应卧床休息，流质饮食，恢复期不应过早活动，防蚊隔离至完全退热。重型病例应加强护理，注意口腔及皮肤清洁，保持大便通畅。

（二）对症治疗

1. 物理降温　高热时先用物理降温，慎用镇痛退热药物，以防在葡萄糖-6-磷酸脱氢酶缺乏症（glucose-6-phoshate dehydrogenase deficiency，G6PD）患者中诱发急性血管内溶血。高热不退及感染中毒症状严重者，可短期使用小剂量肾上腺糖皮质激素，如口服泼尼松5mg，每天3次。

2. 恰当补液　有大量出汗、呕吐或腹泻而致脱水者，应及时口服补液，非必要时不滥用静脉补液，以免诱发脑水肿。

3. 应用止血药物　有出血倾向者，可选用卡巴克络、酚磺乙胺、维生素C及维生素K等止血药；出血量大时，可输新鲜全血或血小板；严重上消化道出血者，可口服冰盐水或去甲肾上腺素，静脉给予奥美拉唑。

4. 防治脑水肿　脑型病例应及时应用20%甘露醇250～500ml快速静脉滴注或静脉注射脱水，同时静脉滴注地塞米松。呼吸中枢受抑制者应及时使用人工呼吸器。

5. 抗休克　有休克表现者，应及时补充血容量。

九、预防

（一）控制传染源

地方性流行区或可能流行地区要做好登革热疫情监测预报工作，早发现，早诊断，及时隔离治疗。同时尽快进行特异性实验室检查，识别轻型患者。加强国境卫生检疫。

（二）切断传播途径

防蚊灭蚊是预防本病的根本措施。改善卫生环境，消灭伊蚊滋生。喷洒或施用对人无毒的杀虫剂消灭成蚊。

（三）保护易感人群

疫苗预防接种处于研究试验阶段，尚未能推广应用。

第十四节　狂　犬　病

案例导入

【案例】

患者，男性，46岁。尿频、尿急10小时，多汗、流口水、恐水、抽搐8小时入院。7年前不慎被家犬咬伤右小腿，当时出血较多，伤口只用水简单冲洗，没有进行消毒处理，亦未注射狂犬疫苗和免疫球蛋白。约10小时前因尿频尿急到当地医院就诊，随即出现多汗、流口水、怕风、恐水、抽搐等症状，被紧急送入本院。查体：恐惧表情，神志清楚，吐词含糊不清；体温38.7℃，脉搏120次/分，呼吸30次/分，血压150/90mmHg；腱反射亢进。外周血检查：白细胞计数11×10⁹/L，中性粒细胞比例82%。

【问题】

1. 该患者的初步诊断及依据是什么？
2. 对患者进一步的处理有哪些？

狂犬病（rabies）又名恐水症，由狂犬病毒所致，是以侵犯中枢神经系统为主的急性人兽共患传染病。人主要通过被病兽咬伤、抓伤等方式感染。临床表现为特有的恐水、恐声、怕风、咽肌痉挛、进行性瘫痪等。病死率几乎100%。

一、病原学

狂犬病毒属弹状病毒科拉沙病毒属，形似子弹，大小约75nm×180nm，病毒中心为单股负链RNA，外绕以核衣壳和含脂蛋白及糖蛋白的包膜。狂犬病毒含五种主要蛋白，即糖蛋白核蛋白、聚合酶、磷蛋白和膜蛋白。糖蛋白能与乙酰胆碱受体结合，决定了狂犬病毒的嗜神经性，能刺激机体产生保护性免疫反应。从狂犬病患者或患病动物体内直接分离到的病毒称为野毒株或街毒株，特点为致病力强，能在唾液腺中繁殖。固定毒株是街毒株在家兔脑内连续传代50代获得的毒株，毒力减弱，但仍保持其免疫原性，可供制备疫苗。

病毒对外界抵抗力不强，易为紫外线、季铵化合物、肥皂水、碘酒、高锰酸钾、酒精、甲醛等灭活，加热100℃2分钟可灭活。但对苯酚等酚类化合物有高度抵抗力，冷冻干燥后的病毒可保存数年。

二、流行病学

狂犬病散发，无季节性。

（一）传染源

带狂犬病毒的动物是本病的传染源，我国狂犬病的主要传染源是病犬，其次为猫、猪、牛和羊等；野生动物，如狼、狐狸、吸血蝙蝠、臭鼬、浣熊、松鼠等，是发达国家狂犬病的主要传染源。一些貌似健康的犬的唾液中可带病毒，也能传播狂犬病。

（二）传播途径

病毒主要通过被患病动物咬伤、抓伤或密切接触传播，黏膜也是病毒的重要侵入门户。在宰杀病犬、加工等过程中容易被感染，吸入蝙蝠洞穴中的含病毒气溶胶也可感染。

（三）易感人群

人群普遍易感。人被犬咬伤后发病率为15%～20%。被病兽咬伤后是否发病与下列因素有关：①咬伤部位：头、面、颈、手指等处咬伤后发病率高。②伤口的严重性：创口深大的发病率高。③伤口的处理情况：咬伤后及时彻底清洗者发病率低。④衣着厚薄：衣着较厚者发病率低。⑤疫苗接种情况：及时、全程、足量注射狂犬疫苗者发病率低。⑥机体免疫力：免疫低下或免疫缺陷者发病率高。感染后若能及时处理伤口，并正确接种疫苗，本病发病率可降至0.15%左右。

狂犬病疫苗

路易斯·巴斯德，法国微生物学家、化学家，近代微生物学的奠基人，19世纪最有成就的科学家之一，他注重用"实践—理论—实践"的方法进行研究，并成功发明了狂犬疫苗。2007年，在国际狂犬病控制联盟的倡议下，世界卫生组织、世界动物卫生组织及美国疾病预防控制中心等共同发起了"世界狂犬病日"，各国纷纷开展相应宣传活动。9月28日是世界狂犬病日，世界狂犬病日不变的口号是"共同努力，使狂犬病成为历史"。

三、发病机制与病理解剖

（一）发病机制

狂犬病毒是嗜神经病毒，对神经组织有很强的亲和力。当病毒自皮肤或黏膜破损处侵入人体后，先在伤口附近的肌细胞内小量增殖4～6天后侵入周围神经，进而沿神经的轴索向中枢神经系统做向心性扩散，至脊髓的背根神经节大量繁殖，侵入脊髓并很快到达脑部，主要侵犯脑干和小脑等处的神经细胞。到达中枢神经系统的病毒继续向周围神经做离心性扩散，侵入各器官，尤其以唾液腺、舌部味蕾、嗅神经上皮等处病毒量最多。由于迷走、舌咽及舌下脑神经核受损，致吞咽肌和呼吸肌痉挛，临床上出现恐水、呼吸困难、吞咽困难等症状，交感神经受累时出现唾液分泌和出汗增多等。迷走神经节、交感神经节、心脏神经节受损时，可出现心血管系统功能紊乱，甚至猝死。

（二）病理

病理变化主要为急性弥漫性脑脊髓炎，以大脑基底、海马回和脑干部位及小脑损害为主。肉眼可见脑及脊髓有充血、水肿、微小出血等。镜下可在神经细胞胞质内见到内氏小体，为嗜酸性包涵体，呈圆形或卵圆形，直径3～10μm，染色后呈樱红色，系狂犬病毒的集落，具有特异诊断价值。

四、临床表现

潜伏期长短不一，一般1～3个月。潜伏期长短与年龄、伤口部位、伤口深浅、侵入病毒数量和毒力等因素有关，临床上有狂躁型和麻痹型两种类型。

（一）狂躁型

较常见，典型临床经过分3期：

1. 前驱期　多数先有低热、乏力、头痛、食欲缺乏、恶心等类似感冒的表现。继而惊恐不安，烦躁失眠，对声、光、风等刺激敏感，喝水时可有喉头紧缩感。具有诊断价值的是在愈合的伤口周围及神经支配区出现痒、痛、麻或蚁走等异常感觉。该期持续2～4天。

2. 兴奋期　表现为高度兴奋状态，表情极度恐惧，约80%的患者出现本病特有的恐水、怕风表现。患者饮水、见水、闻流水声或即使提及饮水时均可引起咽喉肌严重反射性痉挛，虽渴极而不敢饮，常可导致声音嘶哑和脱水。外界多种刺激如风、光、声也可引起咽肌痉挛。严重发作时可出现全身肌肉阵发性抽搐，因呼吸肌痉挛致呼吸困难和发绀。体温常升高（38～40℃）。因交感神经功能亢进，表现为大量流涎、乱吐唾沫、大汗淋漓、心率加快、血压上升。患者多数神志清醒，少数患者可出现幻听、幻觉等精神失常症状，可具有攻击性。该期1～3天。

3. 麻痹期　患者肌肉痉挛减少或停止，逐渐进入全身迟缓性瘫痪，由安静进入昏迷状态。呼吸浅且不规则，心搏无力，最后因呼吸、循环衰竭死亡。该期持续时间较短，一般6～18小时。

狂躁型全病程一般不超过6天。

（二）麻痹型

此型常见于吸血蝙蝠咬伤，或儿童患者，占狂犬病的2%～20%。其病理损害以脊髓或延髓受损为主。因咽喉肌麻痹不能说话，又称"哑型"狂犬病。该型患者无兴奋期和典型的恐水表现，常见高热、头痛、呕吐、腱反射消失、肢体软弱无力、共济失调和大小便失禁，麻痹从下肢开始，逐渐发展至全身麻痹，没有痉挛发作，意识始终清楚，最终因瘫痪导致多器官衰竭而死亡。本型病程10～20天。

五、并发症

可并发肺炎、心律失常、心功能衰竭、急性肾衰竭等。

六、实验室检查

（一）血常规及脑脊液

外周血白细胞计数轻至中度增多，中性粒细胞占80%以上。部分患者脑脊液细胞数及蛋白质可稍增多，糖及氯化物正常。

（二）病原学检查

以下任一项阳性时可确诊：①取患者的唾液、脑脊液、泪液或死后脑组织接种鼠脑分离病毒；②取动物或死者的脑组织做切片染色，镜检找内氏小体；③用RT-PCR技术检测狂犬病毒核酸；④取患者的唾液、尿沉渣、角膜印片、发根皮肤组织或脑组织通过免疫荧光抗体技术检测病毒抗原，方法快捷，阳性率可达98%。

（三）病毒抗体检测

现WHO推荐用快速荧光焦点抑制实验检测血清或脑脊液中和抗体。方法快捷，特异性和敏感性均较高。当血清中和抗体阳性但不足以作出诊断时可测脑脊液中和抗体来确认。国内多采用酶联免疫吸附试验检测血清中特异性抗体，用于流行病学调查和狂犬病诊断。

七、诊断与鉴别诊断

（一）诊断

依据有被犬或病兽咬伤或抓伤史，出现典型症状如恐水、怕风、咽肌痉挛，或怕光、怕声、多汗、流涎和咬伤处出现痒、疼、麻、感觉异常等表现即可作出临床诊断。确诊有赖于检查病毒抗原、病毒核酸或尸检脑组织中的内氏小体。

（二）鉴别诊断

1. 类狂犬病癔症 癔病患者被动物咬伤后1～2天出现咽喉部紧缩感、恐惧感，甚至出现恐水，但患者不出现发热、怕风、流涎，暗示治疗方法有效。

2. 破伤风 有外伤史，临床特点为肌肉阵发性痉挛，牙关紧闭，苦笑面容，但无狂躁、流涎、恐水、怕风等表现。

3. 其他病毒性脑炎 患者常有高热、抽搐及意识障碍，但无流涎、恐水、怕风等表现。

八、治疗

本病病情严重，发展迅速，至今尚无特效治疗方法，病死率几乎100%。治疗原则为对症治疗，延长生存时间。

（一）隔离

单室严格隔离患者，防止唾液污染，减少一切不必要的刺激（如光、风、声等）。

（二）对症治疗

1. 尽量保持患者安静，狂躁时可用镇静药，如安定、氯丙嗪等。
2. 保持呼吸道畅通，给氧，必要时气管切开，用人工呼吸机。
3. 静脉输液补充营养，纠正酸中毒，维持水电解质平衡。输液管道最好用东西包裹。
4. 有心动过速、心律失常、高血压等可用受体阻断药或强心药。
5. 有脑水肿时给予脱水剂。

九、预防

（一）管理传染源

以犬的管理为主。捕杀野犬，管理和免疫家犬，并实行对进出口动物检疫等措施。发现确定或可疑因狂犬病病死的动物应予焚毁或深埋处理。

（二）伤口处理

及时有效地进行伤口处理是预防本病的关键措施之一。①伤口冲洗：用肥皂水（或其他弱碱性清洗剂）和一定压力的流动清水交替清洗咬伤和抓伤的每处伤口至少15分钟。如条件允许，建议使用狂犬病专业清洗设备和专用清洗剂对伤口内部进行冲洗。最后用生理盐水冲洗伤口以避免肥皂液或其他清洗剂残留。②消毒处理：彻底冲洗后用稀碘伏（0.025%～0.050%）、苯扎氯铵（0.005%～0.010%）或其他具有病毒灭活效力的皮肤黏膜消毒剂消毒涂擦或消毒伤口内部。③外科处置：在伤口清洗、消毒，并根据需要使用狂犬病被动免疫制剂至少两小时后，根据情况进行后续外科处置。

伤口一般不予缝合或包扎，以便排血引流；如有抗狂犬病免疫球蛋白或免疫血清，则应在伤口底部和周围行局部浸润注射；对较深大伤口，要应用抗生素及破伤风抗毒素等。

（三）保护易感人群

1. 疫苗接种　疫苗接种分为于暴露前预防和暴露后预防。暴露前预防主要用于高危人群，即兽医、山洞探险者、从事狂犬病毒研究的实验人员和动物管理人员。我国为狂犬病流行地区，凡被犬咬伤者或被其他可疑动物咬伤、抓伤者，或医务人员的皮肤破损处被狂犬病患者唾液玷污时均需做暴露后预防接种。WHO推荐使用的疫苗有三种：①人二倍体细胞疫苗，价格昂贵；②原代细胞培养疫苗，包括地鼠肾细胞疫苗、鸡胚细胞疫苗等；③传代细胞系疫苗，包括Vero细胞疫苗和BHK细胞疫苗。

我国主要采用地鼠肾细胞疫苗。暴露前预防：接种三次，每次2ml，肌内注射，于0、7、21天进行；2～3年加强注射一次。暴露后预防：共接种5次，每次2ml，肌内注射，于0、3、7、14和30天完成，如严重咬伤，可全程注射10针，于第1天至第6天每日一针，随后于10、14、30、90天各注射一针。

2. 免疫球蛋白注射　常用的制剂有人抗狂犬病毒免疫球蛋白和抗狂犬病毒马血清。以人抗狂犬病毒免疫球蛋白为佳，用量为20IU/kg，抗狂犬病毒马血清为40IU/kg，以一半剂量在伤口行局部浸润注射，剩余剂量做臀部肌内注射。为避免马血清的过敏反应，注射前应做皮肤过敏试验，过敏者可在准备预防措施下进行脱敏疗法。

第十五节　尖锐湿疣

案例导入

【案例】

患者，男，47岁，农民。曾有不洁性交史，龟头冠状沟有疣状突起3年多，当时没有太在意，自己在网上买了一些外用药，反反复复，效果不明显，一直羞于去医院，约半年前病损变大增多，在当地某医院进行活检，诊断为尖锐湿疣，自活检后形成溃疡不愈，经常有脓性分泌物及腐烂组织，且有疼痛。病损周围组织变硬及肿胀，后来医院就诊。

【问题】

1. 如何判断该患者感染情况？
2. 该如何处理此情况？

尖锐湿疣（condylomata acuminata）又称生殖器疣或性病疣，本病是由人乳头状瘤病毒（human papilloma viruses，HPV）感染所引起的好发于人体泌尿生殖器或肛门周围皮肤黏膜上的性传播疾病。经直接接触或间接接触传播。以生殖器、肛门部位出现菜花状肉芽为临床特征。性器疣的患者不会引致严重的并发症。女性则会增加患子宫颈癌的患病机会。数据显示90%的子宫颈癌与HPV病毒有关。

一、病原学

尖锐湿疣是由人乳头状瘤病毒引起，属DNA病毒。病毒颗粒直径为50～55nm。人乳头状瘤病毒对宿主特意依赖性高，人是唯一的宿主，实验室动物组织培养尚未成功。人乳头状瘤病毒有许多不同的亚型，在临床上不同的类型与引起不同类型的临床症状。

根据诱发生殖道恶行肿瘤机会的不同，人乳头状瘤病毒可分为高、中及低危型。高危型主要包括亚型16、18、31、33等，其持续感染是肛周癌变或宫颈癌的主要原因，中危型包括亚型26、53、66，低危型包括亚型6、11等。尖锐湿疣主要由6、11亚型病毒感染所引起。该病毒在温暖潮湿的环境中容易生存繁殖，故男女两性的外生殖器是最容易感染的部位。

二、流行病学

（一）传染源

尖锐湿疣的传染源主要是患者及病毒携带者，尤其是患者的生殖器皮肤或黏膜内含有人乳头状瘤病毒。

（二）传播途径

1. 性传播 最主要的传播途径。同性或异性性行为中的黏膜接触均可造成感染。

2. 母婴传播 常见于生殖道感染HPV的母亲在分娩过程中传给新生儿。

3. 间接接触 可以通过马桶、私人衣物等，可感染口腔、咽喉、皮肤和肛门等，并诱发相应的肿瘤。

（三）易感人群

人群普遍易感。

（四）流行特征

HPV感染常合并其他生殖道病原体同时感染，如细菌、真菌等多种阴道病原菌感染，这些病原体又可增加生殖道对人乳头状瘤病毒的易感性。多个性伴侣、青春期开始就有性生活的女孩是尖锐湿疣感染的重要影响因素。青春期女孩下生殖道发育尚未成熟，过早性生活会使子宫颈上皮多次重复暴露于某些细菌或病毒，产生潜在的细胞变异，数年后可能产生癌变。

三、发病机制

该病的发病机制为人乳头状瘤病毒易感染黏膜和皮肤的鳞状上皮细胞，尤其是性接触时生殖器摩擦，形成的细小伤口会促进感染的发生。患病一方带有该病毒颗粒的脱落上皮或角蛋白进入健康者的上皮裂隙中，感染就会发生。病毒进入人体后，潜伏于表皮基底层的角质形成细胞，随着表皮复制进入细胞核内，引起细胞的迅速分裂，进而形成临床所见的疣状皮损。组织学上正常的上皮细胞也可有人类乳头状瘤病毒存在，常在皮肤损伤和机体免疫力下降时导致疾病的复发。

四、临床表现

潜伏期为3周至8个月，平均3个月。男性多见于冠状沟、包皮、阴茎头和肛门周围，其次是尿道口、阴茎体和阴囊；女性多见于大小阴唇、阴蒂、宫颈、阴道壁和肛门周围。

本病初发为小而柔软的淡红色、淡褐色或深褐色小丘疹，针头至绿豆大小，后来逐渐增大，变多，向上突起，表面凹凸不平，比较粗糙，向周围扩散并蔓延。根据角化程度和形态的不同，分成丘疹型、乳头型、菜花型、鸡冠型和草样型，少数呈乳头状瘤样增殖的巨大型尖锐湿疣。一般无感觉，部分患者有异物感、瘙痒、灼热感、压迫感，或因摩擦而破溃、浸渍或糜烂，性生活后易出血。女性患者常可伴有阴道炎。

五、并发症

尖锐湿疣最严重的并发症是恶性肿瘤。人乳头状瘤病毒16、18型感染后，若治疗不及时，极有可能导致宫颈癌等恶性肿瘤。尖锐湿疣局部治疗后继发细菌感染是湿疣治疗过程中最常见的并发症之一，继发细菌感染的临床表现主要在治疗的局部发生，轻者表现为局部红肿、少量分泌物、轻微疼痛；重者则为局部红肿、化脓、疼痛明显。

六、实验室检查

（一）醋酸白试验

将5%醋酸溶液用棉拭子涂布于皮损表面，或用浸5%醋酸溶液的纱布敷于皮损上进行湿敷。一般湿敷5分钟左右即可进行观察，肛门周围皮损则需要10～15分钟。

观察结果，人乳头状瘤病毒感染部位显现白色改变，为均匀一致的白色，临床可疑损害或临床未见皮损的部位均可出现白色改变，直径数毫米至数厘米，形态规则或不规则，边界出现清晰或不清晰。多数结果可直接用肉眼观察，细小的皮损借助放大镜观察则更清楚。

（二）阴道镜检查

阴道镜主要用于对宫颈阴道部黏膜的观察，可用于外阴及阴道上皮的检查。阴道镜对宫颈上皮的亚临床感染、癌前病变的早期发现、早期诊断有重大帮助。患者在检查前24小时内应避免阴道冲洗和性生活。用5%醋酸溶液浸湿的纱布敷贴3分钟后以阴道镜检查有助于发现人乳头状瘤病毒的亚临床感染，对界限清晰的白色斑点应进一步取材作组织病理学检查。

七、诊断与鉴别诊断

（一）诊断

1. 流行病学资料　有非婚性行为史或配偶感染史或间接感染史。

2. 临床表现　尖锐湿疣病损初起为小而柔软的增生性淡红色小隆起，顶端尖锐，生殖器和肛门周边出现淡红色、淡褐色或深褐色细小丘疹，以后逐渐增大，数目增多，表面凹凸不平，此时通常无特殊不适感，无对症处理可持续增大。疣体表面比较粗糙，呈灰白色或粉红色，可因摩擦而破溃、出血或感染，可伴有痒感或疼痛感。

3. 实验室检查　醋酸白试验、阴道镜检查等有助于诊断。

（二）鉴别诊断

1. 绒毛状小阴唇　又称假性湿疣，为正常的生理变异，常发生在女性小阴唇内侧及阴道前庭，为白色或淡红色小丘疹，表面光滑，对称分布，无自觉症状；醋酸白试验阴性。

2. 扁平湿疣 为二期梅毒特征性皮损，发生在肛门生殖器部位的多个或成群的红褐色蕈样斑块，表面扁平基底宽，无蒂，常糜烂、渗出；皮损处取材在暗视野下可查到梅毒螺旋体梅毒血清学试验强阳性。

（三）治疗

1. 局部药物治疗

（1）0.5%足叶草毒素酊：疣体上外涂，1个疗程为每日2次，连用3天，停药4天，其间观察疣体脱落的情况。疣体用药总面积不应超过10cm²，每日用药总量不应超过0.5ml。孕妇禁用。

（2）10%～25%足叶草酯酊：疣体局部外用，每周一次，每次用药面积不应超过10cm²，药液量不应超过0.5ml，涂药后2～4小时，应用清水清洗残留药液，用药时应注意保护疣体周围正常皮肤或黏膜用药6次，仍未痊愈，改用其他治疗方法。孕妇禁用。

还可使用50%三氯醋酸溶液、5%咪喹莫特霜等。

2. 局部物理治疗

（1）二氧化碳激光法：在女性宫颈口、男性尿道口的尖锐湿难从外用药，可采用二氧化碳激光治疗。一次就诊即可去除疣体，适用于多发性疣体和尿道内疣体。

（2）液氮冷冻法：用棉签蘸取液氮后，稍加压力放置于皮损上数秒钟，如此反复多次，每周1次，通过低温使细胞溶解，从而破坏疣体，适用于尿道口统及其他部位较小的疣体。

（3）手术切除治疗：可一次性去除疣体，适用于单发及巨大型尖锐湿疣。

（4）全身免疫治疗：如干扰素肌内注射、白介素皮下注射、匹多莫德分散片口服等，对减少疣体的复发有一定的疗效。

八、预防与健康教育

1. 要树立正确的性观念，避免发生婚外性行为和多性伴侣行为。
2. 提倡使用安全套，防止传染。
3. 要注意浴具及内衣裤清洁卫生，避免通过接触物品间接感染。
4. 进行健康教育与咨询。
5. 需要时提供性病、艾滋病的咨询与检测。

知识拓展

尖锐湿疣

尖锐湿疣在我国是最主要的性病之一。好发年龄在16～35岁。尖锐湿疣的传染性很强，发病率较高，并出现低龄化倾向。作为医学生，应具有健康促进的使命感，积极对社区居民进行健康教育，广泛宣传尖锐湿疣的预防措施，引导社区居民树立正确的性观念，避免发生婚外性行为和多性伴侣行为，性生活中坚持全程使用安全套。要注意浴具及内衣裤清洁卫生，避免通过接触物品间接感染。

本章小结

教学课件

执考知识点总结

本章涉及的2019版及2024版公共卫生执业助理医师资格考试考点对比见表2-2。

表2-2　2019版及2024版公共卫生执业助理医师资格考试考点对比

单元	细目	知识点	2024版	2019版
病毒性传染病	新型冠状病毒感染	—		
	严重急性呼吸综合征	—		
	艾滋病	（1）病原	删除	√
		（2）传染途径	√	√
		（3）临床表现	√	√
		（4）诊断与鉴别诊断	√	√
	手足口病	—		
	流行性感冒	（1）流行病学	√	—
		（2）诊断与鉴别诊断	√	—
		（3）主要预防措施	√	—
	麻疹	—		
	病毒性肝炎	（1）病原分型	删除	√
		（2）临床分型	√	√
		（3）甲、乙型肝炎的血清学诊断	√	√
	水痘和带状疱疹	—		
	流行性腮腺炎	—		
	脊髓灰质炎	—		
	肾综合征出血热	（1）临床表现分期	√	√
		（2）诊断依据	√	√
	流行性乙型脑炎	（1）临床表现	√	√
		（2）诊断与鉴别诊断	√	√
		（3）治疗原则	删除	√
	登革热	—		
	狂犬病	—		
	尖锐湿疣	（1）病原体及传播途径	√	—
		（2）临床表现	√	—
		（3）诊断	√	—

拓展练习及参考答案

（徐　慧　朱凯星　王　颖）

第三章　立克次体病

学 习 目 标

素质目标： 具有终身学习意识，能积极主动获取相关学科知识和技能，并认识到持续自我完善的重要性；具有集体主义观念、团队协作精神及社会工作适应性，尊重同事和其他医疗卫生保健专业人员。

知识目标： 掌握流行性与地方性斑疹伤寒及恙虫病的流行病学、临床表现及预防；熟悉流行性与地方性斑疹伤寒及恙虫病的病原学、诊断、治疗；了解流行性与地方性斑疹伤寒及恙虫病的发病机制、病理、鉴别诊断。

能力目标： 具有立克次体病的识别、信息报告与应急处理，开展立克次体患者群监测、流行病学调查及健康教育，以及使用常用现场采样和检测方法的基本能力。

案例导入

【案例】

患者，女性，52岁，农民。主诉畏寒、发热6天，最高体温39.6℃，伴乏力、全身肌肉酸痛、头晕、头痛。入院3天前就诊于外院，予以"抗感染、抑制炎症反应、护胃及能量支持补液"治疗，患者仍反复出现畏寒、高热，入院前1天全身出现散在皮疹（具体出现时间不详，出疹顺序大致由躯干到四肢）。患者精神、食欲不佳，大小便较平时减少。患者家中养殖家禽，携带大量跳蚤。查体：体温37.6℃，脉搏115次/分，呼吸20次/分，血压113/72mmHg，神清，精神不佳；全身皮肤见多发散在皮疹，压之褪色。

【问题】

1. 该患者诊断可能是什么？
2. 确诊需完善哪些检查？

核心知识拆解

第一节 流行性与地方性斑疹伤寒

一、流行性斑疹伤寒

流行性斑疹伤寒（又称虱传斑疹伤寒或典型斑疹伤寒）是普氏立克次体通过人虱传播的急性传染病，临床上以急性起病、稽留高热、剧烈头痛、皮疹与中枢神经系统症状为主要特征。自然病程通常为2～3周。

（一）病原学

普氏立克次体属于立克次体属，革兰染色阴性。病原体主要具有两种抗原：一是可溶性耐热型特异性抗原，可与斑疹伤寒以外的立克次体病进行区分；二是不耐热型颗粒性抗原，可与地方性斑疹伤寒进行区分。普氏立克次体耐冷不耐热，56℃30分钟或37℃5～7小时即可灭活，对紫外线及一般消毒剂较为敏感，但对干燥具有抵抗力。

（二）流行病学

1. 传染源 患者为唯一的传染源，哺乳动物作为传染源尚待证实。从潜伏期末至热退后数天均有传染性，发病后第1周的传染性最强。个别患者病后立克次体可长期存在于单核−巨噬细胞内，当机体免疫力降低时引发复发，称为复发性斑疹伤寒。

2. 传播途径 人虱是本病的传播媒介，以体虱为主。虱内的立克次体随虱粪排出，或因虱体被压碎而散出，通过搔痒的抓痕侵入人体。干燥虱粪内的立克次体可形成气溶胶，偶可通过呼吸道、口腔或眼结膜感染人体。人虱适宜生活于29℃左右，当患者发热或死亡，人虱转移至新宿主，致使本病在人群中以人—虱—人方式传播。

3. 易感人群 人群普遍易感，病后可获较持久免疫力。少数患者因免疫力不足偶尔可再次感染或体内潜伏的立克次体再度繁殖引起复发。

4. 流行特征 本病多发生在寒冷地区，冬春季节发病较多。战争、饥荒、贫困及卫生条件不良易引起本病的发生和流行。

（三）发病机制及病理

1. 发病机制 主要为病原体所致的血管病变、毒素引起的毒血症及变态反应。

2. 病理解剖 基本病变是小血管炎，典型病理变化是增生性、血栓性、坏死性血管炎及其周围炎症细胞浸润而形成立克次体肉芽肿（斑疹伤寒结节）。

（四）临床表现

潜伏期5～23天，平均10～14天。可分为以下临床类型。

1. 典型斑疹伤寒

（1）发热：起病多急骤，体温于1～2天内达39～40℃，呈稽留热，少数呈不规则或弛张热。高热持续2～3周后，于3～4天内体温迅速降至正常。伴寒战、乏力、剧烈头痛、全身疼痛、面部及眼结膜充血等全身毒血症症状。

（2）皮疹：为本病的重要特征，见于90%以上患者。多在病程第4～5日开始出疹，1～2天内由躯干遍及全身，而面部通常无皮疹。开始常为充血性斑丘疹，压之褪色，以后转为暗红色，也可为出血性皮疹，多孤立存在。皮疹多在1周左右消退，常留有色素沉着。

（3）中枢神经系统症状：持续剧烈头痛是本病突出的症状，可伴头晕、失眠、耳鸣及听力减退，甚至出现反应迟钝、谵妄、狂躁及脑膜刺激征等。

（4）肝脾大：约90%患者出现脾大，少数患者有肝大。

（5）其他：可有食欲缺乏、恶心、呕吐、腹胀、便秘或腹泻等消化道症状。发生中毒性心肌炎时可有心率快、心律不齐、奔马律、低血压甚至循环衰竭。有少数患者发生支气管炎或支气管肺炎。

2. 轻型斑疹伤寒 近年来，我国散发病例多为此型。特点：热程短，平均8～9天，体温一般39℃左右，多呈弛张热；全身中毒症状较轻，但头痛、全身疼痛明显；仅有少量充血性皮疹，1～2天即消退；神经系统症状较轻；肝、脾大少见。

3. 复发型斑疹伤寒 也称Brill-Zinsser病，多呈轻型表现，我国很少见。

（五）实验室及其他检查

1. 血、尿常规 白细胞计数多正常，嗜酸性粒细胞减少或消失，血小板减少。尿蛋白常阳性。

2. 血清学检查

（1）外斐反应：血清OX_{19}菌株凝集效价≥1：160或病程中有4倍或4倍以上升高者有诊断价值。

（2）立克次体凝集试验：以普氏立克次体颗粒抗原与患者血清做凝集反应，特异性强，阳性率高。此方法虽然与莫氏立克次体有一定交叉，但后者效价较低，故仍可与莫氏立克次体相鉴别。

（3）补体结合试验：以提纯的普氏立克次体颗粒抗原与患者血清做补体结合试验，效价≥1：32有诊断意义，特异性强，可与地方性斑疹伤寒鉴别。

（4）间接血凝试验：用普氏立克次体可溶性抗原致敏的红细胞与患者血清进行凝集反应，其灵敏度较外斐反应及补体结合试验高，阳性反应出现早，便于流行病学调查及早期诊断。与其他群立克次体无交叉反应，可以与其他群立克次体感染鉴别。

（5）间接免疫荧光试验：用两种斑疹伤寒立克次体作抗原进行间接免疫荧光试验，检测特异性抗体，效价IgM≥1：40或IgG≥1：160，或两次血清标本的抗体效价提高4倍或4倍以上为斑疹伤寒现症感染。

3. 核酸检测

采用PCR方法从患者血液标本扩增出普氏立克次体核酸有助于早期诊断。

4. 病原体分离

一般不用于临床诊断。采集患者血液标本直接接种豚鼠，分离普氏立克次体。

（六）并发症

支气管肺炎、心肌炎、中耳炎及腮腺炎，可并发感染性精神病及指（趾）坏疽，现已少见。

（七）诊断

当地有斑疹伤寒流行或1个月内去过流行区，多发生在冬、春季，患者身上或衣服上常有体虱存在；出现发热、皮疹、中枢神经系统症状；外斐反应效价≥1：160或效价成4倍以上升高即可诊断。也可做其他血清学检测特异性抗体。

（八）鉴别诊断

1. 其他立克次体病 恙虫病患者恙螨叮咬处可有焦痂和淋巴结肿大；地方性斑疹伤寒临床表现酷似轻型流行性斑疹伤寒，但无虱叮咬史，可能有鼠蚤叮咬史，立克次体凝集试验、补体结合试验及豚鼠阴囊试验可鉴别。

2. 伤寒 多见于夏秋季节，起病较缓慢，全身中毒症状较轻，皮疹出现较晚，特征性表现如淡红色玫瑰疹、数量较少、多见于胸腹，可有相对缓脉。神经系统症状出现较晚、较轻。白细胞计数多减少，肥达反应阳性，血、骨髓培养可获阳性结果。

3. 回归热 由虱传播，发热间断数日可再次发热。发热时患者血液涂片可查见回归热螺旋体。

4. 钩端螺旋体病 夏秋季节发病，有疫水接触史。无皮疹，多有腹股沟和/或腋窝淋巴结肿大，腓肠肌压痛明显。可有黄疸、出血或咯血。钩端螺旋体补体结合试验或显微镜下凝集试验阳性。乳胶凝集试验有助于早期诊断。

5. 肾综合征出血热 有明显的区域性。以发热、出血和肾损害为主要表现，典型患者有发热期、低血压休克期、少尿期、多尿期和恢复期5期经过。血清学检测特异性IgM抗体可确诊。

（九）预后

预后与病情轻重、年龄、治疗早晚、有无并发症等有关。未经治疗的典型斑疹伤寒患者病死率为10%～60%，老年人、孕妇及合并严重并发症者预后不良，如能早期诊断及有效治疗者预后良好。

（十）治疗

1. 一般治疗 卧床休息，供给足够热量，维持水、电解质平衡。做好护理，并防止并发症发生。

2. 病原治疗 是本病的主要治疗措施。可用多西环素，治疗需持续至体温正常后2～3天。成人患者也可选择喹诺酮类药物。

3. 对症治疗 剧烈头痛可用镇痛镇静药；中毒症状严重者可补充血容量、应用肾上腺皮质激素。慎用退热剂，以防大汗虚脱。

（十一）预防

改善卫生条件、普及个人卫生知识、灭虱是控制流行及预防本病发生的关键措施。

1. 管理传染源 及时发现、早期隔离、正确治疗患者。灭虱、洗澡、更衣后可解除隔离。密切接触者医学观察21天。

2. 切断传播途径 发现患者后，同时对患者及接触者进行灭虱。

3. 保护易感人群 疫苗有一定效果，但不能代替灭虱。灭活疫苗能减少发病率、减轻症状、缩短病程，降低病死率。

二、地方性斑疹伤寒

地方性斑疹伤寒（又称蚤传斑疹伤寒或鼠型斑疹伤寒）是莫氏立克次体通过鼠蚤传播的急性传染病。其临床特征与流行性斑疹伤寒相似，但症状较轻，病程较短，病死率低。

（一）病原学

莫氏立克次体的形态、染色特点、生化反应、培养条件及抵抗力均与普氏立克次体相似。莫氏立克次体接种雄性豚鼠腹腔后，豚鼠除发热外，阴囊高度水肿，称为豚鼠阴囊现象，是与普氏立克次体的重要鉴别点。莫氏立克次体与普氏立克次体的颗粒性抗原不同，凝集试验和补体结合试验可区别。

（二）流行病学

1. 传染源 家鼠为主要传染源。以鼠→鼠蚤→鼠的循环形式在鼠间传播。鼠蚤在鼠死亡后离开鼠体叮咬人而使人受感染。此外，患者及牛、羊、猪、马、骡等有可能作为传染源。

2. 传播途径 主要通过鼠蚤的叮咬传播。病原体随蚤粪或其呕吐物排出在皮肤上，或蚤被压碎后，其体内病原体通过抓痕进入人体。干燥蚤粪内的病原体可形成气溶胶，经呼吸道、眼结膜感染人体。

3. 易感人群 人群普遍易感。病后可获较强而持久的免疫力，并与流行性斑疹伤寒有交叉免疫力。

4. 流行特征 本病属自然疫源性疾病。多见于热带和亚热带，我国华北、西南、西北诸省发病率较高。

（三）发病机制与病理

与流行性斑疹伤寒相似，但程度较轻。

（四）临床表现

潜伏期1～2周，临床表现与流行性斑疹伤寒相似，但症状轻、病程短。

1. 发热 起病多急骤，为稽留热或弛张热，热程多为9～14天，伴全身酸痛、头痛、结膜充血等。

2. 皮疹 见于50%～80%的患者，与流行性斑疹伤寒相似，数量少，足底和手掌有时可见，多为充血性斑丘疹，一般不留痕迹。

3. 中枢神经系统症状 大多表现为头痛、头晕、失眠等轻度神经系统症状，谵妄、嗜睡、颈项强直及脑膜刺激征等少见。

4. 其他 大多有食欲缺乏、恶心、呕吐、腹胀、便秘或腹泻，约50%患者脾脏轻度增大，支气管炎较多见。

（五）实验室及其他检查

1. 血常规 白细胞计数多正常。少数出现血小板减少。

2. 生化检查 约90%患者ALT、AST、ALP和LDH轻度升高。

3. 血清学检查 外斐反应阳性，但效价较流行性斑疹伤寒低。可依赖补体结合试验及立克次体凝集试验来鉴别。

4. 核酸检测 采用PCR方法从患者血液标本扩增出立克次体核酸有助于早期诊断。

5. 病原体分离 有条件可将患者血液直接接种豚鼠分离莫氏立克次体。

（六）诊断与鉴别诊断

居住地区有本病发生，或1个月内去过流行区，有鼠及被蚤叮咬史更有助于诊断。临床表现与流行性斑疹伤寒相似，但较轻；外斐反应有筛选价值，进一步诊断依赖于补体结合试验、立克次体凝集试验或间接免疫荧光试验。本病应与流行性斑疹伤寒鉴别，参阅"流行性斑疹伤寒"。

（七）预后

预后良好，病死率低。

（八）治疗

同"流行性斑疹伤寒"。

（九）预防

主要是灭鼠、灭蚤。对相关实验室或灭鼠工作人员可预防接种。

第二节　恙　虫　病

恙虫病（又名丛林斑疹伤寒），是由恙虫病东方体引起的一种急性自然疫源型传染病。鼠类是主要的传染源，通过恙螨幼虫叮咬传播给人。临床特点为发热、皮疹、淋巴结肿大、叮咬部位焦痂或溃疡形成、外周血白细胞计数减少等。

（一）病原学

恙虫病东方体专性细胞内寄生，革兰染色呈阴性，抵抗力弱，有自然失活、裂解倾向，对各种消毒方法都很敏感。对氯霉素、四环素类和红霉素类均极敏感，但能耐受青霉素类、头孢菌素类及氨基糖苷类抗生素。

（二）流行病学

本病主要流行于亚太地区，尤以东南亚多见。在我国，本病以东南沿海地区为多发。

1. 传染源　鼠类是主要传染源。兔、猪、猫和家禽等也可能成为传染源。患者作为传染源的意义不大。

2. 传播途径　恙螨是本病的传播媒介。

3. 易感人群　人对本病普遍易感。农民、从事野外劳动等较多接触丛林杂草的人群因暴露机会多而发病率较高。

4. 流行特征　本病一般为散发，也可发生流行，具有明显的季节性和地区性。

（三）发病机制及病理

1. 发病机制　病原体从恙螨幼虫叮咬处侵入，先在叮咬局部组织细胞内繁殖，引起局部的皮肤损害，然后直接或经淋巴系统进入血流，形成恙虫病东方体血症。恙虫病东方体死亡后所释放的毒素是致病的主要因素。

2. 病理解剖　本病的基本病理变化为广泛性血管炎、血管周围炎及单核-巨噬细胞增生。以肺、脑、心、肾最为显著。

（四）临床表现

潜伏期常为10～14天。一般无前驱症状，起病急骤，体温1～2天内达39～41℃，多呈弛张热型，也可呈持续热型或不规则热型，持续1～3周。常伴有寒战、剧烈头痛、全身酸痛、疲乏、嗜睡、食欲下降、恶心、呕吐等，体征可有颜面及颈胸部潮红、结膜充血、焦痂或溃疡、淋巴结肿大、皮疹、肝脾大等。病程进入第2周后，病情常加重，出现神经系统、循环系统、呼吸系统症状，少数患者可有广泛的出血现象。危重病例可出现心、肝、肾衰竭及循环衰竭，还可发生弥散性血管内凝血。第

3周后，患者体温下降，症状减轻，逐渐康复。如未及时得到有效的病原治疗，部分患者可病重甚至死亡。

1. 焦痂与溃疡　本病之特征，对临床诊断最具意义。可见于70%以上的患者。焦痂呈圆形或椭圆形，大小不等，直径3～15mm，边缘突起，周围有红晕，痂皮脱落后即成溃疡，其基底部为淡红色肉芽创面，起初常有血清样渗出液，后逐渐减少，形成一个光洁的凹陷面，偶有继发性化脓，多数患者仅有1个。焦痂多见于腋窝、外生殖器、腹股沟、会阴、肛周和腰背等人体湿润、气味较浓、被压迫的部位，查体时应细致，以免遗漏。

2. 淋巴结肿大　焦痂附近的局部淋巴结常明显肿大，大者如核桃，小者如蚕豆，可移动，不化脓，常伴疼痛和压痛，多见于腹股沟、腋下、耳后等处，消退较慢。

3. 皮疹　皮疹多出现于病程的第4～6天，常为暗红色充血性斑丘疹，少数呈出血性，大小不一，直径为2～5mm，压之不褪色，无痒感，多散在分布于躯干和四肢，面部少见，手掌和足底部更少，持续3～7天后消退，不脱屑，可有色素沉着。

4. 肝脾大　肝大占10%～30%，脾大占30%～50%，质软，表面平滑，偶有轻微触痛。

（五）实验室及其他检查

1. 血常规　外周血白细胞计数多减少或正常，重型患者或有并发症时可增多，分类常有中性粒细胞核左移、淋巴细胞数相对增多。

2. 血清学检查

（1）外斐反应：患者血清中的抗恙虫病东方体特异性抗体可与变形杆菌OX_k抗原起凝集反应，为诊断提供依据，效价在1∶160或以上有诊断意义。若在病程中隔周进行检查，如效价升高4倍以上，则诊断意义更大。本试验的特异性较低，其他疾病如钩端螺旋体病也可出现阳性。

（2）补体结合试验：阳性率较高，特异性较强。

（3）免疫荧光试验：用间接免疫荧光试验检测血清中特异性抗体。

（4）斑点免疫测定：检测患者血清中的特异性IgM或IgG抗体，其中特异性IgM抗体的检测有早期诊断价值。该法敏感性高，特异性强，可区分各种血清型。

（5）酶联免疫吸附试验与酶免疫测定：可做各种血清型恙虫病东方体的特异性IgM或IgG抗体检测，也可用于血清分型，但操作更简便。

3. 病原学检查

（1）病原体分离：常用小鼠、鸡胚卵黄囊接种或HeLa细胞培养等方法分离恙虫病东方体。

（2）分子生物学检查：采用PCR方法可检测细胞、血液等标本中的恙虫病东方体基因，具有敏感度高、特异性强的特点，可用于本病诊断及血清型鉴定。

（六）并发症

较常见的并发症有支气管肺炎、心肌炎、中耳炎、腮腺炎、脑炎或脑膜脑炎、消化道出血、肝肾功能损害等。

（七）诊断

1. 流行病学资料　发病前3周内是否到过恙虫病流行区，在流行季节有无户外工作、露天野营或在林地草丛上坐、卧等。

2. 临床表现　起病急、高热、颜面潮红、焦痂或溃疡、皮疹、浅表淋巴结肿大、肝脾大。尤以发现焦痂或特异性溃疡最具临床诊断价值。对怀疑患本病的患者应仔细寻找焦痂或溃疡，它多位于肿大、压痛的淋巴结附近。

3. 实验室及其他检查　根据2024年版《恙虫病临床诊疗专家共识》，外斐反应、检测患者血清特异性抗体IgM、PCR技术检测恙虫病东方体基因、分离到病原体、胶体金免疫层析试验等有辅助诊断价值。

（八）鉴别诊断

本病主要与钩端螺旋体病、斑疹伤寒、伤寒、肾综合征出血热等进行鉴别，其他如流行性感冒、疟疾、败血症、淋巴瘤等应注意鉴别。

（九）预后

若能早期诊断及进行有效的病原治疗，绝大部分患者预后良好。

（十）治疗

1. 一般治疗　卧床休息，进食易于消化的食物，加强护理，注意口腔卫生，定时翻身。重症患者应加强监护，及时发现各种并发症和合并症，采取适当的治疗措施。高热可用物理降温，酌情使用解热药物，慎用大量发汗的退热药。烦躁不安时可适量应用镇静药物。

2. 病原治疗　四环素类、大环内酯类、氯霉素对本病有良好疗效，喹诺酮类对本病也有疗效。然而，青霉素类、头孢菌素类和氨基糖苷类抗生素对本病无治疗作用。少数患者可出现复发，用相同的抗生素治疗同样有效。

（十一）预防

1. 控制传染源　主要是灭鼠。患者不必隔离，接触者不检疫。

2. 切断传播途径　关键是避免恙螨幼虫叮咬。不要在草地上坐卧，在野外工作活动时，扎紧衣袖口和裤脚口，并可涂上防虫剂。此外，改善环境卫生、除杂草，消除恙螨滋生地，或在丛林草地喷洒杀虫剂消灭恙螨。

3. 保护易感人群　目前恙虫病疫苗尚处于实验研究阶段。

知识拓展

流行性斑疹伤寒

　　流行性斑疹伤寒曾经是导致人类死亡最多的传染病之一，它总与战争和灾荒相伴，甚至改变了历史。1917—1921年，苏联曾发生约2500万例斑疹伤寒；我国抗日战争期间，仅在上海每年就有1万多例斑疹伤寒，病死率高达20%。长期以来，人们对这样一种带来严重灾难的传染病一直没有搞清楚，以至于医生们面对斑疹伤寒束手无策。为了揭开斑疹伤寒的真相，医生和微生物学家倾注了大量心血，他们不仅用动物做实验，还将斑疹伤寒的病原体注入自己的体内，一次次地进行濒临死亡的自体实验，有些人甚至为此付出了自己宝贵的生命。令我们钦佩的不仅仅是他们的智慧，还有他们大无畏的勇气和自我牺牲的精神。

本章小结

教学课件

执考知识点总结

本章无执考知识点。

拓展练习及参考答案

（徐林生）

第四章　细菌性传染病

学习目标

素质目标： 正确把握细菌性传染病的预防和控制措施，包括个人卫生、环境卫生、疫苗接种等，以及早期症状的识别、就医就诊等；培养正确的卫生习惯和健康意识，以应对细菌性传染病的防控工作。

知识目标： 掌握伤寒、细菌感染性腹泻、鼠疫、霍乱、细菌性痢疾、炭疽等疾病的定义、病因、传播途径和常见类型；熟悉细菌性传染病的流行病学调查、临床症状和实验室检查，及时识别可能的感染疾病并正确展开治疗；熟悉细菌性传染病疫情的报告与管理。

能力目标： 具备识别和处理细菌性传染病的能力，能够完成疾病暴发的调查和处置；采取正确措施，防止传染病的扩散并治疗病患。

核心知识拆解

第一节　鼠　疫

案例导入

【案例】

患者，男，25岁，农民。因高热、寒战、头痛、肌肉酸痛数日就诊。入院后发现患者有淋巴结肿大、皮肤紫斑。实验室检查：血常规白细胞计数20.3×10⁹/L。

【问题】

1. 此患者可能患有什么病？
2. 确诊需要做哪些检查？

鼠疫（plague）是鼠疫耶尔森菌引起的自然疫源性疾病，法定甲类传染病，国际检疫传染病。主要流行于鼠类、旱獭及其他啮齿动物。临床主要表现为高热、淋巴结肿痛、出血倾向、肺部特殊炎症等。鼠疫传染性强，病死率高。

一、病原学

鼠疫耶尔森菌又称鼠疫杆菌，两端钝圆，两极浓染的椭圆形小杆菌，革兰染色阴性，有荚膜，无鞭毛与芽孢。在普通培养基上生长，培养的适宜温度为 28～30℃，酸碱度为 pH 6.9～7.2。

本菌的抗原成分：①荚膜 FI 抗原，抗原性较强，特异性较高，有白细胞吞噬作用，可通过凝集试验、补体结合试验或间接血凝试验检测。②毒力 V、W 抗原，位于菌体表面，V 抗原可使机体产生保护性抗体，W 抗原为脂蛋白，不能使机体产生保护力。V、W 抗原结合物有促使荚膜产生，抑制吞噬作用，与细菌的侵袭力有关。

鼠疫杆菌产生两种毒素，一种为鼠毒素或外毒素（毒性蛋白质），对小鼠和大鼠有很强毒性。另一种为内毒素（脂多糖），较其他革兰阴性菌内毒素毒性强，能引起发热、DIC、组织器官内溶血、中毒休克、局部及全身施瓦茨曼（Shwartzman）反应。

本菌在潮湿、低温与有机物内存活时间则较久，在痰和脓液中可存活 10～20 天，在蚤粪中可存活 1 个月，在尸体中可存活数周至数月。对光、热、干燥及一般消毒剂敏感，日光直射 4～5 小时、加热 55℃ 15 分钟或 100℃ 1 分钟、5% 苯酚、5% 甲酚皂、0.1 氯化汞、5%～10% 氯胺均可将细菌杀死。

二、流行病学

（一）传染源

各型患者均为传染源，以肺鼠疫最为重要。败血症型鼠疫早期的血液有传染性。腺鼠疫仅在脓肿破溃后或被蚤吸血时才能成为传染源。

主要是鼠类和其他啮齿动物。黄鼠属和旱獭属为主要储存宿主；褐家鼠、黄胸鼠是人间鼠疫的主要传染源，也是次要储存宿主。其他动物如猫、羊、狐狸、狼等也可能成为传染源。

（二）传播途径

1. **经鼠蚤叮咬传播**　动物和人间鼠疫的传播主要以鼠蚤为媒介传播。
2. **经皮肤传播**　直接接触患者的痰液、脓液或病兽的皮、血、肉经破损皮肤或黏膜受染，少见。
3. **呼吸道飞沫传播**　肺鼠疫可通过呼吸道飞沫传播，易造成人间大流行。

（三）易感人群

人群对鼠疫普遍易感，病后可获持久免疫力，预防接种可获一定免疫力。

（四）流行特征

1. **季节性**　人间鼠疫多在 6—9 月，肺鼠疫多在 10 月以后流行。
2. **地方性**　人间鼠疫以非洲、亚洲、美洲发病最多。我国发病最多的是滇西和青藏高原。
3. **流行性**　人间鼠疫多由野鼠传至家鼠，由家鼠传染人引起。本病多通过交通工具由疫区向外传播引起流行。

三、发病机制与病理解剖

（一）腺鼠疫

鼠疫耶尔森菌经皮肤侵入后，首先在局部被中性粒细胞和单核－巨噬细胞吞噬，经局部淋巴管至淋巴结繁殖，引起原发性淋巴结炎。

（二）肺鼠疫

人与人通过呼吸道飞沫传播，引起"原发性肺鼠疫"。鼠疫耶尔森菌可经血液循环进入肺组织，引起"继发性肺鼠疫"。

（三）败血症型鼠疫

淋巴结内的大量繁殖的鼠疫耶尔森菌及毒素入血，形成败血症。

鼠疫的基本病理改变为淋巴管、血管内皮细胞损害和急性出血坏死性炎症。腺鼠疫为淋巴结的出血性炎症和凝固性坏死。肺鼠疫肺部病变以充血、水肿、出血为主。发生鼠疫败血症时，全身组织脏器可有充血、水肿、出血及坏死改变，多浆膜腔发生血性渗出物。

四、临床表现

潜伏期：腺鼠疫2～5天，原发性肺鼠疫1～3天，曾经接受预防接种者9～12天。

鼠疫的主要表现为急起的寒战、高热，体温骤升至39～41℃，呈稽留热。剧烈头痛，有时出现中枢性呕吐、呼吸急促、心动过速、血压下降。重症患者早期即可出现血压下降、意识不清、谵妄等。

（一）腺鼠疫

最常见，以急性淋巴结炎为特点。好发部位依次为腹股沟、腋下、颈部及颌下淋巴结，多为单侧。淋巴结肿大与发热同时出现，表现为迅速的弥漫性淋巴结肿胀，淋巴结明显触痛且坚硬，与皮下组织粘连，移动性差，周围组织明显水肿，可有充血、出血。由于疼痛剧烈，患者常呈被动体位。

（二）肺鼠疫

根据传播途径不同，肺鼠疫可分为原发性和继发性两种类型。

原发性肺鼠疫起病急骤，寒战高热，在起病24～36小时内可发生剧烈胸痛、咳嗽、咳大量泡沫样粉红色或鲜红色血痰，呼吸急促并呼吸困难，肺部仅可闻及少量散在湿啰音或轻微的胸膜摩擦音，较少的肺部体征与严重的全身症状常不相称。胸部X线检查呈支气管肺炎改变。

继发性肺鼠疫是在腺鼠疫或败血症型鼠疫症状基础上，病情突然加剧，出现原发性肺鼠疫呼吸系统表现。

（三）败血症型鼠疫

亦称暴发型鼠疫，病死率极高，大多继发于肺鼠疫、腺鼠疫或其他类型鼠疫，原发败血症型鼠疫少见。主要表现为寒战、高热或体温不升、神志不清，谵妄或昏迷，进而发生感染性休克。病情进展异常迅猛，常于1～3天死亡。因皮肤广泛出血、瘀斑、发绀、坏死，故死后尸体呈紫黑色，俗称"黑死病"。

（四）轻型鼠疫

又称小鼠疫，发热轻，局部淋巴结肿大，轻度压痛，偶见化脓。血培养可阳性。多见于流行初、末期或预防接种者。

（五）其他类型鼠疫

如皮肤鼠疫、肠鼠疫、眼鼠疫、脑膜炎型鼠疫、扁桃体鼠疫等，均少见。

五、实验室检查

（一）血常规

外周血白细胞计数大多升高，常达（20～30）×10⁹/L以上。初为淋巴细胞增高，以后中性粒细胞显著增高，红细胞、血红蛋白与血小板减少。

（二）尿常规

有蛋白尿及血尿。尿沉渣中可见红细胞、白细胞和细胞管型。

（三）粪便常规

粪便潜血可阳性。

（四）涂片检查

用血液、痰液、淋巴结穿刺液及脑脊液做涂片或印片，革兰染色，可找到G⁻两端浓染的短杆菌，阳性率为50%～80%。

（五）细菌培养

动物的脾、肝等脏器或患者的淋巴结穿刺液、脓液、痰液、血液、脑脊液等，接种于普通琼脂或肉汤培养基可分离出鼠疫耶尔森菌。

（六）血清学检测

1. 间接血凝法（indirect hemagglutination test，IHA）用FI抗原检测患者或动物血清中FI抗体，阳性持续1～4年，常用于流行病学调查及回顾性诊断。
2. 酶联免疫吸附试验（ELISA）测定FI抗体，可用于流行病学调查。
3. 荧光抗体法（FA）用荧光标记的特异性抗血清检测可疑标本，可快速准确诊断。

（七）分子生物学检测

主要有DNA探针和聚合酶链反应（PCR），检测鼠疫耶尔森菌特异性基因。

六、诊断与鉴别诊断

（一）诊断

10天内到过鼠疫流行区，与可疑动物或患者接触史。起病急骤，有严重全身中毒症状、淋巴结炎、出血倾向、败血症等表现时，可进行临床诊断。细菌学或血清学检查阳性可作为确诊依据。

（二）鉴别诊断

1. 腺鼠疫

（1）急性淋巴结炎：常继发于其他感染病灶，受累区域的淋巴结肿大、压痛，常有淋巴管炎，全身症状较轻。

（2）丝虫病淋巴结肿大：本病急性期，淋巴结炎与淋巴管炎常同时发生，数天后可自行消退，全身症状轻微，夜间血液涂片检查可找到微丝蚴。

2. 肺鼠疫

（1）大叶性肺炎：咳铁锈色痰，肺部可有肺实变体征，痰液培养可获相应病原体。

（2）炭疽：多表现出低热、疲劳和心前区压迫等，持续2～3天后突然加重。而肺鼠疫病例临床表现重，进展快。

3. 败血症型鼠疫 及时检测疾病的病原或抗体，并根据流行病学、症状体征与其他原因所致败血症、钩端螺旋体病、肾综合征出血热、流行性脑脊髓膜炎等相鉴别。

七、治疗

（一）一般治疗和护理

1. 严格隔离消毒 病区内必须无鼠无蚤。入院时对患者做好卫生处理（更衣、灭蚤及消毒）。病区、室内定期消毒，患者排泄物和分泌物应用含氯石灰或甲酚皂液彻底消毒。

2. 饮食与补液 急性期应卧床休息，给予患者流质饮食，或葡萄糖和生理盐水静脉滴注，维持水、电解质平衡。

（二）病原治疗

治疗原则是早期、联合、足量、应用敏感的抗菌药物，常用链霉素、庆大霉素、磺胺嘧啶，还可选用氨基糖苷类、喹诺酮类、第三代头孢菌素及四环素等。

1. 腺鼠疫 链霉素成人首次1g，以后0.50～0.75g/次，每4或6小时肌内注射。治疗过程中症状好转逐渐减量。疗程一般7～10天，严重患者疗程15天。

2. 肺鼠疫和败血症型鼠疫 链霉素成人首次2g，以后1g/次，每4或6小时肌内注射。症状显著好转后逐渐减量。儿童参考剂量为30mg/（kg·d），每12小时1次，总量一般不超过90g。

3. 皮肤鼠疫 局部使用链霉素或磺胺软膏。

4. 有脑膜炎症状的患者 辅以氯霉素治疗，成人50mg/（kg·d），儿童（＞1岁）50mg/（kg·d），每6小时1次，静脉滴注，疗程10天，注意氯霉素的骨髓毒性等不良反应。

（三）对症治疗

1. 高热者给予冰敷、酒精擦浴等物理降温措施。

2. 高热且全身酸痛明显者，可使用解热镇痛药。儿童禁用水杨酸类解热镇痛药。烦躁不安或疼痛者用镇静镇痛药。

3. 注意保护重要脏器功能，有心力衰竭或休克者，及时强心和抗休克治疗。

4. 有DIC者在给予血小板、新鲜冰冻血浆和纤维蛋白原等进行治疗同时给予肝素抗凝治疗。中毒症状严重者可适当使用肾上腺皮质激素。

八、预防

（一）管理传染源

严密隔离、灭鼠灭蚤，加强疫情报告。腺鼠疫隔离至淋巴结肿大完全消散后再观察7天，肺鼠疫隔离至痰培养6次阴性，接触者医学观察9天，曾接受预防接种者应检疫12天。

患者的分泌物与排泄物应彻底消毒。死于鼠疫者的尸体应用尸袋严密包扎后焚化。

（二）切断传播途径

加强国际检疫，灭鼠灭蚤，对来自疫区的交通工具严格检疫。可疑旅客隔离检疫。

（三）保护易感人群

1. **加强个人防护**　进入疫区的医护人员必须穿防护服和高筒靴、戴面罩、厚口罩、防护眼镜、橡皮手套。

2. **预防性用药**　可肌内注射链霉素或选用四环素、多西环素、磺胺、环丙沙星口服，连用7天。

3. **预防接种**　接种对象包括进入疫区的医护人员、工作人员、疫区及其周围的人群，非流行区人员应在鼠疫菌苗接种10天后可进入疫区。

知识拓展

肺鼠疫

1910年年底鼠疫由西伯利亚传入满洲里，然后通过铁路传入哈尔滨，随后席卷整个东北，疫情迅速蔓延。这场疫情持续了6个多月，造成了6万多人死亡。

以"鼠疫斗士"伍连德为代表的中国现代医学先驱为抗击鼠疫疫情，将科学技术应用于疫情防控，创造了中国医学史上的众多"第一次"：进行了中国医学史上第一例病理解剖、第一次提出"肺鼠疫"的概念、发明了中国第一款口罩"伍氏口罩"。

第二节 霍 乱

案例导入

【案例】

患者，男，31岁。因"水样腹泻伴呕吐24小时"就诊。患者24小时前突然出现腹泻，无里急后重、无明显腹痛、无发热头痛，伴喷射性呕吐，呕吐物刚开始为胃内容物，后转变为白水米泔水样，大便开始几次为黄水样便，后也变为白水米泔水样。查体：体温35.5℃、血压67/48mmHg、脉搏112次/分。

【问题】

1. 此患者可能患有什么病？
2. 确诊需要做哪些检查？

霍乱（cholera）是由霍乱弧菌引起的烈性肠道传染病，是国际检疫传染病，属于我国法定甲类传染病。霍乱典型的临床表现为剧烈的腹泻与呕吐，并可导致脱水、电解质紊乱，严重者可发生循环衰竭和急性肾衰竭。

一、病原学

霍乱弧菌为革兰染色阴性，呈弧形或逗点状杆菌，一般长 1.5～3.0μm，宽 0.3～0.4μm，尾端有鞭毛，菌体运动活跃，在暗视野悬滴镜检呈穿梭状运动，粪便直接涂片时可见弧菌呈"鱼群"样排列。O139群霍乱弧菌的菌体外有荚膜。霍乱弧菌属兼性厌氧菌，在普通培养基中生长良好，在碱性环境中繁殖更快，可采用 pH 8.4～8.6 的1%碱性蛋白胨水培养。

霍乱弧菌有耐热的菌体（O）抗原和不耐热的鞭毛（H）抗原，H抗原为霍乱弧菌属所共有，抗原特异性高，有群特异性和型特异性两种抗原。

霍乱弧菌的致病力包括霍乱肠毒素（cholera endotoxin，CT）、内毒素、黏蛋白溶解酶、黏附素、弧菌的代谢产物、鞭毛运动以及其他毒素。

霍乱弧菌对热、干燥、酸性环境和消毒剂均敏感，在煮沸的开水仅存活1分钟，干热消毒需2小时，在正常胃酸中存活5分钟，在加有0.5ppm氯的自来水及深井水中可生存15分钟。但弧菌在自然环境中存活时间较长，如在河水、海水和井水中，埃尔托生物型一般可存活1～3周，在鱼、虾和贝类食物中，存活1～2周，在合适的外环境中可存活1年以上。

二、流行病学

（一）传染源

患者和带菌者为主要传染源，霍乱的轻型患者和隐性感染者对疾病的传播也有重要作用。患者吐泻物中可有大量霍乱弧菌，可达 10^7～10^9 个/ml。

（二）传播途径

水源和食物被污染可引起霍乱暴发流行，日常生活接触和苍蝇亦引起间接传播。

（三）易感人群

人群对霍乱弧菌普遍易感，本病隐性感染较多。病后可获一定免疫力，能产生抗菌抗体和抗肠毒素抗体。

（四）流行特征

在我国流行季节为夏秋季，7—10月多见。流行地区主要是沿海一带。

三、发病机制与病理解剖

（一）发病机制

正常人体分泌的胃酸可杀灭相当数量的霍乱弧菌，不引起发病。但如果胃酸分泌减少，或者食入霍乱弧菌的量超过$10^8 \sim 10^9$均能引起发病。霍乱弧菌经胃到达肠道，然后穿过肠黏膜上的黏液层，黏附于小肠上段肠黏膜上皮细胞，但不侵入肠黏膜下层，所以霍乱弧菌本身对肠道的致病力有限。在小肠碱性环境中细菌大量繁殖，产生霍乱肠毒素（CT），引起发病。

霍乱肠毒素（CT）有 A、B 两个亚单位，是霍乱的主要致病物质。当肠毒素与肠黏膜接触后，B 亚单位通过识别肠黏膜上皮细胞上的受体－神经节苷脂，并与之结合。继而具有酶活性的 A 亚单位进入肠黏膜细胞内，GTP 酶活性受抑制，导致腺苷酸环化酶持续活化，使三磷酸腺苷不断转变为环磷酸腺苷（cyclic adenosine monophosphate，cAMP）。当细胞内 cAMP 浓度升高，刺激肠黏膜隐窝细胞过度分泌水、氯化物及碳酸盐。同时抑制绒毛细胞对钠和氯离子的吸收，使水和 NaCl 等在肠腔聚集，引起本病特征性的剧烈水样腹泻。CT 还能促使肠黏膜杯状细胞分泌黏液增加，使水样便中可含大量黏液。当腹泻导致的失水，胆汁分泌减少，腹泻出的粪便可成为米泔水样。

（二）病理生理

霍乱引起的剧烈吐泻可导致脱水、电解质紊乱和酸碱失衡。

1. 水和电解质紊乱　在剧烈的腹泻与呕吐情况下，患者大量丧失水和电解质，导致脱水和电解质紊乱。严重者因血容量锐减出现循环衰竭，进一步由于肾灌注量不足引起急性肾衰竭。虽然霍乱患者丢失的液体是等渗液体，但其中含钾的量是血清钾的 4 ～ 6 倍，而钠和氯稍低于血清，故补液时，在有尿的时候应及时补钾，否则严重低血钾可导致心律失常。

2. 代谢性酸中毒　主要由于腹泻丢失大量碳酸氢盐所引起。此外，失水导致的周围循环衰竭，组织因缺氧进行无氧代谢，因而乳酸产生过多可加重代谢性酸中毒。急性肾衰竭，不能排泄代谢产生的酸性物质，也是引起酸中毒的原因。

（三）病理

本病主要病理改变为严重脱水，脏器实质性损害不重。

四、临床表现

潜伏期1～5天，多为急起发病。

（一）典型病例

1. 泻吐期

（1）腹泻：常为首发症状，为无痛性剧烈腹泻，有黏液，粪便性状由泥浆样或水样含粪质，转为米泔水样便或洗肉水样便，每日数次至十余次，重者溢出，每次便量超过1000ml，无粪臭，稍有鱼腥味。

（2）呕吐：发生在腹泻之后，多不伴恶心，呈喷射性呕吐。呕吐物初为胃内容物，后为水样，严重者可呕吐米泔水样液体，与粪便性质相似。轻者可无呕吐。

2. 脱水期 频繁吐泻导致大量水分和电解质丢失，甚至发生循环衰竭。本期持续时间为数小时至2～3天。

（1）脱水：可分轻、中、重三度，根据脱水的程度将霍乱分为轻、中、重三型。

（2）肌肉痉挛：由于吐泻使钠盐大量丢失，低钠可引起腓肠肌和腹直肌痉挛，表现为痉挛部位的疼痛，肌肉呈强直状态。

（3）低血钾：频繁地腹泻使钾盐大量丧失，低血钾可引起肌张力减低、腱反射消失、鼓肠、肠鸣音减弱、心律失常。

（4）尿毒症、酸中毒：表现为呼吸增快，严重者除出现Kussmaul大呼吸外，还可有意识障碍，如嗜睡、感觉迟钝甚至昏迷。

（5）循环衰竭：由于严重失水导致低血容量休克，出现四肢厥冷、脉搏细速甚至触不到、血压下降甚至测不出。由于脑部供血不足，脑缺氧而出现不同程度意识障碍。

3. 恢复期或反应期 以儿童多见。腹泻停止，脱水纠正后多数患者症状消失，体温、脉搏、血压恢复正常，尿量增加，体力逐步恢复。有约1/3的病例由于肠腔的内毒素被吸收入血，引起发热，体温达38～39℃，持续1～3天后自行消退。

（二）干性霍乱

又称暴发型或中毒型，起病急，尚未出现腹泻和呕吐症状，即迅速出现中毒性休克而死亡。

（三）并发症

1. 急性肾衰竭 主要与低血容量休克、低血钾等因素有关。表现为少尿和氮质血症，严重者出现无尿，可因尿毒症而死亡。

2. 急性肺水肿 代谢性酸中毒可导致肺循环高压和肺水肿，大量不含碱的盐水补充也可加重肺循环高压。表现有胸闷、呼吸困难或端坐呼吸、发绀、咳粉红色泡沫样痰、颈静脉怒张及肺底湿啰音等。

五、实验室检查

（一）一般检查

1. 血常规 由于血液浓缩，红细胞和白细胞计数均升高。

2. 尿常规 可有少量蛋白，镜检有少许红细胞、白细胞和管型。

3. 粪便常规　可见黏液和少许红细胞、白细胞。

4. 生化检查　可有尿素氮、肌酐升高，碳酸氢离子下降。电解质可受治疗因素影响，治疗前由于细胞内钾离子外移，血清钾可在正常范围，当酸中毒纠正后，钾离子移入细胞内而出现低钾血症。

（二）病原学检查

1. 粪便涂片染色　可见革兰染色阴性弧菌，呈"鱼群"样排列。

2. 动力试验和制动试验　取发病早期的新鲜粪便或增菌培养6小时后，暗视野显微镜检，可见穿梭状运动的弧菌，即为动力试验阳性。随后加上1滴O1群抗血清，如细菌停止运动，提示标本中有O1群霍乱弧菌；如细菌仍活动，再加1滴O139抗血清，细菌活动消失，则证明为O139霍乱弧菌。

3. 增菌培养　在使用抗菌药物前留取粪便，尽快送检。增菌培养后与O1群、O139群特异性的单克隆抗体或诊断血清进行玻片凝集试验。

（三）血清免疫学检查

采用ELISA方法，快速检测粪便中的弧菌抗原。抗凝集素抗体一般在发病第5天出现，病程8～21天达高峰。血清免疫学检查主要用于流行病学的追溯诊断和粪便培养阴性的可疑患者的诊断。抗凝集素抗体双份血清效价4倍以上升高有诊断意义。

六、诊断与鉴别诊断

（一）诊断

在霍乱流行地区、流行季节，有腹泻和呕吐的患者均应考虑霍乱的可能，因此需做霍乱的粪便细菌学检查。凡有典型症状者，应先按霍乱处理。

具有下列之一者，可诊断为霍乱。

1. 有腹泻症状，粪便培养霍乱弧菌阳性。

2. 霍乱流行期间，在疫区内发现典型的霍乱腹泻和呕吐症状，并迅速出现严重脱水、循环衰竭和肌肉痉挛者。虽然粪便培养未发现霍乱弧菌，但无其他原因可查者。如有条件可做双份血清凝集试验，效价4倍上升者可诊断。

3. 疫源检索中发现粪便培养阳性前5天内，有腹泻症状者，可诊断为轻型霍乱。

（二）疑似诊断

具有以下之一者，可疑似诊断为霍乱。

1. 具有典型霍乱症状的首发病例，病原学检查尚未肯定前。

2. 霍乱流行期间与霍乱患者有明确接触史，并发生泻、吐症状，而无其他原因可查者。

疑似患者应进行隔离、消毒，并每日做粪便培养，若连续2次粪便培养阴性，可作否定诊断，并作疫情订正报告。

（三）带菌者

无霍乱临床表现，但粪便、呕吐物或肛拭子细菌培养分离到霍乱弧菌者。

（四）鉴别诊断

1. 细菌性食物中毒　起病急骤，有食用海（水）产品或不洁食物史，潜伏期短，常先吐后泻，排便前往往有肠鸣、阵发性腹部剧痛，粪便为黄色水样便，偶带脓血。患者粪便、呕吐物或可疑食物可检出相同的病原体。

2. 急性细菌性痢疾　以发热、腹痛、腹泻、里急后重、黏液脓血便为主要临床表现，有全身中毒症状。可出现高热，儿童患者早期出现烦躁、谵妄、惊厥等，成人患者主要表现为脓血便、循环系统症状明显。从粪便或肛拭子等标本中检出痢疾杆菌可确诊。

3. 大肠埃希菌性肠炎　分为：①产肠毒素大肠埃希菌性肠炎：潜伏期4～24小时，有发热、恶心呕吐及腹部绞痛，黄水或清水样便，无脓血便，严重腹泻者亦可产生重度脱水，婴幼患儿常因此而危及生命。②肠致病性大肠埃希菌性肠炎：主要症状为腹泻，粪便为黄色或黄绿色蛋花样便，量较多，常有特殊腥臭味，重者也会有脱水及全身症状。两者粪便培养均可获得相应的大肠埃希菌。

4. 病毒性肠炎　常见病原体为人轮状病毒，多见于婴幼儿，好发于秋冬季，可呈流行性，部分患者同时伴有上呼吸道感染症状及发热，中毒症状轻，常为自限性，粪便稀软或黄水样，临床表现与轻型霍乱相似。粪便培养霍乱弧菌阴性，轮状病毒检查阳性。

七、治疗

治疗原则：严格隔离，及时补液，辅以抗菌和对症治疗。重症患者应加强护理，密切观察病情，监测生命体征变化，记录出入量变化。

（一）严格隔离

按甲类传染病进行严格隔离，及时上报。确诊患者和疑似病例应分别隔离，患者排泄物应彻底消毒。患者症状消失后，隔天粪便培养一次，连续两次阴性可解除隔离。

（二）补液疗法

及时补充液体和电解质是治疗霍乱的关键，轻度脱水患者以口服补液为主，中、重型脱水患者或呕吐剧烈及不能口服补液的患者进行静脉补液，待病情稳定、脱水程度减轻、呕吐停止后可口服补液。

1. 口服补液　WHO推荐的口服补液盐（oral rehydration salt，ORS）配方为葡萄糖20g、氯化钠3.5g、碳酸氢钠2.5g、氯化钾1.5g，溶于1000ml可饮用水内。口服补液不仅适用于轻、中度脱水患者，而且适用于重度脱水患者，因其能减少中度脱水患者的静脉补液量，从而减少静脉输液的不良反应及医源性电解质紊乱，这对年老体弱的患者、心肺功能不良的患者以及需要及时补钾的患者尤为重要。

2. 静脉补液　适合于重度脱水、不能口服的中度脱水及极少数轻度脱水的患者。补液原则：早期、迅速、足量，先盐后糖，先快后慢，纠酸补钙，见尿补钾，对老人、婴幼儿及心肺功能不全的患者补液不可过快，边补边观察治疗反应。

补液目前常选择与患者丧失电解质浓度相似的541溶液（每升含氯化钠5g，碳酸氢钠4g和氯化钾1g，加50%葡萄糖20ml，以防低血糖），其配制可按以下比例组合：0.9%氯化钠550ml，1.4%碳酸氢钠300ml，10%氯化钾10ml，以及10%葡萄糖140ml。幼儿由于肾脏排钠功能较差，为避免高血钠，其比例调整为每升液体含氯化钠65g、碳酸氢钠3.75g、氯化钾1g、葡萄糖10g。

补液量宜根据失水程度决定。最初1～2小时宜快速滴入，中型者输液速度为5～10ml/min，重型者开始按40～80ml/min的速度快速输入，以后按20～30ml/min速度滴入，根据脱水程度的变化，调整输液速度。在脱水纠正且有排尿时，应注意补充氯化钾，剂量按0.1～0.3g/kg计算，浓度不超过0.3%。治疗24小时后的补液量和补液速度应根据病情再作调整。

（三）抗菌治疗

可以缩短病程、减少腹泻次数和迅速清除粪便中病原菌，为液体疗法的辅助治疗。

（四）对症治疗

1. 重症患者补液纠酸后，血压仍较低者，可加用肾上腺皮质激素及血管活性药物。
2. 急性肺水肿和心力衰竭时，应减慢输液速度，给予镇静药、利尿药及强心药，可应用地塞米松或氢化可的松，静脉滴注。
3. 严重低钾血症者应静脉滴注氯化钾治疗，浓度不能超过0.3%。
4. 急性肾衰竭者应纠正酸中毒及电解质紊乱，如出现高血容量、高血钾、严重酸中毒，必要时可采用透析治疗。
5. 氯丙嗪和小檗碱可减轻腹泻。

八、预防

（一）管理传染源

流行地区或流行季节，对腹泻患者进行登记和留取粪便培养。患者隔离治疗，接触者应严密检疫5天，留取粪便培养并服药预防。

（二）切断传播途径

加强饮水消毒和食品管理，对患者和带菌者的排泄物彻底消毒，消灭苍蝇等传播媒介。

（三）保护易感人群

口服菌苗可使肠道产生特异性抗体，能阻止弧菌黏附于肠壁而起到保护作用，主要用于保护地方性流行区的高危人群。

知识拓展

霍乱疫苗

《结束霍乱：2030年全球路线图》制定了霍乱致死人数减少90%的目标，为了实现这一目标，科学家们正在努力帮助多达20个国家在相同的时间框架内根除霍乱传播。在对霍乱疫苗的研究工作中科学家们认识到肠道黏膜免疫在霍乱免疫保护中起主要作用，因此确定了目前霍乱疫苗的研制为口服疫苗方向。研发口服霍乱疫苗是预防霍乱的重要环节。

第三节　伤寒与副伤寒

案例导入

【案例】

患者，男，47岁。因发热2周入院。体温39℃，近2天体温开始下降，但出现腹痛、腹泻，排血便8次。查体：体温38.1℃，脉搏78次/分，血压90/55mmHg，黏膜苍白，贫血貌，心肺（-），肝脾未触及；右下腹压痛（+），反跳痛（-）。血常规：血红蛋白80g/L，白细胞计数37×10⁹/L，中性粒细胞63%，淋巴细胞37%。血清AST 80U/L，ALT 120U/L，HBsAg（-）。

【问题】

1. 此患者可能患有什么病？
2. 确诊需要做哪些检查？

一、伤寒

伤寒（typhoid fever）是由伤寒杆菌引起的一种急性肠道传染病。临床特征为持续发热、相对缓脉、玫瑰疹、肝脾大和白细胞少等。有时可出现肠出血、肠穿孔等严重并发症。

（一）病原学

伤寒杆菌属沙门菌属D组，革兰染色阴性，伤寒杆菌在普通培养基中即可生长，但在含胆汁的培养基中生长更好。伤寒杆菌有脂多糖、菌体抗原（O抗原）和鞭毛抗原（H抗原），可刺激机体产生特异性IgM和IgG抗体。此外，该菌还有多糖毒力抗原（Vi抗原），Vi抗原的抗原性较弱，当伤寒杆菌从人体中清除，Vi抗体也随着消失。伤寒杆菌菌体裂解所释放的内毒素在发病机制中起重要作用。

（二）流行病学

1. 传染源　带菌者或患者为伤寒的唯一传染源。原有胆石症或慢性胆囊炎等胆道系统疾病的女性或老年患者容易变为慢性带菌者，少数患者可终身排出细菌，是伤寒不断传播甚至流行的主要原因。

2. 传播途径　通过粪-口途径传播。水源被污染是本病最重要的传播途径，常可引起暴发流行，食物被污染是传播伤寒的主要途径。日常生活密切接触是伤寒散发流行的传播途径，苍蝇和蟑螂等媒介可携带伤寒杆菌引起散发流行。

3. 易感人群　未患过伤寒和未接种过伤寒菌苗的都是易感者，伤寒感染后可获得稳定的免疫力，伤寒和副伤寒之间没有交叉免疫。

4. 流行特征　伤寒主要在卫生条件较差的地区暴发或流行。在发达国家，伤寒的发病率维持在低水平。伤寒可发生于任何季节，但以夏秋季多见。发病以学龄期儿童和青年多见。

（三）发病机制与病理解剖

1. 发病机制　伤寒杆菌进入人体后是否发病取决于所侵入的细菌数量、致病能力及机体的抵抗力。未被胃酸杀灭的部分伤寒杆菌将到达回肠下段，穿过黏膜上皮屏障，侵入回肠集合淋巴结，进一步侵犯肠系膜淋巴结经胸导管入血，形成第一次菌血症。此时，相当于潜伏期。伤寒杆菌被单核-巨噬细胞系统吞噬、繁殖后再次入血，形成第二次菌血症。伤寒杆菌向肝、脾、胆、骨髓、肾和皮肤等器官组织播散，临床上处于初期和极期（病程第1～3周）。在胆道系统内大量繁殖的伤寒杆菌随胆汁排到肠道，一部分随粪便排出，一部分经肠道黏膜再次侵入肠壁淋巴结，使原先致敏的淋巴组织发生更严重的炎症反应，临床上处于缓解期（病程第3～4周）。在极期和缓解期，当坏死或溃疡的病变累及血管时，可引起肠出血；当溃疡侵犯小肠的肌层和浆膜层时，可引起肠穿孔。随着机体免疫力的增强，伤寒杆菌在血液和各个脏器中被清除，肠壁溃疡愈合，临床上处于恢复期。

伤寒杆菌释放脂多糖内毒素可激活单核-巨噬细胞释放白细胞介素-1和肿瘤坏死因子等细胞因子，引起持续发热、表情淡漠、相对缓脉、休克和白细胞减少等表现。

2. 病理解剖

（1）潜伏期：回肠集合淋巴结的单核-巨噬细胞内细菌繁殖形成初发病灶，进一步侵犯肠系膜淋巴结导致淋巴组织高度肿胀。

（2）初期和极期：伤寒杆菌向各器官组织播散，肠壁淋巴结出现髓样肿胀、增生、坏死。

（3）缓解期：肠壁淋巴组织严重的炎症反应，可引起溃疡形成。

巨噬细胞吞噬伤寒杆菌、红细胞、淋巴细胞及细胞碎片，称为"伤寒细胞"。伤寒细胞聚集成团，形成"伤寒小结"或"伤寒肉芽肿"具有病理诊断意义。

（四）临床表现

潜伏期长短与伤寒杆菌的感染量及机体的免疫状态有关，通常为7～14天。

1. 典型伤寒的临床表现

（1）初期：病程的第1周。起病缓慢，最早出现的症状是发热，可伴有畏寒，体温呈阶梯形上升，在3～7天可达39～40℃。伴有全身疲倦、乏力、头痛、干咳、食欲缺乏、恶心、呕吐、腹痛、轻度腹泻或便秘等表现，右下腹可有轻压痛，肝脾可大。

（2）极期：病程的第2～3周。

1）持续发热：多呈稽留热，如果没有进行有效的抗菌治疗，热程可持续2周以上。

2）神经系统中毒症状：表现为表情淡漠、呆滞、反应迟钝、耳鸣、听力下降，严重患者可出现谵妄、颈项强直，甚至昏迷。

3）相对缓脉：成年人常见，并发心肌炎时不明显。

4）玫瑰疹：病程7～14天可出现淡红色的小斑丘疹（玫瑰疹），直径2～4mm，压之褪色，多在10个以下，分批出现。主要分布在胸、腹及肩背部。一般在2～4天内消退。

5）消化系统症状：大约半数患者可出现腹部隐痛，位于右下腹或呈弥漫性。便秘多见。仅有10%左右的患者出现腹泻，多为水样便。右下腹可有深压痛。

6）肝脾大：大多数患者有轻度的肝脾大。

（3）缓解期：为病程的第4周。体温逐步下降，神经、消化系统症状减轻。本期小肠病理改变处于溃疡期，还有可能出现肠出血、肠穿孔等并发症。

（4）恢复期：为病程的第5周。体温正常，神经、消化系统症状消失，肝脾恢复正常。

2. 非典型伤寒的临床表现

（1）轻型：全身毒血症状轻，病程短，1～2周可恢复健康。多见于儿童或者发病初期使用有效抗菌药物以及曾经接受过伤寒菌苗预防的患者。由于临床特征不典型，容易出现漏诊或误诊。

（2）暴发型：急性起病，毒血症状严重，高热或体温不升，常并发中毒性脑病、心肌炎、肠麻痹、中毒性肝炎或休克等。

（3）迁延型：起病初期的表现与典型伤寒相似，但发热可持续5周以上至数月之久，呈弛张热或间歇热，肝脾大明显。常见于有消化系统基础疾病的患者。

（4）逍遥型：初期症状不明显，能照常生活工作，部分患者因为并发肠出血或肠穿孔才被诊断。

3. 病程发展阶段中伤寒的特点

（1）复发：少数用氯霉素治疗的患者在退热后1～3周临床症状再度出现，称为复发。此时血培养可再获阳性结果，与病灶内的细菌未被完全清除，重新侵入血流有关。

（2）再燃：部分患者于缓解期，体温还没有下降到正常时，又重新升高，持续5～7天后退热，称为再燃。此时血培养可再次出现阳性，可能与伤寒杆菌菌血症尚未得到完全控制有关。

4. 并发症和后遗症

（1）肠出血：为常见的严重并发症。多出现在病程第2～3周，成人比小儿多见。大量出血时，常表现为体温突降，头晕、口渴、恶心和烦躁不安等症状。查体可发现患者面色苍白、手足冰冷、呼吸急促、脉搏细速、血压下降等休克体征。

（2）肠穿孔：为最严重的并发症。成人比小儿多见。穿孔可发生在经过病原治疗，患者的病情明显好转的数天内。穿孔前可有腹胀、腹泻或肠出血等先兆。穿孔时右下腹突然疼痛，伴恶心、呕吐，以及四肢冰冷、呼吸急促、脉搏细速、体温和血压下降等休克表现。不久体温迅速上升，腹痛持续存在并加剧，出现腹胀，腹壁紧张，全腹压痛和反跳痛，肠鸣音减弱或消失，移动性浊音阳性等腹膜炎体征。白细胞较原先升高。腹部X线检查可发现膈下有游离气体。

（3）中毒性肝炎：常发生在病程第1～3周。查体可发现肝大和压痛。血清丙氨酸转氨酶（ALT）升高，仅有部分患者血清胆红素轻度升高。

（4）中毒性心肌炎：常出现在病程第2～3周。患者有严重的毒血症症状，主要表现为脉搏增快、血压下降，第一心音低钝、心律失常。心肌酶谱异常。心电图检查有异常改变。

（5）其他并发症：包括支气管炎及肺炎、溶血性尿毒综合征、急性胆囊炎、骨髓炎、肾盂肾炎、脑膜炎和血栓性静脉炎等。

（五）实验室检查

1. 常规检查

（1）血常规：白细胞计数一般在（3～5）×10^9/L，中性粒细胞减少，嗜酸性粒细胞减少或消失，病情恢复后逐渐回升到正常，复发时再度减少或消失。嗜酸性粒细胞计数对诊断和评估病情均有重要的参考意义。血小板计数突然下降，应警惕出现溶血尿毒综合征或弥散性血管内凝血等严重并发症。

（2）尿常规：从病程第2周开始可有轻度蛋白尿或少量管型。

（3）粪便常规：可见少许白细胞，并发肠出血可出现潜血试验阳性或肉眼血便。

2. 细菌学检查

（1）血培养：病程第1～2周阳性率最高，可达80%～90%，第2周后逐步下降。再燃和复发时可出现阳性。

（2）骨髓培养：在病程中出现阳性的时间和血培养相仿。但骨髓培养的阳性率比血培养稍高。对血培养阴性或使用过抗菌药物诊断有困难的疑似患者，骨髓培养更有助于诊断。

（3）粪便培养：病程第2周起阳性率逐渐增加，第3～4周阳性最高。

（4）尿培养：初期多为阴性，病程第3～4周的阳性率较低，仅为25%左右。

（5）其他：十二指肠引流液培养有助于带菌者的诊断，但操作不便，一般很少使用。

3. 血清学检查 肥达试验是采用伤寒杆菌菌体抗原、鞭毛抗原及副伤寒甲、乙、丙杆菌鞭毛抗原共五种，分别测定患者血清中相应抗体的凝集效价。评价结果时，应注意伤寒流行区的正常人群中，部分个体有低效价的凝集抗体存在。O抗体效价在1∶80以上，H抗体效价在1∶160以上，或抗体效价有4倍以上的升高，才有辅助诊断意义。

O抗体升高不能区分伤寒或副伤寒。在没有接种过伤寒、副伤寒菌苗或未患过伤寒、副伤寒的情况下，当某一种H抗体增高超过阳性效价时，提示伤寒或副伤寒中某一种感染的可能。伤寒、副伤寒菌苗预防接种之后，O抗体仅有轻度升高，持续3～6个月后消失。而H抗体明显升高可持续数年之久，并且可因患其他疾病出现回忆反应而升高。因此，单独出现H抗体升高，对伤寒的诊断帮助不大。

少数伤寒、副伤寒患者肥达试验效价始终不高或阴性，尤其以免疫应答能力低下的老弱或婴幼儿患者为多见。有些患者早期应用抗菌药物治疗，病原菌清除早，抗体应答低下，也可出现阴性，所以肥达试验必须5～7天复查1次，效价逐渐升高，辅助诊断意义也随着提高，肥达试验阴性不能排除本病。

伤寒、副伤寒带菌者常有高水平的Vi抗体，并且持久存在，对慢性带菌者的调查有一定意义，效价大于1∶40时有诊断参考价值。

（六）诊断及鉴别诊断

1. 诊断

（1）流行病学特点：是否有伤寒疫情，是否有伤寒病史，是否与伤寒患者有接触史，夏秋季高发有诊断参考价值。

（2）临床症状及体征：持续发热1周以上，伴全身中毒症状，表情淡漠、食欲下降、腹胀、腹痛、腹泻或便秘，相对缓脉，玫瑰疹和肝脾大等体征。如并发肠穿孔或肠出血对诊断更有帮助。

（3）实验室依据：血和骨髓培养阳性是确诊的依据。外周血白细胞计数减少、淋巴细胞比例相对增多，嗜酸性粒细胞减少或消失，肥达试验阳性有辅助诊断意义。

2. 鉴别诊断　伤寒病程第1周临床症状缺乏特征性，需与其他急性发热性疾病相鉴别；伤寒病程1～2周以后，临床特征逐渐得以表现，需要与长期发热性疾病进行鉴别。

（1）病毒性上呼吸道感染：往往有高热、头痛、白细胞减少等表现与伤寒相似。有明显呼吸道症状，没有表情淡漠、玫瑰疹、肝脾大，病程不超过1～2周。

（2）细菌性痢疾：患者有发热、腹痛、腹泻等表现与伤寒相似。但腹痛以左下腹为主，伴里急后重、排脓血便，白细胞升高，粪便可培养到痢疾杆菌。

（3）疟疾：患者有发热、肝脾大、白细胞减少与伤寒相似。但患者寒战明显、体温每天波动范围较大，退热时出汗较多，红细胞和血红蛋白降低，外周血或骨髓涂片可找到疟原虫。

（4）革兰阴性杆菌败血症：患者高热、肝脾大、白细胞减少等表现与伤寒相似。患者可有胆道、泌尿道或呼吸道等原发性感染灶存在，有明显的寒战，弛张热多见，常有皮肤瘀点、瘀斑，血培养找到相应的致病菌。

（5）血行播散性结核病：患者有长期发热、白细胞降低与伤寒相似。患者常有结核病史或结核患者接触史，发热不规则、伴有盗汗，X线胸片或CT可见粟粒型结核病灶。

（七）治疗

1. 一般治疗

（1）消毒和隔离：按照肠道传染病常规进行消毒隔离。临床症状消失后，每5～7天送粪便进行细菌培养，连续2次阴性可解除隔离。

（2）休息：发热期患者应卧床休息，退热后2～3天可在床上稍坐，退热后1周才由轻度活动逐渐过渡至正常活动。

（3）饮食：发热期应给予流质或半流质饮食，少量多餐。退热后饮食逐渐过渡到正常饮食。饮食的质量应包括足量的碳水化合物、蛋白质和各种维生素，避免进食多渣、坚硬或容易产气的食物。

2. 对症治疗

（1）降温：高热时可进行物理降温，慎用发汗退热药。

（2）便秘：禁用高压灌肠和泻剂，可用生理盐水300～500ml低压灌肠，50%甘油60ml或液状石蜡100ml灌肠。

（3）腹胀：饮食应减少豆奶、牛奶等容易产气的食物。使用松节油涂擦腹部，禁用新斯的明等促进肠蠕动的药物。

（4）腹泻：低糖低脂饮食，酌情给予小檗碱0.3g，口服。

（5）肾上腺皮质激素：谵妄、昏迷或休克等严重毒血症症状的高危患者，在使用足量有效的抗菌药物的前提下短期使用地塞米松或者氢化可的松，可降低病死率。

3. 病原治疗

（1）喹诺酮类药物：常用药物：①左旋氧氟沙星：每次0.2～0.4g，口服，2～3次/天，疗程14天。②氧氟沙星：每次0.2g，口服，3次/天，疗程14天。对于重型或有并发症的患者，每次0.2g，静脉滴注，2次/天，症状控制后改为口服，疗程14天。③环丙沙星：每次0.5g，口服，2次/天，疗程14天。对于重型或有并发症的患者，每次0.2g，静脉滴注，2次/天，症状控制后改为口服，疗程14天。

（2）头孢菌素：常用药物：①头孢噻肟：成人每次2g，儿童每次50mg/kg，静脉滴注，2次/天，疗程14天。②头孢哌酮：成人每次2g，儿童每次50mg/kg，静脉滴注，2次/天，疗程14天。③头孢他啶：成人每次2g，儿童每次50mg/kg，静脉滴注，2次/天，疗程14天。④头孢曲松：成人每次1～2g，儿童每次50mg/kg，静脉滴注，2次/天，疗程14天。

4. 带菌者的治疗 根据药敏试验选择治疗药物，可选用喹诺酮类药物，疗程4～6周。

5. 复发治疗 根据药物敏感试验选择抗菌药物足量足疗程使用。

6. 并发症的治疗

（1）肠出血：需要绝对卧床休息，监测血压和出血情况，暂时禁食。使用止血药（卡巴克洛、酚磺乙胺），维生素K。患者烦躁不安，使用镇静药地西泮（10mg/次）或者苯巴比妥（0.1g/次），4～8小时可重复。必要时给予输血，内科止血治疗无效，应考虑手术治疗。

（2）肠穿孔：应禁食，使用胃管进行胃肠减压，给予足量有效的抗菌药物控制腹膜炎，防止感染性休克。肠穿孔并发腹膜炎的患者，应及时手术治疗。

（3）中毒性心肌炎：使用保护心肌药物，如高渗葡萄糖、维生素B_1等，严格卧床休息，必要时使用肾上腺皮质激素，如果出现心衰，应给予洋地黄和利尿药。

（4）溶血性尿毒综合征：使用足量有效的抗菌药物，同时使用肾上腺皮质激素，与小剂量肝素和低分子右旋糖酐，可输血、碱化尿液，必要时进行血液透析。

（八）预防

1. 管理传染源 患者按肠道传染病隔离到体温正常后15天。如果有条件，症状消失后5天、10天各做尿、粪便培养，连续2次阴性，解除隔离。慢性携带者应调离饮食业，并给予治疗。接触者医学观察15天。

2. 切断传播途径 应做好水源管理、饮食管理、粪便管理和消灭苍蝇等卫生工作。要避免饮用生水，避免进食未煮熟的肉类食品，进食水果前应洗净或削皮。

3. 保护易感人群 对易感人群进行预防接种，但目前的疫苗不太理想，仅有部分免疫保护作用，不良反应较大。

二、副伤寒

副伤寒是副伤寒甲、乙、丙杆菌引起的一组细菌性传染病。副伤寒的临床表现、治疗和预防措施与伤寒大致相同。

（一）副伤寒甲、乙

潜伏期一般为8～10天，我国成人的副伤寒以副伤寒甲为主，儿童以副伤寒乙较多见。副伤寒肠道病变范围广而表浅，可波及结肠。起病常有腹痛、腹泻、呕吐等急性胃肠炎症状，2～3天后减轻，接着体温升高，出现伤寒样症状。皮疹出现较早、稍大、颜色较深，量稍多，可遍布全身。副伤寒甲复发率比较高，但并发症少，病死率较低。

（二）副伤寒丙

可表现为脓毒血症型、伤寒型或急性胃肠炎型，以脓毒血症型多见。临床表现比较复杂。起病急，寒战、体温迅速上升，热型不规则，热程1～3周。出现迁徙性化脓病灶时，病程延长，以肺部、骨骼及关节等部位的局限性化脓灶为常见。肠出血、肠穿孔少见。局部化脓病灶抽脓可检出副伤寒丙杆菌。

副伤寒甲、乙、丙的治疗与伤寒相同，当副伤寒丙出现脓肿形成时，应进行外科手术排脓，同时加强抗菌治疗。

知识拓展

伤寒玛丽

1869年出生的玛丽是一名厨师，她看起来身体健康，但实际上她是健康带菌者，也是伤寒的超级传染源，自己无症状，但能传染给别人，她的胆囊中充满了伤寒杆菌。玛丽直接传播了52例伤寒，其中7例死亡，而间接被传染者不计其数。她是美国已知的第一位无症状感染者，被称为"伤寒玛丽"。

第四节　细菌感染性腹泻

案例导入

【案例】

患者，男，38岁。因发热、腹泻、呕吐1天就诊，患者自述在发病前曾饮用一家未经过消毒的井水。实验室检测显示患者的粪便中检出耶尔森菌。

【问题】

1. 此患者可能患有什么病？
2. 怎样治疗该患者？
3. 如何预防本病？

细菌感染性腹泻是指由多种细菌引起，以腹泻为主要表现的一组肠道传染病。常伴有脱水和电解

质紊乱。散发居多，也可暴发流行。临床表现以胃肠道症状为主，多为自限性，少数可发生严重并发症导致死亡。

一、病原学

（一）大肠埃希菌

为革兰阴性短杆菌，无芽孢，大多有鞭毛，运动活跃。15～46℃能生长，最适宜温度为37℃，在水中可存活数周至数月，在冰箱中可长期生存。对酸有较强抵抗力，对高温和化学消毒剂敏感，75℃以上1分钟死亡。

（二）耶尔森菌

为革兰阴性短杆菌，无芽孢，兼性厌氧，在30～42℃均可生存。可产生肠毒素，121℃经30分钟不被破坏，对酸、碱稳定。广泛存在于自然环境中，经常可以从人类、动物、土壤、水及各种食品中分离出，煮沸、干燥及常规消毒剂可杀灭。

（三）变形杆菌

多形革兰阴性菌，无芽孢和荚膜，有周鞭毛，运动活跃，最适温度为37℃，能产生肠毒素。该菌对外界适应力强，营养要求低，生长繁殖较迅速，存在于人及各种野生动物肠内，也存在于粪肥、土壤及水中，在鱼、蟹及肉类中污染率较高。

（四）艰难梭菌

为革兰阳性杆菌，专性厌氧，有芽孢，能产生A和B两种肠毒素，对酶作用有抵抗力，酶作用24小时后仍保留全部活性，B毒素较A毒素细胞毒性强。艰难梭菌原为人、畜肠道中的正常菌群，婴儿带菌率较高。

（五）类志贺邻单胞菌

革兰阴性菌，呈短链或长丝状，兼性厌氧，无芽孢和荚膜。毒力比志贺菌低得多。不耐高盐，存在于淡水、温血及冷血动物体内。

（六）气单胞菌

革兰阴性杆菌，单鞭毛，无荚膜和芽孢。广泛存在于自然界，河水、海水、供水系统中均可检测到本菌。能产生溶血素、肠毒素和细胞毒素及杀白细胞素、上皮细胞黏附因子、细胞原缩因子等毒力因子，还可产生多种胞外酶。

二、流行病学

（一）传染源

患者和携带者是本病传染源。一些动物可成为贮存宿主，对传播有重要意义。

（二）传播途径

通过粪-口途径传播，可通过食用污染的食品、水而传播，引起食源性细菌性腹泻。人与动物的密切接触也可传播。苍蝇、蟑螂等在一些细菌性腹泻的传播中发挥了重要作用。通过医务人员的手或污染公共物品可造成医院感染引起医院内腹泻传播。

（三）易感人群

普遍易感，没有交叉免疫。儿童、老年人、有免疫抑制或慢性疾病者为高危人群，并且容易发生严重并发症，一些正使用抗生素的患者是抗生素相关性腹泻的高危人群。另外，旅游者易发生细菌性腹泻，称为旅游者腹泻。患病后可获得短暂免疫力。

（四）流行特征

广泛流行于世界各地，一般为散发，也可发生暴发或流行，危害大。欧美国家主要病菌为非伤寒沙门菌、弯曲菌和志贺菌属。发展中国家以志贺菌属、沙门菌属、大肠埃希菌为主。全年均可发病，好发于夏秋季，耶尔森菌肠炎好发于冬季。抵抗力弱的儿童、老年人易感染。

三、发病机制

（一）分泌性腹泻

病原菌包括产毒性大肠埃希菌、金黄色葡萄球菌、变形杆菌、气单胞菌、不凝集弧菌、艰难梭菌等。细菌进入肠道后，在小肠繁殖并黏附于肠黏膜，释放肠毒素与肠黏膜表面的受体结合，刺激肠黏膜分泌过多的水和Na^+，当分泌量超过吸收能力时可导致腹泻。

（二）侵袭性腹泻

病原菌包括沙门菌属、空肠弯曲菌、耶尔森菌、侵袭性大肠埃希菌、肠出血性大肠埃希菌等。细菌通过菌毛等直接侵入肠上皮细胞生长繁殖，分泌外毒素，导致细胞的功能障碍和黏膜的坏死、溃疡形成及炎性渗出，肠内渗透压升高，从而使电解质、溶质和水的吸收发生障碍，并产生前列腺素，刺激分泌，引起腹泻。耶尔森菌既能引起侵袭性腹泻，又可释放肠毒素而引起分泌性腹泻。

四、临床表现

潜伏期数小时至数天、数周不等，临床表现轻重不一，以胃肠道症状最突出。主要表现有恶心、呕吐、腹胀、腹痛、腹泻，常伴里急后重，伴畏寒、发热、乏力、头晕等。粪便可呈水样便、黏液便、脓血便。分泌性腹泻一般不出现腹痛，侵袭性腹泻多出现腹痛。病情严重者，因大量丢失水分引起脱水、电解质紊乱，甚至休克。病程多为自限性，少数可复发。超过14天的腹泻，称为迁延性腹泻。

1. 产志贺毒素大肠埃希菌感染 病前多有食用生或半生肉类、生乳等不洁饮食史。急性起病，轻者水样泻，典型者突起剧烈腹痛、水样便，数天后出现血性便，发生腹痛、腹泻、低热或不发热，极易被误诊为痢疾。严重者伴有剧烈腹痛、高热、血便，感染1周后可合并溶血性尿毒综合征、血栓性血小板减少性紫癜、脑神经障碍等，重者可导致死亡。

2. 耶尔森菌感染 婴幼儿及儿童胃肠炎症状突出，成人以肠炎为主。起病急，以发热、腹泻、腹痛为主要表现，多为水样便，带黏液，可有脓血，腹痛常见，可局限在右下腹，并且伴肌紧张和反跳痛，容易误诊为阑尾炎，尤其是幼儿患者。

3. 变形杆菌感染 是医院感染的常见机会致病菌，抵抗力下降后使用广谱抗生素者可引起多种感染，如化脓性感染、尿路感染、胃肠炎、急性胃炎、心内膜炎、败血症等。主要表现为发热、恶心、呕吐、腹痛、腹泻，腹痛多位于上腹和脐周。

4. 医院内腹泻 多由艰难梭菌引起，是医院感染性腹泻的主要病因。大多数表现为水样腹泻、发热、腹胀、腹部散在痉挛性疼痛。严重者为黏液便，可出现并发症，有脱水、低蛋白血症、电解质紊乱、肠麻痹和肠穿孔等。

5. 旅游者腹泻 是出国旅行者中报道的最主要感染性疾病，主要病原菌包括肠毒素性大肠埃希菌、志贺菌属、沙门菌属、弯曲菌属、耶尔森菌、气单胞菌等。该病起病较急，部分患者症状轻微，重症患者有发热、腹部绞痛、恶心、呕吐、明显腹泻等症状。

五、实验室检查

（一）常规检查

1. 血常规 一般白细胞计数正常或升高，中性粒细胞增多或伴核左移。

2. 粪便常规 肉眼观察粪便的外形、量及有无食物残渣、黏液、脓血等。不同细菌感染后粪便可呈水样便、脓血便、黏液便等不同性状。

（二）粪便培养

在使用抗生素之前取材，取新鲜粪便黏液脓血部分，保温及时送检，连续多次培养，是确诊的依据。

（三）免疫学检查

用于粪便中细菌及毒素、血清中特异性抗原抗体的检测。

（四）核酸检测

通过基因探针技术和聚合酶链反应技术，检测病原菌特异性基因片段，有利于流行病学调查。

六、诊断与鉴别诊断

（一）诊断

根据流行病学资料，包括发病季节、地区、年龄，有无不洁饮食史、集体发病史、动物接触史、疫水接触史及抗生素使用、手术史，结合发病症状、体征、病程及腹泻次数、性状等考虑可能的病原菌，确诊有赖于粪便病原菌的分离培养及特异性检查。

（二）鉴别诊断

应与其他感染性腹泻鉴别，如病毒、真菌、寄生虫引起的腹泻；与非感染性腹泻鉴别，如溃疡性结肠炎、克罗恩病、肿瘤性腹泻及功能性腹泻。

七、治疗

（一）一般治疗

流食或半流食，忌多渣、油腻和刺激性食物，暂停牛奶及其他乳制品，避免引起高渗性腹泻。腹泻频繁，伴有呕吐和高热等严重感染中毒症状者，应卧床休息、禁食、多饮水。小檗碱具有良好的收敛和轻微抑菌作用，对于细菌性腹泻有一定作用。

腹泻伴有呕吐或腹痛剧烈者，可予阿托品，但阿片制剂能强烈抑制肠蠕动，使肠毒素易被吸收而加重中毒或诱发中毒性巨结肠，需慎用。可使用肠黏膜保护制剂如蒙脱石散等，吸附病原菌和毒素，并能通过与肠道黏液分子间的相互作用，增强黏液屏障，以防御病原菌的侵入。

（二）补充水和电解质

1. 口服补液盐（ORS）治疗　适用于急性腹泻轻、中度脱水及重度脱水的辅助治疗，WHO推荐的ORS，服用剂量和次数根据患者腹泻次数和脱水程度掌握。

2. 静脉补液疗法　严重腹泻伴脱水、电解质紊乱、酸中毒或休克者，补液推荐用乳酸复方氯化钠注射液。酸中毒者给予5%碳酸氢钠或11.2%乳酸钠，用量可根据血气分析结果决定，注意补充钾、钙。当患者脱水纠正、呕吐好转后即改为口服补液。

3. 补锌　世界卫生组织建议，一发生腹泻就补锌，可以降低腹泻的病程和严重程度，以及脱水的危险。

（三）抗菌治疗

大部分细菌感染性腹泻对氨基糖苷类抗生素、氯霉素、磺胺类和喹诺酮类等抗菌药敏感。耶尔森菌感染的轻症患者多为自限性，不必应用抗菌药物治疗，重症或并发败血症者根据药物敏感试验选用。艰难梭菌对甲硝唑和万古霉素敏感。肠出血性大肠埃希菌O157患者和疑似患者禁止使用抗生素，疫区内的其他一般腹泻患者应慎用抗生素。对病情较重的腹泻患者可联合用药或根据药敏试验，选用敏感抗菌药物足量足疗程治疗。

（四）微生态制剂

能帮助调整肠道内环境，重建肠道生物屏障，有利于控制腹泻。需要注意口服活菌制剂应该与抗生素隔2小时左右，以免影响疗效。

八、预防

（一）管理传染源

隔离治疗患者，特殊行业从业人员定期体检，对吐泻物及饮食用具严格消毒，采样做病原学和血清学检查，尽快查明病原菌。

（二）切断传播途径

加强饮食、饮水卫生管理，以及对媒介昆虫的控制。养成良好个人卫生习惯，处理好污水、排泄物，对于重点人群、单位要积极采取综合性预防措施。

（三）保护易感人群

对于医源性的细菌性腹泻的预防，应当隔离患者，严格执行消毒隔离措施，防止交叉感染。保持医院环境清洁，反复使用的设备及易于被粪便污染的场所，使用有效的消毒剂。艰难梭菌感染预防的重点在于正确使用抗菌药。

知识拓展

耶尔森菌

"冰箱病"是指由耶尔森菌引起的细菌感染性腹泻，由于耶尔森菌易在低温环境下生长，所以被称为"冰箱病"。主要在一些寒冷的国家和地区，或是寒冷的季节较多见。随着人们的生活水平不断提高，暴发较为少见，以散发为主。

第五节　细菌性痢疾

案例导入

【案例】

患者，男，26岁。因腹痛、腹泻、黏液脓血便1天就诊。发病前2天曾在外吃海虾等食物。1天前突然畏寒、高热、继之出现腹痛、腹泻，初为稀便，后转为黏液脓血便，大便已解10余次，每次量不多，腹泻前均有腹痛。病后感头晕、乏力、食欲下降、恶心、欲吐。查体：体温38.9℃，血压、脉搏正常，无明显脱水貌，神志清，心肺无异常发现，左下腹有压痛，肠鸣音亢进。血常规：白细胞计数$13.6×10^9$/L，中性粒细胞0.92。粪便检查：黏液血便，镜检见脓细胞（＋＋＋）、白细胞（＋＋）、红细胞（＋＋）。

【问题】

1. 此患者可能患有什么病？
2. 确诊需要做哪些检查？
3. 该患者应如何进行治疗？

细菌性痢疾（bacillary dysentery）简称菌痢，是由志贺菌引起的肠道传染病。主要通过消化道传播，终年散发，夏秋季可引起流行，可反复感染。其主要病理变化为直肠、乙状结肠的炎症与溃疡，主要表现为腹痛、腹泻、排黏液脓血便及里急后重等，可伴有发热及全身毒血症症状，严重者可出现感染性休克和/或中毒性脑病。

一、病原学

志贺菌属俗称痢疾杆菌，属于肠杆菌科，革兰阴性杆菌，有菌毛、无鞭毛、荚膜及芽孢，兼性厌氧，但最适宜于需氧生长。

（一）抗原结构

志贺菌属分为4个血清群（A群痢疾志贺菌、B群福氏志贺菌、C群鲍氏志贺菌、D群宋内志贺菌），共47个血清型。我国以福氏和宋内志贺菌占优势。福氏志贺菌感染易转为慢性；宋内志贺菌感染引起的症状轻，多呈不典型发作；痢疾志贺菌的毒力最强，可引起严重症状。

（二）抵抗力

志贺菌存在于患者与带菌者的粪便中，抵抗力弱，加热60℃10分钟被杀死，对酸和一般消毒剂敏感。在粪便中数小时内死亡，但在污染物品及瓜果、蔬菜上可存活10～20天。D群宋内志贺菌抵抗力最强，A群痢疾志贺菌抵抗力最弱。

二、流行病学

（一）传染源

包括急、慢性菌痢患者和带菌者。非典型患者、慢性菌痢患者及无症状带菌者由于症状不典型而容易误诊或漏诊，在流行病学中具有重要意义。

（二）传播途径

通过粪-口途径传播，志贺菌随患者粪便排出后，可污染手、食物和水经口感染，也可通过苍蝇污染食物，还可通过接触患者或带菌者的生活用具而感染。

（三）易感人群

人群普遍易感。病后可获得短暂免疫力，不同菌群及血清型间无交叉保护性免疫，易反复感染。

（四）流行特征

菌痢主要发生在发展中国家，尤其是医疗条件差且水源不安全的地区。我国发病率有逐年下降的趋势。全年散发，本病有明显的季节性，夏秋季发病率高。

三、发病机制与病理解剖

（一）发病机制

志贺菌进入机体后是否发病，取决于细菌数量、致病力和人体抵抗力。志贺菌进入消化道后，大部分被胃酸杀死，少数进入下消化道的细菌也可因正常菌群的拮抗作用、肠道分泌型IgA的阻断作用而不能致病。当人体抵抗力下降时，少量细菌也可致病。

志贺菌经口进入，穿过胃酸屏障后，侵入结肠黏膜上皮细胞，经基底膜进入固有层，在其中繁殖、释放毒素，引起黏膜炎症反应和小血管循环障碍，导致肠黏膜炎症、坏死及溃疡。造成腹痛、腹泻和黏液脓血便。

志贺菌释放的内毒素入血后，可以引起发热和毒血症，并可释放各种血管活性物质，引起急性微循环衰竭，导致感染性休克、DIC及重要脏器功能衰竭，临床表现为感染性休克、脑水肿等。

（二）病理解剖

菌痢的病理变化主要发生于大肠，以乙状结肠与直肠为主，严重者可以波及整个结肠及回肠末端。

急性菌痢的典型病变过程为急性卡他性炎，随后出现假膜性炎症和溃疡。肠黏膜的基本病变是弥漫性纤维蛋白渗出性炎症。早期可见点状出血，病变进一步发展，肠黏膜上皮形成浅表坏死，表面有大量的黏液脓性渗出物。渗出物中有大量纤维素，与坏死组织、炎症细胞、红细胞及细菌一起形成特征性的假膜。假膜脱落后，形成溃疡。肠道严重感染可引起肠系膜淋巴结肿大，肝、肾等实质脏器损伤。中毒性菌痢肠道病变轻微，突出的病理改变为大脑及脑干水肿、神经细胞变性。部分病例肾上腺充血，肾上腺皮质萎缩。

慢性菌痢可出现肠黏膜水肿和肠壁增厚，肠黏膜溃疡不断形成和修复，导致瘢痕和息肉形成，少数病例出现肠腔狭窄。

四、临床表现

潜伏期一般为1～4天，短者数小时，长者可达7天。根据病程长短和病情轻重可以分为下列各型。

（一）急性菌痢

1. 普通型（典型） 起病急，有畏寒、发热，伴头痛、乏力、食欲缺乏、腹痛、腹泻，先为稀水样便，后转为黏液脓血便，每天排便10余次至数十次，量少，里急后重明显。常伴肠鸣音亢进，左下腹压痛。

2. 轻型（非典型） 全身毒血症症状轻微，可无发热或仅低热。表现为急性腹泻，每天排便10次以内，稀便有黏液但无脓血。有轻微腹痛及左下腹压痛，里急后重较轻或缺如。

3. 重型 多见于老年、体弱、营养不良患者，急起发热，腹泻每天30次以上，为稀水脓血便，偶尔排出片状假膜，甚至大便失禁，腹痛、里急后重明显。后期可出现严重腹胀及中毒性肠麻痹，常伴呕吐，严重失水可引起外周循环衰竭。部分病例表现为中毒性休克。

4. 中毒性菌痢 以2～7岁儿童为多见，成人偶有发生。起病急骤，突起畏寒、高热，病势凶险，全身中毒症状严重，可有嗜睡、昏迷及抽搐，迅速发生循环和呼吸衰竭。临床以严重毒血症症状、休克和/或中毒性脑病为主，而局部肠道症状很轻或缺如。开始时可无腹痛及腹泻症状，但发病24小时内可出现痢疾样粪便。按临床表现可分为以下三型：

（1）休克型（周围循环衰竭型）：较为常见，以感染性休克为主要表现。表现为面色苍白、四肢厥冷、皮肤出现花斑、发绀、心率加快、脉细速甚至不能触及，血压逐渐下降甚至测不出，并可出现心、肾功能不全及意识障碍等症状。

（2）脑型（呼吸衰竭型）：中枢神经系统症状为主要临床表现。由于脑血管痉挛，引起脑缺血、缺氧，导致脑水肿、颅内压增高，甚至脑疝。患者可出现剧烈头痛、频繁呕吐、烦躁、惊厥、昏迷、瞳孔不等大、对光反射消失等，严重者可出现中枢性呼吸衰竭等临床表现。此型病死率高。

（3）混合型 此型兼有上两型的表现，病情最为凶险，病死率很高（90%以上）。该型有循环系统、呼吸系统及中枢神经系统等多脏器功能损害与衰竭。

（二）慢性菌痢

菌痢反复发作或迁延不愈达2个月以上者，即为慢性菌痢。根据临床表现可以分为以下三型。

1. 慢性迁延型 急性菌痢发作后，迁延不愈，时轻时重。长期腹泻可导致营养不良、贫血、乏力等。

2. 急性发作型　有慢性菌痢史，间隔一段时间又出现急性菌痢的表现，但发热等全身毒血症症状不明显。

3. 慢性隐匿型　有急性菌痢史，无明显临床症状，但粪便培养可检出志贺菌，结肠镜检可发现黏膜炎症或溃疡等病变。

五、实验室检查

（一）血常规

急性菌痢白细胞计数可轻至中度增多，以中性粒细胞为主，可达（10～20）×10⁹/L。慢性患者可有贫血表现。

（二）粪便常规

粪便外观多为黏液脓血便，镜检可见白细胞（≥15个/HP）、脓细胞和少数红细胞，如有巨噬细胞则有助于诊断。

（三）粪便细菌培养

粪便培养出痢疾杆菌可以确诊。在抗菌药物使用前采集新鲜标本，取脓血部分及时送检和早期多次送检均有助于提高细菌培养阳性率。

（四）核酸检测

采用核酸杂交或聚合酶链反应（PCR）可直接检查粪便中的痢疾杆菌核酸，具有灵敏度高、特异性强、快速简便、对标本要求低等优点，但临床较少使用。

六、诊断与鉴别诊断

（一）诊断

通常根据流行病学资料，症状体征及实验室检查进行综合诊断，确诊依赖于细菌培养。菌痢多发于夏秋季，有不洁饮食或与菌痢患者接触史。急性期临床表现为发热、腹痛、腹泻、里急后重及黏液脓血便，左下腹有明显压痛。慢性菌痢患者则有急性痢疾史，病程超过2个月而病情未愈。中毒性菌痢以儿童多见，有高热、惊厥、意识障碍及呼吸、循环衰竭，起病时胃肠道症状轻微，甚至无腹痛、腹泻，常需盐水灌肠或肛拭子行粪便检查方可诊断。

（二）鉴别诊断

菌痢应与多种腹泻性疾病相鉴别，中毒性菌痢则应与夏秋季急性中枢神经系统感染或其他病因所致的感染性休克相鉴别。

1. 急性菌痢

（1）急性阿米巴痢疾：病原体为溶组织内阿米巴，多不发热，少有毒血症症状。腹痛轻，腹泻每天数次，多为右下腹压痛，无里急后重，暗红色果酱样便，便量多，腥臭味浓。镜检白细胞少，红细胞多，有夏科－莱登晶体。粪便中可找到溶组织内阿米巴滋养体。病变主要在盲肠、升结肠；其次为乙状结肠和直肠。

（2）其他细菌性肠道感染：如肠侵袭性大肠埃希菌、空肠弯曲菌及产气单胞菌等细菌引起的肠道感染也可出现痢疾样症状，鉴别有赖于粪便培养检出不同的病原菌。

（3）细菌性胃肠型食物中毒：因进食被沙门菌、金黄色葡萄球菌、副溶血弧菌、大肠埃希菌等病原菌或它们产生的毒素污染的食物引起。有进食同一食物集体发病病史，粪便镜检通常白细胞不超过5个/HP。确诊有赖于从可疑食物及患者呕吐物、粪便中检出同一细菌或毒素。

（4）其他：急性菌痢还需与急性肠套叠及急性出血坏死性小肠炎相鉴别。

2. 中毒性菌痢

（1）休克型：其他细菌亦可引起感染性休克，故需与本型鉴别。血及粪便培养检出不同致病菌有助于鉴别。

（2）脑型：流行性乙型脑炎（简称乙脑）也多发于夏秋季，且有高热、惊厥、昏迷等症状。乙脑起病后进展相对较缓，循环衰竭少见，意识障碍及脑膜刺激征明显，脑脊液可有蛋白及白细胞增高，乙脑病毒特异性IgM阳性可鉴别。

3. 慢性菌痢 慢性菌痢需与直肠癌、结肠癌、慢性血吸虫病及非特异性溃疡性结肠炎等疾病相鉴别，确诊依赖于特异性病原学检查、病理和结肠镜检。

七、治疗

（一）急性菌痢

1. 一般治疗 消化道隔离至临床症状消失，粪便培养连续2次阴性。毒血症症状重者需卧床休息。饮食以流食为主，忌食生冷、油腻及刺激性食物。

2. 抗菌治疗 轻型患者可不用抗菌药物，严重病例则需根据药敏试验选择抗生素，疗程一般为3～5天。

（1）喹诺酮类药物：环丙沙星为首选药物，不能口服者也可静脉滴注。儿童、孕妇及哺乳期妇女不宜使用。

（2）头孢曲松和匹美西林：对多重耐药菌株有效。阿奇霉素也可用于成人的治疗。

（3）小檗碱：可在使用抗生素时同时使用，能减少肠道分泌，每次0.1～0.3g，每天3次，7天为1个疗程。

3. 对症治疗 有水和电解质丢失，可口服补液盐，严重脱水者，应考虑先静脉补液，然后尽快改为口服补液。高热可物理降温为主，必要时适当使用退热药；毒血症症状严重者，可给予小剂量肾上腺糖皮质激素；腹痛剧烈者可用颠茄片或阿托品。

（二）中毒性菌痢

1. 抗菌治疗 药物选择基本与急性菌痢相同，首先静脉给药，病情好转后改为口服，剂量和疗程同急性菌痢。

2. 对症治疗 高热应给予物理降温，必要时给予退热药，高热伴烦躁、惊厥者，可采用亚冬眠疗法。

（1）休克型：①迅速扩充血容量纠正酸中毒：给予5%碳酸氢钠及低分子右旋糖酐等快速补液，休克好转后则继续静脉输液维持。②改善微循环障碍：可给予山莨菪碱、酚妥拉明、多巴胺等药物，保护重要脏器。③使用肾上腺皮质激素；有早期DIC表现者可给予肝素抗凝等治疗。

（2）脑型：可给予20%甘露醇快速静脉滴注，每4～6小时可重复一次，以减轻脑水肿。应用血管活性药物以改善脑部微循环，同时给予肾上腺皮质激素有助于改善病情。防治呼吸衰竭需保持呼吸道通畅、吸氧，如出现呼吸衰竭可使用洛贝林等药物，必要时可应用呼吸机。

（三）慢性菌痢

1. 一般治疗　进食清淡易消化的食物，忌生冷、油腻及刺激性食物。

2. 病原治疗　根据药敏试验结果选用有效抗菌药物，通常联合2种不同类型药物，足量足疗程治疗。也可保留灌肠，灌肠液中添加小剂量肾上腺皮质激素。

3. 对症治疗　有肠道功能紊乱者可给予微生态制剂、镇静或解痉药物。

八、预防

（一）管理传染源

急、慢性患者和带菌者应隔离治疗，至症状消失后1周或粪便培养两次阴性。饮食行业、自来水厂等从业人员定期粪便检查，带菌者及时调离，彻底治疗。

（二）切断传播途径

养成良好卫生习惯，饭前便后洗手，加强饮食、饮水及粪便的管理。

（三）保护易感人群

目前我国主要采用口服活菌苗，可在肠道产生局部免疫，仅对同型志贺菌有保护作用。

知识拓展

细菌性痢疾

《黄帝内经·素问》和《伤寒论》已有细菌性痢疾的相关记载。明代的《景岳全书》描述到："痢疾即经所谓肠澼，古今方书因其闭滞下利，故又称为滞下，其所下者，或赤或白，或脓或血，有痛者，有不痛者，有里急后重者，有呕吐者，有呕恶胀满者，有噤口不食者，有寒热往来者，态度多端。"

第六节　炭　疽

案例导入

【案例】

患者，男，39岁，牧民。因突发高热，头痛、肌痛1天，于6月25日入院。查体：体温38.5℃，脉搏108次/分，呼吸18次/分，血压120/80mmHg，神清；右手皮肤可见破损并有针尖样丘疹，稍痒，无痛；周围组织肿胀明显，腋窝淋巴结肿大，咽无红肿，肝脾不大。血常规：白细胞$16×10^9$/L，中性粒细胞0.85。

【问题】

1. 此患者可能患有什么病？
2. 确诊需要做哪些检查？
3. 该患者应如何进行治疗？

炭疽（anthrax）是由炭疽杆菌引起的法定乙类传染病，也是自然疫源性疾病。主要发生于食草动物，如牛、马和羊。人主要通过接触病畜及其排泄物或食用病畜的肉类而被感染。以皮肤炭疽为主，其次为肺炭疽和肠炭疽，严重时可继发炭疽杆菌败血症和炭疽脑膜炎。

一、病原学

炭疽杆菌是革兰阳性需氧杆菌，菌体大小（5～10）μm×（1～3）μm，两端钝圆。在体外可形成芽孢，芽孢居中呈卵圆形。细菌在宿主体内形成荚膜，荚膜具有抗吞噬作用和致病性。细菌可产生三种毒性蛋白（外毒素），包括保护性抗原（protective antigen，PA）、水肿因子（edema factor，EF）和致死因子（lethal factor，LF）。单独注射这些毒素，对动物不致病，混合注射后可致小鼠死亡。细菌在有氧条件下普通培养基上生长良好，芽孢抵抗力极强，可在动物尸体及土壤中存活数年，而细菌的繁殖体对热和普通消毒剂都非常敏感。

二、流行病学

（一）传染源

主要为患病的食草动物，如牛、羊、马等，其次是猪、犬。动物的皮、毛、肉和骨粉均可携带细菌。炭疽患者的痰、粪便及病灶渗出物中可检出细菌，但人与人之间的传播极少，所以患者并不是主要传染源。

（二）传播途径

1. **接触传播**　直接或间接接触病畜或其排泄物和有菌的动物皮毛、肉、骨粉等可引起皮肤炭疽。
2. **呼吸道传播**　吸入带芽孢的粉尘或飞沫可引起肺炭疽。
3. **消化道传播**　进食被炭疽杆菌污染的肉类和乳制品可引起肠炭疽。

（三）易感人群

人群普遍易感，多见于动物屠宰人员、皮毛肉制品加工人员、动物饲养员及兽医等高危人群。散发居多，流行较少，病后可获得持久的免疫力。

三、发病机制与病理解剖

炭疽杆菌通过皮肤、呼吸道及消化道侵入人体，在局部繁殖，产生并释放外毒素，炭疽毒素可引起明显的细胞水肿和组织坏死，形成原发性皮肤炭疽、肺炭疽和肠炭疽。局部吞噬细胞吞噬细菌后使之播散至局部淋巴结，细菌经淋巴管或血管扩散，引起局部淋巴结出血、坏死、水肿，形成淋巴结炎，细菌在血液循环中繁殖引起败血症。

炭疽的特征性病理改变为受侵袭组织和脏器的出血、坏死和水肿。皮肤炭疽呈痈样肿胀、溃疡和出血性焦痂，形成凝固性坏死区，其周围组织呈高度水肿和渗出。肺炭疽为小叶出血性肺炎，常累及胸膜和心包。肠炭疽主要病变在回盲部，表现为出血性炎症伴周围组织高度水肿，以及肠系膜淋巴结炎，腹腔有血性浆液性渗出液。上述病灶内均可检出炭疽杆菌。

四、临床表现

皮肤炭疽的潜伏期一般为 1～5 天，肺和肠炭疽的潜伏期较短，一般在几小时内。

（一）皮肤炭疽

皮肤炭疽为最常见的类型，病变多见于面、颈、肩、手和足等裸露部位的皮肤。初为斑疹或丘疹，次日出现水疱，含淡黄色疱疹液，周围组织肿胀。第 3～4 天呈现出血性坏死而稍下陷，四周有成群小水疱，水肿区不断扩大；第 5～7 天坏死区溃破成浅溃疡，血样渗出物结成硬而黑似炭块状焦痂，痂内有肉芽组织（即炭疽痈）。焦痂坏死区直径大小不等，其周围皮肤浸润及水肿范围较大，稍有痒感。水肿消退后，黑痂在 1～2 周内脱落，逐渐愈合成瘢痕。病程中常有轻至中度发热、头痛、关节痛、淋巴结肿大和全身不适等中毒症状。

（二）肺炭疽

肺炭疽较少见，可发生休克并在 24 小时内死亡，常并发败血症和脑膜炎。病死率高，而且诊断较困难。病初有短暂和非特异流感样表现，2～4 天后出现持续高热、呼吸困难、发绀、咯血、喘鸣、胸痛和出汗。肺部可有少量湿啰音、哮鸣音和胸膜摩擦音。胸部 X 线检查可见纵隔影增宽、胸腔积液和支气管肺炎等征象。

（三）肠炭疽

肠炭疽极罕见。主要表现为高热、剧烈腹痛、腹泻、呕血、血水样便。腹部可有明显的压痛、反跳痛，甚至腹肌紧张，易并发败血症和休克而死亡。

（四）炭疽败血症

常继发于肺、肠和严重皮肤炭疽。除原发局部炎症表现加重外，表现为持续高热、寒战和衰竭。全身毒血症症状加重，易发生感染性休克、DIC 和脑膜炎等。表现为谵妄、抽搐与昏迷，病情迅速恶化而死亡。

五、实验室检查

（一）血常规

白细胞增高，一般为（10～20）×10^9/L，甚至达（60～80）×10^9/L，中性粒细胞显著增多。

（二）病原学检查

取分泌物、痰液、粪便、血液、脑脊液涂片或培养或接种于豚鼠或小白鼠皮下，接种动物多于48

小时内死亡，局部出现肿胀、出血等阳性反应，有助于临床诊断。

（三）血清学检查

主要用于炭疽的回顾性诊断和流行病学调查。抗荚膜抗体和PA外毒素抗体的免疫印迹试验对未及时获得病原学诊断依据的病例有诊断价值。

六、诊断与鉴别诊断

（一）诊断

患者多有与病畜接触史或从事与动物及其产品接触的工作。临床上皮肤出现无痛性非凹陷性水肿、水疱和焦痂溃疡等典型皮肤炭疽改变即可诊断皮肤炭疽。肺炭疽的特点是肺部X线为出血性肺炎和纵隔影增宽。肠炭疽的特点为出血性肠炎。实验室检查涂片和培养阳性可确诊。

（二）鉴别诊断

皮肤炭疽应同痈、蜂窝织炎和恙虫病等鉴别；肺炭疽应与大叶性肺炎、钩端螺旋体病和肺鼠疫等鉴别；肠炭疽须与出血坏死性肠炎、肠套叠等鉴别。

七、治疗

（一）一般及对症治疗

患者严格隔离，卧床休息。多饮水及给予流食或半流食，对呕吐、腹泻或进食不足者给予适量静脉补液。对有出血、休克和神经系统症状者，应给予对症处理。对皮肤恶性水肿和重症患者，使用肾上腺皮质激素，对控制局部水肿的发展及减轻毒血症有效。皮肤炭疽局部可用1:20 000高锰酸钾溶液温敷，切忌挤压和切开引流。重度颈部肿胀导致呼吸困难者，可考虑气管插管或气管切开。

（二）病原治疗

首选青霉素，成人皮肤炭疽240万～320万U/d，静脉滴注，疗程7～10天。肺、肠炭疽和并发脑膜炎者，应使用较大剂量每次400万～800万U，每6小时1次，静脉滴注。还可用头孢菌素、氨基糖苷类抗生素和喹诺酮类抗菌药物，均有疗效。

八、预防

（一）管理传染源

皮肤炭疽患者按照传染病防治法规定的乙类传染病进行管理，肺炭疽按照甲类传染病管理，患者严密隔离至痊愈，其分泌物和排泄物应彻底消毒。接触者医学观察8天，对疫区食草动物进行动物减毒疫苗接种、动物检疫、病畜治疗和焚烧深埋等处理。

（二）切断传播途径

对相关行业人群加强劳动保护，染菌的皮毛可用甲醛消毒处理，加强兽医检疫，加强饮食、饮水及乳制品的卫生监督。

（三）保护易感人群

对从事畜牧业、畜产品收购、加工、屠宰业、兽医等工作人员及疫区的人群接种炭疽减毒活疫苗，每年1次。接种后2天可产生免疫力，可维持1年，可作为发生疫情时的应急接种。密切接触者可使用药物预防。

知识拓展

炭疽

炭疽在世界多地均有发病，1613年南欧发生炭疽大流行，死亡人数超过6万人。古代印度文献曾有记载牛炭疽，古罗马也曾经报道炭疽为牛羊马的不治之症。1944年Murphy首次应用青霉素治疗炭疽患者，2003年第一个炭疽杆菌全基因组序列测序完成。之后炭疽芽孢杆菌分子生物学和基因工程疫苗的研究得到快速发展。

第七节　白　喉

案例导入

【案例】

患儿，女，7岁。突发高热、极度乏力、恶心呕吐3小时于2月15日入院，同班同学有类似症状者。查体：体温39.6℃，呼吸28次/分，脉搏110次/分，血压50/30mmHg，面色苍白，唇指发绀，扁桃体和咽部高毒红肿，口有臭味，上覆乳白色假膜，颌下淋巴结肿大有压痛，牛颈；心界扩大，奔马律。血常规：白细胞18×10⁹/L，中性粒细胞0.85。

【问题】

该患者可能患有何病？

白喉（diphtheria）是由白喉杆菌（*Bacillus diphtheria*）引起的急性呼吸道传染病，属于乙类传染病。临床主要表现为咽、喉部灰白色假膜和全身毒血症症状，严重者可并发心肌炎和周围神经麻痹。我国已连续多年未有发病例数和死亡人数。

一、病原学

白喉杆菌属棒状杆菌属，大小为（1～8）μm×（0.3～0.8）μm，革兰阳性，一端或两端膨大，内有异染颗粒。菌体排列不规则，常呈Y、L、V型或栅栏样，不能运动，无芽孢。在奈瑟（neisser）染色时菌体呈黄褐色，异染颗粒为蓝黑色；阿伯特（albert）染色菌体呈绿色，异染颗粒为深蓝黑色；

庞氏（ponder）染色菌体呈淡蓝色，异染颗粒呈深蓝色。在0.033%亚锑酸钾培养基上生长时可使锑盐还原，使菌落呈灰黑色。细菌分泌的外毒素是主要的致病物质，有A、B两个片段，A片段无直接毒性，在B片段携带下与细胞膜受体结合后，转位到胞质内发挥毒性作用。抗A片段的抗体无中和外毒素作用，但针对C末端分子量为17kD的多肽（相当于B片段受体结合区）的抗体具有阻断外毒素作用。外毒素的毒性强，豚鼠最小致死量仅为0.1μg。携带产毒基因（tox＋）溶原性噬菌体且分泌外毒素的白喉杆菌才有致病性。白喉杆菌外毒素不稳定，以0.3%～0.5%甲醛处理成为类毒素，可用于预防接种或制备抗毒素血清。白喉杆菌对冷冻、干燥抵抗力强，在干燥假膜中可生存12周；在玩具、衣物上可存活数天。对湿热及化学消毒剂敏感，56℃10分钟或5%苯酚1分钟即可死亡，阳光直射下仅能存活数小时。

二、流行病学

世界各地均有白喉报道，以散发为主。实施计划免疫后儿童发病数明显下降，发病年龄向后推迟。一年四季均可发病，以冬春季多发。居住拥挤，卫生条件差，容易发生该病流行。

（一）传染源

传染源包括患者和白喉带菌者。在潜伏期末即开始从呼吸道分泌物中向外排菌，具有传染性。健康带菌者占总人口0.1%～5.0%，流行期带菌率可达10%～20%，恢复期带菌率在10%左右。因此，轻型、不典型患者和健康带菌者作为传染源在流行病学上更有意义。

（二）传播途径

主要经呼吸道飞沫传播，也可经食物、玩具及物品间接传播。偶尔可经破损的皮肤传播。

（三）易感人群

人群普遍易感，新生儿可经胎盘及母乳获得免疫力，抗体水平在生后3个月后明显下降，1岁后基本消失。患病后可产生针对外毒素的抗体，免疫力持久。预防接种或隐性感染可获得特异性免疫力。锡克试验（Schick test）可测人群免疫水平，也可用间接血凝或ELISA法测人群血清抗毒素抗体水平。

三、发病机制与病理解剖

白喉杆菌侵袭力较弱，侵入上呼吸道后仅在黏膜表层繁殖，不侵入深部组织和血流。白喉杆菌外毒素具有强烈毒性，可破坏细胞，导致周围组织纤维蛋白渗出和白细胞浸润。大量渗出的纤维蛋白与坏死组织、炎症细胞、细菌等凝结而形成特征性白喉假膜（diphtheric pseudomembrane，DPM）。假膜覆盖于病变表面，与组织粘连紧密不易脱落，强行剥脱易出血。但喉及气管黏膜上皮有纤毛，假膜与黏膜的粘连不紧，因此喉及气管白喉的假膜易脱落引起梗阻窒息。白喉杆菌外毒素吸收入血引起全身毒血症症状，毒素吸收量与假膜所在部位及广泛度有关。假膜范围大，毒素吸收多，症状重。喉及气管黏膜白喉，毒素吸收较少，全身症状较轻；鼻白喉毒素吸收量最大，症状最重。

除局部呼吸道黏膜改变外，病理改变以中毒性心肌炎和白喉性神经炎最显著。可见心脏扩大，心肌常有脂肪变性、玻璃样及颗粒样变性，心肌纤维断裂并可累及传导系统。神经炎以周围运动神经为主，其中第Ⅸ、Ⅹ对脑神经受损较常见，常为髓鞘变性、神经轴肿胀。还可有肾细胞肿胀、肾小管上皮细胞脱落及肾上腺退行性变等，肝脏也可出现脂肪浸润和肝细胞坏死。

四、临床表现

潜伏期1～7天，多为2～4天。按假膜所在部位将其分为咽白喉、喉白喉、鼻白喉和其他部位白喉。

（一）咽白喉

咽白喉最常见，约占白喉的80%。按假膜大小及病情轻重将其分为四型：

1. **普通型**　起病缓慢，表现为咽痛、中度发热、食欲缺乏、全身不适等。咽部充血，扁桃体肿大。24小时后即可有灰白色片状假膜形成，假膜边缘清楚，不易剥离，强行剥离则基底裸面出血，可伴有颌下淋巴结肿大压痛。

2. **轻型**　全身症状轻，可仅有轻微发热、咽痛。假膜多限于扁桃体，呈点状或小片状，假膜也可不明显但白喉杆菌培养阳性。

3. **重型**　全身感染中毒症状重，体温常超过39℃，面色苍白、恶心、呕吐。假膜广泛而厚，可扩大至腭弓、腭垂及咽后壁。假膜颜色灰黄污秽，伴口臭。可有淋巴结周围软组织水肿、心肌炎或周围神经麻痹。

4. **极重型**　假膜较重且范围更广泛，污黑色，伴有腐败口臭味。颈部因软组织水肿而似"牛颈"。体温可高达40℃，伴有呼吸急促、烦躁不安、面色苍白、口唇发绀。可有心脏扩大、心律失常或中毒性休克等，抢救不及时常易死亡。

（二）喉白喉

喉白喉约占白喉的20%，其中原发性喉白喉约占25%，其余为咽白喉延续而成。特征性表现为"犬吠样"咳嗽，声音嘶哑或失声，甚至吸气时有喉梗阻，表现为鼻翼扇动、"三凹"现象、发绀等。假膜可延至气管、支气管，假膜脱落可因窒息而死亡。

（三）鼻白喉

多见于婴幼儿，继发性鼻白喉多来自咽白喉，原发性鼻白喉较少见。表现为鼻塞、浆液血性鼻涕，鼻孔周皮肤受累发红、糜烂、结痂，鼻前庭可有假膜。全身症状轻，有张口呼吸或吸乳困难等。

（四）其他部位白喉

皮肤白喉多见于热带地区，伤口白喉、眼结膜白喉及耳、口腔、食管、外阴、新生儿脐带等部位均可发生白喉。常表现为局部假膜，而全身症状轻。

五、并发症

（一）中毒性心肌炎

是本病最常见的并发症，也是本病死亡的主要原因。常见于重型白喉，多发生在病程的第2～3周。临床上表现为极度乏力、面色苍白、呼吸困难。听诊心率加快或减慢、心律不齐。ECG显示T波或ST改变，或传导阻滞、心律失常，严重者出现心力衰竭。

（二）周围神经麻痹

多见于病程的第3～4周。常表现为软腭麻痹、鼻音重、进食呛咳及腭垂反射消失等。其次为颜面肌、眼肌及四肢肌肉麻痹等。一般在数周内恢复，多不留有后遗症。

（三）支气管肺炎

多见于婴幼儿，常为继发感染。

（四）其他化脓性感染

白喉可继发其他细菌感染，造成颈部淋巴结炎、中耳炎、败血症等。

六、实验室检查

（一）血常规

外周血白细胞计数升高，多在（10～20）×10^9/L，中性粒细胞增高，严重时可出现中毒颗粒。

（二）细菌学检查

取假膜与黏膜交界处标本涂片可见排列不规则的两端着色较深的棒状杆菌，标本也可接种于Loeffler血培养基，8～12小时可见白喉杆菌生长。还可用2%亚锑酸钾涂抹在假膜上，10～20分钟后假膜变为黑色或深灰色为阳性，提示有棒状杆菌感染。荧光标记特异性抗体染色查白喉杆菌，阳性率和特异性均较高，可用于早期诊断。

七、诊断与鉴别诊断

（一）诊断

白喉主要依据流行病学资料和典型的鼻咽部白喉假膜即可作出临床诊断，细菌学检查阳性即可确定诊断。

（二）鉴别诊断

咽白喉应与樊尚（Vincent）咽峡炎、急性扁桃体炎及鹅口疮等相鉴别；喉白喉应与急性喉炎、变态反应性喉水肿及气管内异物相鉴别；鼻白喉应与慢性鼻炎、鼻内异物相鉴别。

八、治疗

（一）一般治疗

严格卧床2～6周。高热量流质饮食，维持水与电解质平衡，注意口腔护理，保持室内通风和湿度。

（二）病原治疗

早期使用抗毒素和抗生素治疗是治疗成功的关键。

1. 抗毒素（DAT）治疗是本病的特异性治疗方法。由于白喉抗毒素不能中和进入细胞内的外毒素，宜尽早（病后3～4天内）使用。用量按假膜部位、中毒症状、治疗早晚而定，轻中型为3万～5万U，重型6万～10万U；治疗晚者加大剂量；喉白喉适当减量。DAT静脉注射30分钟达血峰浓度，肌内注射需24小时。重型及治疗晚者常将其稀释于100～200ml葡萄糖液缓慢静脉滴注。注意用DAT后假膜很快脱落可堵塞气道，注射前皮试过敏者采用脱敏疗法。

2. 抗生素可抑制白喉杆菌生长，缩短病程和带菌时间。首选药物为青霉素G，对各型白喉均有效，每天80万～160万U，分2～4次肌内注射；也可用红霉素或头孢菌素治疗。疗程7～10天，并发细菌性肺炎应根据药敏试验选用相应抗生素控制感染。

（三）对症治疗

并发心肌炎或中毒症状重者可用肾上腺皮质激素，并酌情用镇静药。喉梗阻或脱落假膜堵塞气道者可行气管切开或喉镜取膜。咽肌麻痹者鼻饲，必要时呼吸机辅助治疗。

九、预防

（一）管理传染源

患者应按呼吸道传染病隔离至临床治愈，咽拭培养阴性2次（隔天1次）者可解除隔离。接触者检疫7天，带菌者隔离7天，并用青霉素或红霉素治疗。

（二）切断传播途径

患者鼻咽分泌物及所用物品应严格消毒。呼吸道分泌物用双倍5%煤酚皂（来苏）或苯酚处理1小时；污染衣物或用具煮沸15分钟，不能煮沸的物品用5%煤酚皂浸泡1小时。

（三）保护易感人群

新生儿生后3个月注射"百白破"（pertussis-diphtheria-tetanus，PDT）三联疫苗。7岁以上儿童首次免疫或流行期易感者，接种吸附精制白喉类毒素（diphtheria toxoid，DT）或吸附精制白喉和破伤风类毒素。密切接触的易感者可肌内注射精制DAT 1000～2000U（儿童1000U），有效预防期为2～3周，1个月后再行类毒素全程免疫。

第八节 百 日 咳

案例导入

【案例】

患儿，4岁。主因阵发性咳嗽10天于1月10日入院，病初为低热、咳嗽，开始为单声干咳，热退后咳嗽加剧，尤以夜间明显，口服止咳糖浆，仍为阵发性、痉挛性咳嗽，发作时连续10余声短促的咳嗽，终止时伴有深长的鸡鸣样吸气声，继而反复发生，直至排出大量黏痰。体温正常，双肺呼吸音清。

【问题】

该患者可能患有何病？

百日咳（pertussis）是由百日咳鲍特菌引起的急性呼吸道传染病，病程较长，未经治疗，咳嗽症状可持续2～3个月，故名"百日咳"。临床特点为阵发性、痉挛性咳嗽，以及咳嗽终止时伴有鸡鸣样吸气吼声为特征。本病在不同年龄组均有发病，但多发生于儿童，尤其是5岁以下的小儿。虽然计划免疫接种早已推广，其发病率明显下降，但百日咳尚未能在全球得到控制，近年来有复燃趋势。

一、病原学

病原菌为鲍特菌属（Bordetella）的百日咳鲍特菌（B.pertussis），又称百日咳杆菌。是革兰染色阴性，两端着色较深的短杆菌，长1.0～1.5mm，宽0.3～0.5mm。该菌为需氧菌，最适生长温度为35～37℃，最适pH为6.8～7.0。本菌初次分离时，常需用含甘油、马铃薯和新鲜血液的鲍-金（Border-Gengou）培养基。

百日咳鲍特菌能够产生以下物质：外膜蛋白中的凝集抗原（丝状血凝素，filamentous hemagglutinin，FHA）、百日咳鲍特菌黏附素（pertactin，PRN，分子量69kD）。其他毒性物质还包括百日咳外毒素（exotoxin，PT）、内毒素（endotoxin，ET）、不耐热毒素（heat-labile enterotoxin，HLT）、腺苷酸环化酶毒素（adenylate cyclase toxin，ACT）、气管细胞毒素（tracheal cytotoxin，TCT）和皮肤坏死毒素（dermatonecrotoxin，DNT）等。目前认为外膜蛋白中的凝集抗原、黏附素与外毒素等具有诱导宿主产生保护性抗体的作用。

本菌对理化因素抵抗力弱，56℃经30分钟或干燥3～5小时可死亡，对紫外线和一般消毒剂敏感。

二、流行病学

百日咳是全球性疾病，各年龄组均可发病。全年均可发病，但较多见于冬春季节。地理分布以温寒带多发。现一般散发，而在集体机构中可发生流行。

（一）传染源

百日咳患者、隐性感染者及带菌者为本病的传染源。从潜伏期开始至发病后6周均有传染性，尤以潜伏期末到病后卡他期2～3周内传染性最强。无症状感染在较大儿童和成人中普遍存在，已被证实为儿童感染百日咳的重要传染源。

（二）传播途径

主要由呼吸道飞沫传播，咳嗽、说话、打喷嚏时分泌物散布在空气中形成气溶胶，通过吸入传染，所以家庭内传播较为多见，间接传染的可能性小。

（三）易感人群

人群对百日咳普遍易感，5岁以下小儿易感性最高。由于母体缺乏足够的保护性抗体传递给胎儿，所以6个月以下婴儿发病率较高，新生儿也可以发病。儿童经菌苗接种若超过12年，体内抗体水平下降，其发病率仍可达50%以上，近年来国外报告为数不少的成人百日咳患者。

三、发病机制与病理解剖

百日咳鲍特菌侵入呼吸道后，通过分泌FHA及PRN等作用能黏附于纤毛上皮并在此增殖和产生毒素。毒素如PT、ACT、TCF及ENF导致黏膜纤毛上皮细胞变性、纤毛麻痹、蛋白合成减少，细胞器破坏。由于纤毛运动障碍，使炎症产生的黏稠分泌物排出障碍，滞留的分泌物刺激呼吸道末梢神经，反射性地引起连续痉挛性咳嗽，直至分泌物排出为止。痉挛时患儿处于呼气状态，痉咳末，由于吸入大量空气通过痉挛的声门而发出高音调似鸡鸣样的吸气声。长期咳嗽刺激大脑皮质的咳嗽中枢可疑形成持久的兴奋灶，即使在恢复期或病初愈，一旦受到烟尘、蒸气、冷空气等诱因，均可引起痉挛性咳嗽发作。

百日咳鲍特菌主要引起支气管和细支气管黏膜的损害，但鼻咽部、喉和气管亦可见到病变，主要是黏膜上皮细胞基底部有中性粒细胞和单核细胞浸润，并可见细胞坏死。支气管和肺泡周围间质炎性浸润明显，气管和支气管旁淋巴结常肿大，分泌物阻塞支气管时可引起肺不张或支气管扩张。并发脑病者脑组织可有水肿、充血或弥散性出血点、神经细胞变性等。

四、临床表现

潜伏期2～21天，平均7～10天。典型临床经过可分为以下三期。

（一）卡他期

从起病到阵发性痉咳的出现。此期可有低热、咳嗽、喷嚏、流泪和乏力等症状，类似感冒，持续7～10天。咳嗽开始为单声干咳，3～4天后热退，但咳嗽加剧，尤以夜晚为甚。此期传染性最强，若及时有效地治疗，能够控制病情发展。由于本期缺乏特征性症状，如不询问接触史及做相关检查常易漏诊。

（二）痉咳期

该期2～6周或更长。此期已不发热，但有特征性的阵发性、痉挛性咳嗽，简称痉咳。阵咳发作时连续10余声至20～30声短促的咳嗽，继而深长地吸气。吸气时由于声带仍然处于紧张状态，空气通过狭窄的声带而发出鸡鸣样吸气声，接着连续阵咳，如此反复，直至排出大量黏稠痰液和吐出胃内容物为止。痉咳一般以夜间为多，情绪波动、进食、检查咽部等均可诱发痉咳。痉咳发作前可有喉痒、胸闷等不适。痉咳发作时儿童表情痛苦，面红耳赤，部分患者因胸腔压力增高影响静脉回流，出现颈静脉怒张，痉咳频繁者可出现颜面水肿，毛细血管压力增高破裂可引起球结膜下出血、鼻出血或眼睑下皮下出血，表现为局部瘀斑。痉咳时舌外伸，舌系带与下门齿摩擦引起系带溃疡。无并发症者肺部无阳性体征。

婴幼儿和新生儿由于声门较小，可无痉咳就因声带痉挛使声门完全关闭，加以黏稠分泌物的堵塞而发生窒息，出现深度发绀，亦可因脑部缺氧而发生抽搐，称为窒息性发作。此发作常在夜晚发生，若抢救不及时，常可因窒息而死亡。

（三）恢复期

阵发性痉咳次数减少至消失，持续2～3周后咳嗽好转痊愈。若有并发症，病程可长达数周。

五、并发症

最常见并发症是支气管肺炎，严重者可并发肺不张、肺气肿、皮下气肿和百日咳脑病。由于诊断水平提高和抗菌药物的应用，近年来这些并发症少见。

六、实验室检查

（一）血常规检查

白细胞计数增高，常达（20～50）×10^9/L，其中淋巴细胞占60%～80%，多为成熟的小淋巴细胞。甚至出现类白血病反应。淋巴细胞增多为本病特点。

（二）细菌学检查

目前常用鼻咽拭培养法。培养越早阳性率越高，卡他期培养阳性率可达90%，发病第3～4周培养阳性率下降，仅50%左右。

（三）血清学检查

ELISA检测特异性IgM，可作早期诊断。双份血清凝集试验或补体结合试验若抗体效价递增4倍可确诊。

（四）分子生物学检查

检测患者鼻咽分泌物的百日咳鲍特菌DNA，敏感度、特异度均高，具有快速、敏感、特异的诊断价值。

七、诊断与鉴别诊断

（一）诊断

根据当地流行病学史，若患儿有发热，体温下降后咳嗽反而加剧，尤以夜间为甚，且无明显肺部体征，结合白细胞计数和淋巴细胞分类明显增高可以作出临床诊断。确诊需靠细菌学、分子生物学或血清检查。

（二）鉴别诊断

痉咳期患者较易诊断，但需与百日咳综合征、痉挛性支气管炎、肺门结核等疾病鉴别。

八、治疗

（一）一般治疗和对症治疗

按呼吸道传染病隔离，保持室内安静、空气新鲜和适当温度、湿度。半岁以下婴儿常突然发生窒息，应有专人守护。痉咳剧烈者可给镇静药，如苯巴比妥钠、地西泮等。沙丁胺醇亦能减轻咳嗽，可以试用。

（二）抗菌治疗

百日咳鲍特菌对大环内酯类抗生素仍较敏感，治疗的目的是清除鼻咽部的病原体，减少传播，通常不能缩短病程。但近年来也有研究指出早期治疗可降低重症患儿的死亡率。阿奇霉素、罗红霉素和克拉霉素等不良反应较少。此外磺胺甲噁唑（SMZ）与甲氧苄啶（TMP）的复方制剂（sulfamethoxazole-trimethoprim，SMZ-TMP）亦可应用。疗程为2周。我国已有大环内酯类耐药的百日咳鲍特菌的报道。

九、预防

（一）管理传染源

在流行季节，确诊的患者应立即隔离至病后40天，对密切接触者应观察至少3周，若有前驱症状应尽早治疗。

（二）切断传播途径

保持室内通风，对痰液和口鼻分泌物进行消毒处理。

（三）保护易感人群

所有儿童都应进行百日咳的预防接种。接种疫苗的起始年龄为≥6周龄，且不晚于8周龄，并保持至少3剂有质量保证的百日咳疫苗高水平覆盖率（≥90%）。我国卫生部于2007年印发了《扩大国家免疫规划实施方案》，其中百白破三联疫苗中原是wP即DTwP，现以aP即DTaP替代，免疫程序共4剂不变，即婴儿生后3、4、5月龄和18～24月龄间，各1剂。

随着年龄的增长而免疫水平逐渐下降，应该注意对年长儿、成人及孕前进行加强免疫，提高其抵抗力。近年国外已推荐婴儿6～8周龄初种，对青少年和成人实施加强免疫。

第九节　猩　红　热

案例导入

【案例】

患儿，10岁。主因发热、咽痛2天，出疹1天于1月26日就诊。查体可见草莓舌，肺无杂音，肝脾不大。既往体健。

【问题】

该患者可能患有何病？

猩红热（scarlet fever）是A组乙型溶血性链球菌引起的急性呼吸道传染病。其临床特征为发热、咽峡炎、全身弥漫性鲜红色皮疹和疹后明显脱屑。少数患者病后可出现变态反应性心、肾、关节损害。

一、病原学

A组乙型溶血性链球菌（group A β-hemolytic streptococcus，GAS），也称化脓性链球菌（Streptococcus pyogenes），直径0.5～2.0μm，革兰染色阳性。刚从体内检出时常带有荚膜，无鞭毛、芽孢，易在含血的培养基上生长，并产生完全（β型）溶血。按该细菌细胞壁表面所含的抗原不同，可分为A～U（无I、J）19组，猩红热主要由A组引起。已知该细菌有M、R、T、S四种表面抗原，M蛋白是细菌的菌体成分，由GAS emm基因编码的M蛋白是GAS的主要致病因子，对中性粒细胞和血小板都有免疫毒性作用。M蛋白抗原变异是M分型的基础。到目前为止，根据M蛋白抗原特异性可将GAS分为100多个型别，不同的型别其致病性不同，部分菌株感染可引起严重并发症，如风湿热/风湿性瓣膜性心脏病（RF/RnD）及急性肾小球肾炎等。而脂壁酸（lipoteichoic acid，LTA）对生物膜有较高的亲和力，有助于链球菌黏附于人的上皮细胞。

A组乙型溶血性链球菌的致病力来源于细菌本身及其产生的毒素和蛋白酶类。细菌产生的毒素：①致热性外毒素（pyrogenic exotoxin），即红疹毒素（erythrogenic toxins），链球菌能产生A、B、C、D 4种抗原性不同的致热性外毒素，其抗体无交叉保护力，均能致发热和猩红热皮疹，并能抑制吞噬系统和T细胞的功能，触发Schwartzman反应。②溶血素（streptolysin）有溶解红细胞，杀伤白细胞、血小板及损伤心脏的作用，可分为O和S两种溶血素。

A组乙型溶血性链球菌产生的蛋白酶：①链激酶（溶纤维蛋白酶，streptokinase），可溶解血块并阻止血浆凝固。②透明质酸酶（扩散因子，hyaluronidase），能溶解组织间的透明质酸，最终有利于细菌在组织内扩散。③链道酶，又称为脱氧核糖核酸酶（DNase），能裂解具有高黏稠度的DNA，从而破坏宿主的组织和细胞。④烟酰胺腺嘌呤二核苷酸酶，可损害含有这种成分的组织和细胞。⑤血清混浊因子（opacity factor，OF）是一种α脂蛋白酶，可使马血清混浊，对机体产生特异性和非特异性免疫反应有抑制作用，有利于细菌的感染和扩散。

该菌对热及干燥抵抗力不强，56℃ 30分钟及一般消毒剂均能将其杀灭，但在痰和脓液中可生存数周。

二、流行病学

本病多见于温带地区，寒带和热带少见。全年均可发生，但冬春季多，夏秋季少。可发生于任何年龄，但以儿童最为多见。中华人民共和国成立后，该病发病率下降，病死率已下降到1%以下，重型者已很少见。

（一）传染源

患者和带菌者是主要传染源。A组乙型溶血性链球菌引起的咽峡炎患者，排菌量大且不易被重视，是重要的传染源。

（二）传播途径

主要经空气飞沫传播，也可经皮肤创伤处或产妇产道而引起"外科型猩红热"或"产科型猩红热"。

（三）易感人群

普遍易感。感染后抗体可产生抗菌免疫和抗毒素免疫。抗菌免疫主要来自抗M蛋白的抗体，具有型特异性，可抵抗同型菌的侵犯，但对不同型的链球菌感染无保护作用。抗红疹毒素的免疫力较持久，但由于红疹毒素有5种血清型，其间无交叉免疫，若感染另一种红疹毒素的A组链球菌仍可再发病。

三、发病机制与病理解剖

猩红热的临床表现主要由化脓性、中毒性和变态反应性病变综合而成，并引起相应的病理改变。

（一）化脓性病变

A组乙型溶血性链球菌在LTA的辅助下黏附于黏膜上皮细胞，随后侵入组织引起炎症，通过M蛋白和细菌荚膜抵抗机体吞噬细胞的作用，在链激酶、透明质酸酶等作用下，使炎症扩散并引起组织坏死。

（二）中毒性病变

链球菌产生的毒素进入血液循环后，引起全身毒血症表现，如发热、头晕、头痛等。红疹毒素使皮肤血管充血、水肿，上皮细胞增殖，白细胞浸润，以毛囊周围最为明显，形成典型的猩红热样皮疹。最后表皮死亡而脱落，形成"脱屑"。黏膜亦可充血，有时呈点状出血，形成"内疹"。肝、脾、淋巴结等间质血管周围有单核细胞浸润，并不有同程度的充血及脂肪变性。心肌可有混浊肿胀和变性，严重者可坏死。肾脏呈间质性炎症。中毒型患者的中枢神经系统可见营养不良变化。

（三）变态反应性病变

个别病例于病程第2、3周时，可出现变态反应性变化，主要见于心、肾及关节滑囊浆液性炎症。其原因可能第A组链球菌某些型与受感染者心肌、肾小球基底膜或关节滑囊的抗原产生交叉免疫反应，也可能是形成了抗原-抗体复合物沉积在上述部位而致免疫损伤。

四、临床表现

潜伏期为1～7天，一般为2～3天。

（一）普通型

在流行期间大多数患者属于此型。典型临床表现：①发热：多为持续性，体温可达39℃左右，可伴有头痛、全身不适等全身中毒症状。②咽峡炎：表现为咽痛、吞咽痛，局部充血并可有脓性渗出液，颌下及颈淋巴结呈非化脓性炎症改变。③皮疹：发热后24小时内开始发疹，始于耳后、颈部及上胸部，然后迅速蔓及全身；典型的皮疹为在皮肤上出现均匀分布的弥漫充血性针尖大小的丘疹，压之褪色，伴有痒感。部分患者可见带黄白色脓头且不易破溃的皮疹，称为"粟粒疹"。严重的患者出现出血性皮疹。在皮肤皱褶，皮疹密集或由于摩擦出血呈紫色线状，称为"线状疹"（又称Pastia线，帕氏线）。如颜面部位仅有充血而无皮疹，口鼻周围充血不明显，相比之下显得发白，称为"口周苍白圈"，腭部可见有充血或出血性黏膜内疹。病程初期舌覆白苔，红肿的乳头凸出于白苔之外，称为"草莓舌"。2～3天后白苔开始脱落，舌面光滑呈肉红色，乳头仍凸起，此称"杨梅舌"。多数情况下，皮疹于48小时达高峰，然后按出诊顺序开始消退，2～3天内退尽，但重者可持续1周左右。疹退后开始皮肤脱屑，皮疹密集处脱屑更为明显，尤以粟粒疹为重，可呈片状脱皮，手、足掌、指（趾）处可呈套状，而面部、躯干常为糠屑状。近年来以轻症患者较多，常常仅有低热、轻度咽痛等症状；皮疹稀少，消退较快，脱屑较轻，但仍可引起变态反应性并发症。

（二）脓毒型

咽峡炎中的化脓性炎症，渗出物多，往往形成脓性假膜，局部黏膜可坏死而形成溃疡。细菌扩散到附近组织，形成化脓性中耳炎、鼻窦炎、乳突炎及颈淋巴结炎，甚至颈部软组织炎，还可引起败血症。目前已罕见。

（三）中毒型

临床表现主要为毒血症明显。高热、头痛、剧烈呕吐，甚至神志不清、中毒性心肌炎及感染性休克。咽峡炎不重但皮疹很明显，可为出血性。但若发生休克，则皮疹常变成隐约可见。病死率高，目前亦很少见。

（四）外科型和产科型

病原菌从伤口或产道侵入而致病，故没有咽峡炎。皮疹首先出现在伤口周围，然后向全身蔓延。一般症状较轻，预后也较好。可从伤口分泌物中培养出病原菌。

五、实验室检查

（一）一般检查

1. 血常规 白细胞计数升高可达（10 ~ 20）×10^9/L，中性粒细胞在80%以上，严重患者可出现中毒颗粒。出疹后嗜酸性粒细胞增多占5% ~ 10%。

2. 尿液 常规检查一般无明显异常。如果发生肾脏变态反应并发症，则可出现尿蛋白、红细胞、白细胞及管型。

（二）血清学检查

可用免疫荧光法检测咽拭子涂片进行快速诊断。

（三）病原学检查

可用咽拭子或其他病灶的分泌物培养溶血性链球菌。

六、诊断与鉴别诊断

（一）诊断

临床上具有猩红热特征性表现，实验室检查白细胞计数高达（10 ~ 20）×10^9/L，中性粒细胞占80%以上，胞质内可见中毒颗粒。出疹后嗜酸性粒细胞增多，可占5%甚至10%。咽拭子、脓液培养获得A组链球菌为确诊依据。结合病史中有与猩红热或咽峡炎患者接触者或当地有流行的流行病学史，有助于诊断。

（二）鉴别诊断

1. 其他咽峡炎 在出皮疹前咽峡炎与一般急性咽峡炎较难鉴别。白喉患者的咽峡炎比猩红热患者轻，假膜较坚韧且不易抹掉，猩红热患者咽部脓性分泌物容易被抹掉。但有时猩红热与白喉可合并存在，细菌学检查有助于诊断。

2. 其他发疹性疾病　①麻疹：有明显的上呼吸道卡他症状。皮疹一般在第4天出现，大小不等，形状不一，呈暗红色斑丘疹，皮疹之间有正常皮肤，面部皮疹特别多。②风疹：起病第1天即出皮疹。开始呈麻疹样，第2天躯干部增多且可融合成片，类似猩红热，但无弥漫性皮肤潮红，此时四肢皮疹仍为麻疹样，面部皮疹与身上一样多。皮疹于发病3天后消退，无脱屑。咽部无炎症，耳后淋巴结常肿大。③药疹：有用药史。皮疹有时可呈多样化表现，既有猩红热样皮疹，同时也有荨麻疹样疹。皮疹分布不均匀，出疹顺序也不像猩红热那样由上而下，由躯干到四肢。无杨梅舌，除因患者咽峡炎而服药引起药疹者外，一般无咽峡炎症状。④金黄色葡萄球菌感染：有些金黄色葡萄球菌能产生红疹毒素，也可以引起猩红热样的皮疹。鉴别主要靠细菌培养。由于此病进展快，预后差，故应提高警惕。应根据药敏试验给予抗生素治疗。

七、治疗

（一）一般治疗

包括急性期卧床休息，呼吸道隔离。

（二）病原治疗

目前多数A组链球菌对青霉素仍较敏感。可用青霉素，每次80万U，2～3次/日，肌内注射，连用5～7天。80%左右的患者24小时内即可退热，4天左右咽炎消失，皮疹消退。脓毒型患者应加大剂量到800万～2000万U/d，分2～3次静脉滴入，儿童20万U/（kg·d）分2～3次静脉滴入，连用10天，或热退后3天。对青霉素过敏者，可用红霉素，剂量成人1.5～2.0g/d，分4次静脉滴入，儿童30～50mg/（kg·d），分4次静脉滴入。也可用复方磺胺甲噁唑（SMZ-TMP），成人每日4片，分2次口服，小儿酌减。

对带菌者可用常规治疗剂量青霉素连续用药7天，一般均可转阴。

（三）对症治疗

若发生感染中毒性休克，要积极补充血容量、纠正酸中毒、给予血管活性药等。对已化脓的病灶，必要时给予切开引流或手术治疗。

八、预防

（一）隔离患者

住院或家庭隔离至咽拭子培养3次阴性，且无化脓性并发症出现，可解除隔离（自治疗日起不少于7天）。收患者时，应按入院先后进行隔离。咽拭子培养持续阳性者应延长隔离期。

（二）接触者的处理

儿童机构发生猩红热患者时，应严密观察接触者（包括儿童及工作人员）7天。认真进行晨间检查，有条件可做咽拭培养。对可疑猩红热、咽峡炎患者及带菌者，都应给予隔离治疗。疾病流行期间，儿童应避免到公共场所活动。

猩红热

猩红，汉典古籍翻译描述，是为一种鲜红色，新华词典的翻译是像猩猩血那样的颜色。

猩红热这个名字是1676年由英国医生托马斯·赛登汉姆提出的。1953年，意大利医生乔瓦尼·英格拉西亚将它命名为"罗萨利亚"，这是第一次正式确认。后传入日本，经日本传入中国，被广泛使用这个词。

我们祖国医学虽然不是猩红热名称的发明地，但我们中医对此也有大量的研究，最初的猩红热被中医成为烂喉痧，出现在清乾隆三十三年（1768年）的《金匮翼》中，因此认为猩红热至少在18世纪末就已经出现了。

第十节 结 核 病

案例导入

【案例】

患者，女性，59岁。间断咳嗽、咳痰5年，加重伴咯血2个月。查体：体温37.4℃，脉搏94次/分，呼吸22次/分，血压130/80mmHg，无皮疹，浅表淋巴结未触及，巩膜不黄；气管居中，双上肺呼吸音稍减低，并闻及少量湿啰音；心叩不大，心率94次/分，律齐，无杂音；腹部平软，肝脾未触及，下肢无水肿。实验室检查：血红蛋白110g/L，白细胞4.5×10^9/L，中性粒细胞53%，淋巴细胞47%，血小板210×10^9/L，ESR 35mm/h，空腹血糖9.6mmol/L；尿蛋白（-），尿糖（++）。

【问题】

该患者可能患有何病？

结核病（tuberculosis）是结核分枝杆菌（Mycobacterium tuberculosis）引起的慢性感染性疾病，可累及全身多个脏器，以肺结核（pulmonary tuberculosis）最为常见，占各器官结核病总数的80%～90%，是最主要的结核病类型。痰中排菌者称为传染性肺结核病，除少数可急起发病外，临床上多呈慢性过程。

一、病原学

（一）生物学分类

结核分枝杆菌在分类学上属于放线菌目（*Actinomycetes*）、分枝杆菌科、分枝杆菌属（*Mycobacterium*）。分枝杆菌属包含结核分枝杆菌、非结核分枝杆菌和麻风分枝杆菌。分枝杆菌所致感染中，结核分枝杆菌感染约占90%。结核分枝杆菌再分为人结核分枝杆菌、牛结核分枝杆菌、非洲分枝杆菌和田鼠分枝杆菌。其中人结核分枝杆菌为人类结核病的病原体，而免疫接种常用的卡介苗（Bacillus Calmette-Guérin，BCG）则来源于牛结核分枝杆菌，利用人结核分枝杆菌与牛结核分枝杆菌的抗原交叉免疫原性提供免疫保护。

（二）生物学特性

结核分枝杆菌细长而稍弯，约0.4μm×40.0μm，两端微钝，不能运动，无鞭毛或芽孢。不易染色，但经品红加热染色后不能被酸性酒精脱色，故称抗酸杆菌。

结核分枝杆菌是专性需氧菌，最适宜生长温度为37℃。结核分枝杆菌对营养要求较高，在特殊的培养基中才能生长。常用的培养基为罗氏培养基。结核分枝杆菌培养生长缓慢，增殖周期为15～20小时，至少需要2～4周才有可见菌落，培养是确诊结核病的重要手段，但往往耗时过长，给临床工作带来了较大的影响。

结核分枝杆菌细胞的结构十分复杂，它含有许多结合成大分子复合物的不同蛋白质、糖类和脂类。结核分枝杆菌的脂质成分中磷脂、索状因子、蜡质D和硫酸脑苷脂与感染致病特点密切相关。除脂质外，荚膜和蛋白质亦是致病性物质。

二、流行病学

（一）传染源

开放性肺结核患者的排菌是结核传播的主要来源。

（二）传播途径

主要为患者与健康人之间经空气传播。患者咳嗽排出的结核分枝杆菌悬浮在飞沫核中，当被人吸入后即可引起感染。其他途径如饮用带菌牛奶经消化道感染，患病孕妇经胎盘引起母婴间传播，经皮肤伤口感染和上呼吸道直接接种均极罕见。

（三）易感人群

生活贫困、居住拥挤、营养不良等因素是社会经济落后地区人群结核病高发的原因。免疫抑制状态患者尤其好发结核病。

三、发病机制与病理解剖

吸入肺泡的结核分枝杆菌可被吞噬细胞吞噬和杀灭，巨噬细胞与树突状细胞吞噬结核分枝杆菌后可以提呈结核抗原，并且释放细胞因子，引起局部免疫反应。结核分枝杆菌可以继续感染新的吞噬细胞并逐渐深入肺泡上皮。此后炎症细胞被募集至病灶处，巨噬细胞逐渐分化并最终形成分层结构的结核结节或结核肉芽肿（granuloma）。随着肉芽肿外周的纤维致密化，进入肉芽肿的血管消失，加剧了巨噬细胞的泡沫化，形成干酪样坏死（caseous necrosis），大部分感染者体内的结核分枝杆菌可以处于静止状态持续存活，处于结核潜伏感染状态。

结核感染的发病机制中，由T细胞介导的细胞免疫（cell mediated immunity，CMI）对结核病发病、演变及转归产生决定性影响。迟发型变态反应（delay type hypersensitivity，DTH）则是宿主对结核分枝杆菌形成免疫应答的标志。DTH是德国微生物学家Robert Koch在1890年观察到的重要现象，简称为Koch现象。

结核病是一种慢性病变，其基本病变包括：①渗出型病变，常常是病变组织内菌量多、致敏淋巴细胞活力高和变态反应强的反映。②增生型病变，当病灶内菌量少而致敏淋巴细胞数量多，则形成结核病的特征性病变结核结节。中央为巨噬细胞衍生而来的朗格汉斯巨细胞（Langhans giant cell），周围由巨噬细胞转化来的类上皮细胞成层排列包绕。增生型病变的另一种表现是结核性肉芽肿,是一种弥漫性增生型病变。③干酪样坏死,为病变进展的表现。坏死区域逐渐出现肉芽组织增生,最后成为纤维包裹的纤维干酪性病灶。上述三种基本病理改变可以互相转化、交错存在,很少单一病变独立存在,而以某一种改变为主。

四、临床表现

原发结核感染后结核菌可向全身传播,可累及肺脏、胸膜及肺外器官。免疫功能正常的宿主往往将病灶局限在肺脏或其他单一的脏器,而免疫功能较弱的宿主往往造成播散性结核病或者多脏器的累及。除结核病患者外,一般人群中的结核病约80%的病例表现为肺结核,15%表现为肺外结核,而5%则两者均累及。

(一)肺结核的症状和体征

1. 呼吸系统症状 浸润性病灶咳嗽轻微,干咳或仅有少量黏液痰。有空洞形成时痰量增加,若伴继发感染,痰呈脓性。合并支气管结核则咳嗽加剧,可出现刺激性呛咳,伴局限性哮鸣或喘鸣。1/3~1/2的患者在不同病期有咯血。此外,重度毒血症症状和高热可引起气促,广泛肺组织破坏、胸膜增厚和肺气肿时也常发生气促,严重者可并发肺心病和心肺功能不全。

2. 体征 取决于病变性质、部位、范围或程度。粟粒型肺结核偶可并发急性呼吸窘迫综合征,表现严重呼吸困难和顽固性低氧血症。病灶以渗出型病变为主的肺实变且范围较广或干酪性肺炎时,叩诊浊音,听诊闻及支气管呼吸音和细湿啰音。继发型肺结核好发于上叶尖后段,故听诊于肩胛间区闻及细湿啰音有较大提示性诊断价值。空洞性病变位置浅表而引流支气管通畅时有支气管呼吸音或伴湿啰音;巨大空洞可闻带金属调空瓮音。慢性纤维空洞性肺结核的体征有患侧胸廓塌陷、气管和纵隔移位、叩诊音浊、听诊呼吸音降低或闻及湿啰音,以及肺气肿征象。支气管结核患者可闻及局限性哮鸣音,于呼气或咳嗽末较为明显。

(二)肺外结核的临床类型和表现

肺结核是结核病的主要类型,此外如淋巴结结核、骨关节结核、消化系统结核、泌尿系统结核病、生殖系统结核及中枢神经系统结核构成整个结核病的疾病谱。腹腔内结核病变,包括肠结核、肠系膜淋巴结结核及输卵管结核等,在发展过程中往往涉及其邻近腹膜而导致局限性腹膜炎。肾结核(renal tuberculosis)则占肺外结核的15%,系结核分枝杆菌由肺部等原发病灶经血行播散至肾脏所引起,起病较为隐匿,多在原发性结核感染后5~20年才发病。多见于成年人,儿童少见。女性生殖系统结核则可在出现不明原因月经异常、不育等情况下发现。结核性脑膜炎则可表现出头痛、喷射性呕吐、意识障碍等中枢神经系统感染症状。总之,结核病是一个全身性的疾病,肺结核仍是结核病的主要类型,但其他系统的结核病亦不能忽视。

五、诊断与鉴别诊断

(一)诊断依据和方法

1. 病史和临床表现 凡遇下列情况者应高度警惕结核病的可能性:①反复发作或迁延不愈的咳嗽咳痰,或呼吸道感染经抗感染治疗3~4周仍无改善;②痰中带血或咯血;③长期低热或所谓"发热待查"；④查体肩胛间区有湿啰音或局限性哮鸣音；⑤有结核病诱因或好发因素尤其是糖尿病、免疫功能低下疾病或接受糖激素和免疫抑制剂治疗者；⑥关节疼痛和皮肤结节性红斑等变态反应性表现；⑦有渗出性胸膜炎、肛瘘、长期淋巴结肿大既往史，以及有家庭开放性肺结核密切接触史者。

2. 痰结核分枝杆菌检查 是确诊肺结核最特异性的方法。涂片抗酸染色镜检快速简便，在我国非结核分枝杆菌尚属少数，抗酸杆菌阳性肺结核诊断即基本成立。除非已经化疗的病例偶可出现涂片阳性培养阴性，在未治疗的肺结核患者痰菌培养的敏感性和特异性均高于涂片检查，涂片阴性或诊断有疑问时培养尤其重要。

3. 影像学检查 X线影像取决于病变类型和性质。原发型肺结核的典型表现为肺内原发灶、淋巴管炎和肿大的肺门或纵隔淋巴结组成的哑铃状病灶。急性血行播散型肺结核在X线胸片上表现为散布于两肺野、分布较均匀、密度和大小相近的粟粒状阴影。继发性肺结核的X线表现复杂多变，或云絮片状，或斑点（片）结节状，干酪性病变密度偏高而不均匀，常有透亮区或空洞形成。胸部CT有助于发现隐蔽区病灶和孤立性结节的鉴别诊断。X线影像对于诊断肠道结核、泌尿系统结核、生殖系统结核以及骨关节结核亦具重要价值。

4. 特异性结核抗原多肽刺激后的全血或细胞IFN-γ测定 相较于结核分枝杆菌素试验，近年来在临床上应用更多的是以T细胞为基础的γ-干扰素释放试验（interferon gamma release assays，IGRAs），比结核菌素试验有更高的敏感性与特异性。其原理是被结核分枝杆菌抗原刺激而致敏的T细胞，再遇到同类抗原时能产生γ-干扰素，对分离的全血或单个核细胞在特异性抗原刺激后产生的干扰素进行检测，可以反映机体是否存在结核感染。IGRAs中代表性的是T-SPOT.TB试验，通过检测被结核分枝杆菌特异的早期分泌靶抗原6（ESAT-6）和培养滤液蛋白10（CFP-10）分别刺激后释放γ-干扰素的效应T淋巴细胞，以辅助诊断结核感染。当阴性对照孔斑点数0～5时，任意实验孔的斑点数减去当阴性对照孔斑点数0～5时，任意一实验孔的斑点数减去阴性对照孔斑点数大于等于6，结果判为阳性；当阴性对照孔斑点数6～10个时，任意一实验孔的斑点数大于等于阴性对照孔斑点数的两倍，结果判为阳性；如果上述标准不符合且阳性对照孔正常时，结果则判为阴性。T-SPOT.TB试验阳性反映患者体内存在结核分枝杆菌特异的效应T细胞，结合临床上是否存在结核感染的症状和病灶，可辅助诊断潜伏性结核感染或活动性结核感染。除了海分枝杆菌、堪萨斯分枝杆菌、苏尔加分枝杆菌及戈登分枝杆菌外，其余非结核分枝杆菌T-SPOT反应均为阴性，因此，T-SPOT.TB对区分非结核分枝杆菌感染也有一定价值。

5. 结核分枝杆菌素（简称结素）试验（tuberculin skin test，TST） 目前我国推广的方法系国际通用的结核分枝杆菌素纯蛋白衍化物（purified protein derivative，PPD）皮内注射法（Mantoux法）。将PPD 5IU（0.1ml）注入左前臂内侧上中三分之一交界处皮内，使局部形成皮丘。48～96小时（一般为72小时）观察反应，结果判断以局部硬结直径为依据：＜5mm阴性反应，5～9mm一般阳性反应，10～19mm中度阳性反应，≥20mm或不足20mm但有水疱或坏死为强阳性反应。然而，PPD与卡介苗存在交叉反应，在接种卡介苗的人群中虽无结核感染亦可出现PPD皮试阳性，因此特异性低。此外，在免疫缺陷患者中，特别是合并HIV感染患者、重症疾病者、年幼儿童及营养不良者，缺乏足够的灵敏度。

6. 分子生物学检测技术 聚合酶链反应（PCR）技术可以将标本中微量的结核菌DNA加以扩增。结核病近年来出现了突破，其标志就是以Xpert MTB/RIF为代表的盒式诊断技术，可直接从患者新鲜痰液或冻存痰液中检测结核分枝杆菌及其对利福平的耐药性，全程约2小时即获得结果。Xpert MTB/RIF以半套式实时定量聚合酶链反应扩增技术为基础，能自动抽提DNA并扩增*rpoB*基因。由于95%以上的利福平耐药菌株有*poB*基因变异，而大部分利福平耐药菌株同时对异烟肼耐药，因此不仅可鉴定是否为利福平耐药菌株，又可在一定程度上判断是否为MDR-TB菌株。据多中心研究结果表明，以培养法为参考标准，Xpert MTB/RIF的灵敏度为92.2%，特异度为99.2%。

（二）诊断标准

1. 潜伏性结核感染（latent tuberculosis infection，LTBI）的诊断 潜伏性结核感染是宿主感染结核分枝杆菌后尚未发病的一种特殊状态，以皮肤结素试验或γ干扰素释放试验阳性而无活动性结核的临床表现和影像学改变为特征。接种BCG的地区由于皮肤结核菌素试验出现假阳性的比率较高，γ-干扰素释放试验更适宜用于诊断潜伏结核感染。

2. 活动性结核的诊断 肺结核分确诊病例、临床诊断病例和疑似病例。

（1）确诊病例：包括干酪样坏死（smear-positive pulmonary tuberculosis）、仅培阳肺结核和仅病理学提示为结核病变者三类。其中涂阳肺结核病例需符合下列三项之一：①2份痰标本直接涂片抗酸杆菌镜检阳性；②1份痰标本直接涂片抗酸杆菌镜检阳性加肺部影像学检查符合活动性肺结核影像学表现；③1份痰标本直接涂片抗酸杆菌镜检阳性加1份痰标本结核分枝杆菌培养阳性。培阳肺结核需同时符合下列两项：①痰涂片阴性；②肺部影像学检查符合活动性肺结核影像学表现加1份痰标本结核分枝杆菌培养阳性。

（2）临床诊断病例：亦称为涂阴肺结核，即三次痰涂片阴性，同时需符合下列条件之一：①胸部影像学检查显示与活动性肺结核相符的病变，且伴有咳嗽、咳痰、咯血等肺结核可疑症状；②胸部影像学检查显示与活动性肺结核相符的病变，且结核菌素试验强阳性或γ-干扰素释放试验阳性；③胸部影像学检查显示与活动性肺结核相符，且肺外病灶的组织病理学检查提示为结核病变者；④三次痰涂片阴性的疑似肺结核病例经诊断性治疗或随访观察可排除其他肺部疾病者。

（3）疑似病例：以下两种情况属于疑似病例：①5岁以下儿童：有肺结核可疑症状同时有与涂阳肺结核患者密切接触史。②仅胸部影像学检查显示与活动性肺结核相符的病变。

3. 肺外结核的诊断 肺外结核累及的系统、脏器、部位及病变类型多样，确诊需要病变部位的浆膜腔积液及活检标本中获得细菌学证据，因上述标本获取过程困难，同时结核分枝杆菌阳性率较痰标本低，因此肺外结核较难实现病原学确诊。为提高早期诊断率，通常需结合病史、临床表现、实验室及其他检查、诊断性抗结核治疗效果综合诊断。

4. 结核病的诊断分类 在诊断中应同时确定类型和按记录程序正确书写。目前我国肺结核分类法（按病变部位）见表4-1。

表4-1　结核病的分类

分类	分类标准
原发型肺结核（代号：Ⅰ型）	为原发结核感染所致的临床病症。包括原发复合征及胸内淋巴结结核
血行播散型肺结核（代号：Ⅱ型）	包括急性血行播散型肺结核（急性粟粒型肺结核）及亚急性、慢性血行播散型肺结核
继发型肺结核（代号：Ⅲ型）	肺结核中的一个主要类型，包括浸润性、纤维空洞及干酪性肺炎等
气管、支气管结核（代号：Ⅳ型）	包括气管、支气管黏膜及黏膜下层的结核病
结核性胸膜炎（代号：Ⅴ型）	临床上已排除其他原因引起的胸膜炎。包括结核性干性胸膜炎、结核性渗出性胸膜炎、结核性脓胸

（三）鉴别诊断

1. 肺癌　中央型肺癌常痰中带血，肺门附近有阴影，与肺门淋巴结结核相似。周围型肺癌可呈球状、分叶状块影，需与结核球鉴别。肺癌多见于40岁以上男性，多有刺激性咳嗽、胸痛和进行性消瘦。胸片上结核球周围可有卫星灶、钙化，而肺癌病灶边缘常有切迹、毛刺。胸部CT对鉴别有帮助。结合痰结核菌、脱落细胞检查及纤维支气管镜检查和活检等能及时鉴别。肺癌和肺结核可有并存，需注意发现。

2. 肺炎　原发复合征的肺门淋巴结结核不明显或原发灶周围存在大片渗出，病变波及整个肺叶并将肺门掩盖时，以及继发型肺结核主要表现为渗出性病变或干酪性肺炎时，需与细菌性肺炎鉴别。细菌性肺炎起病急、高热、寒战、胸痛伴气促，X线上病变常局限于一个肺叶或肺段，血白细胞计数和中性粒细胞增多，抗生素治疗有效可协助鉴别；肺结核须与其他病原体肺炎鉴别，如肺炎支原体肺炎，关键是病原学检测是重要的鉴别证据。

3. 肺脓肿　空洞多见于肺下叶，脓肿周围的炎症浸润较严重，空洞内常有液平面。肺结核空洞则多发生在肺上叶，空洞壁较薄，洞内很少有液平面或仅见浅液平。此外肺脓肿起病急，高热，大量脓痰，痰中无结核菌，但有多种其他细菌，血白细胞计数和中性粒细胞总数增高，抗菌药物治疗有效。慢性纤维空洞合并感染时易与慢性肺脓肿混淆，后者痰结核菌阴性，鉴别不难。

4. 支气管扩张　有慢性咳嗽、咳脓痰及反复咯血史，需与继发性肺结核鉴别。X线胸片多无异常发现或仅见局部肺纹理增粗或卷发状阴影，CT有助于确诊。应当警惕化脓性支气管扩张症可以并发结核感染，细菌学检测时应考虑到结核感染的可能。

5. 非结核分枝杆菌肺病　非结核分枝杆菌（nontuberculous mycobacteria，NTM）指结核和麻风分枝杆菌以外的所有分枝杆菌，其中NTM肺病临床和X线表现类似肺结核。鉴别诊断依据菌种鉴定。

6. 其他疾病　伤寒、白血病、纵隔淋巴瘤等与结核病有诸多相似之处。具体需要结合患者临床表现、体征及辅助检查加以鉴别。

六、治疗

（一）治疗原则

化学治疗是现代结核病最主要的基础治疗，简称化疗。其他治疗方法，如对症治疗、手术治疗等均为辅助治疗。化疗的目标不仅是杀菌和防止耐药性的产生，而且在于最终灭菌，防止和杜绝复发。当前国际公认的化疗原则：早期、联合、适量、规律、全程。

（二）化疗药物

抗结核药物按效力和不良反应大小分为两类：①一线（类）抗结核药物，指疗效好，不良反应小，如链霉素（streptomycin，SM，S）、异烟肼（isoniazid，INH，H）、利福平（rifampin，RFP，R）、吡嗪酰胺（pyrazinamide，PZA，Z）、乙胺丁醇（ethambutol，EB，E）。②二线（类）抗结核药物，效力或者安全性不如一线药物，在一线药物耐药或者不良反应不能耐受时被选用。包括卡那霉素（kanamycin，Km）、阿米卡星（amikacin，Amk）、对氨基水杨酸（p-aminosalicylic acid，PAS）、左氧氟沙星（levofloxacin，Lvx）、莫西沙星（moxifloxacin，Mfx）等。

1. 异烟肼　具有强杀菌作用、价格低廉、副作用少、可口服的特点，是治疗肺结核病的基本药物之一。异烟肼对于胞内、外代谢，活跃持续繁殖和近乎静止的结核菌均有杀菌作用。小分子的异烟肼能渗入全身各组织中，可通过血－脑屏障，通透比例90%～95%，胸腔积液、干酪样病灶中药物浓度高。异烟肼常规剂量不良反应发生率低，主要包括周围神经炎、中枢神经系统中毒和肝脏损害（ALT升高为主）。

2. 利福平 对胞内和胞外代谢旺盛和偶尔繁殖的结核菌均有杀菌作用，属于利福霉素的半合成衍生物，通过抑制RNA聚合酶，阻止RNA合成发挥杀菌活性。RFP主要从肝脏代谢，胆汁排泄。RFP在组织中浓度高，能穿透干酪样病灶，进入巨噬细胞内。正常情况下不易通过血脑屏障，通透比例仅5%～25%，脑膜炎症时可增加药物渗透能力。主要不良反应为胃肠道不适、肝功能损害（ALT升高、黄疸）和药物热。

3. 吡嗪酰胺 是类似于异烟肼的烟酸衍生物，吡嗪酰胺能杀灭巨噬细胞内，尤其是酸性环境中的结核菌，成为结核病短程化疗中不可缺少的主要药物。吡嗪酰胺被结核菌摄入后经吡嗪酰胺酶转变为吡嗪酸，发挥杀菌作用。胃肠道吸收好，全身各部位均可到达，易通过血脑屏障，通透比例高达95%～100%。常见的不良反应为药物性肝炎（ALT升高和黄疸）、高尿酸血症，而皮疹和胃肠道反应相对少见。

4. 乙胺丁醇 通过抑制结核菌RNA合成发挥抗菌作用，不易通过血脑屏障，通透比例10%～50%。常见不良反应为球后视神经炎、变态反应、药物性皮疹、皮肤黏膜损伤等。

（三）标准化的抗结核治疗

1. 初治方案 初治患者的定义是既往未接受抗结核治疗或正在接受标准化疗方案用药而治疗短于疗程者，以及不规则化疗不足1个月的患者。初治病例的标准化治疗方案分为2个阶段，即2个月的强化期和4个月的巩固期治疗。如新涂阳肺结核患者治疗到2个月末痰菌检查仍为阳性，则应延长1个月的强化期治疗，继续期化疗方案不变。标准方案为$2H_3R_3Z_3E_3/4H_3R_3$（右下角阿拉伯数字代表每周服药次数，斜杠前的"2"代表强化期2个月，斜杠后的"4"代表巩固期继续治疗4个月，后同）或2HRZE/4HR。

2. 复治方案 复治标准方案为$2H_3R_3Z_3E_3S_3/1H_3R_3Z_3E_3/5H_3R_3E_3$或2HRZES/1HRZE/5HRE。以下患者适用于复治方案：①初治失败的患者；②规则用药满疗程后痰菌又转阳的患者；③不规则化疗超过1个月的患者；④慢性排菌患者。

（四）耐药肺结核的治疗

耐药结核病按照耐药程度的不同依次分为单耐药、多耐药、耐多药、广泛耐药四种。单耐药（monoresistance）指结核病患者感染的结核分枝杆菌经体外证实对1种抗结核药物耐药。多耐药（polyresistance）指结核病患者感染的结核分枝杆菌经体外证实对1种以上的抗结核药物耐药，但不包括同时耐异烟肼、利福平的情况。同时对异烟肼和利福平耐药的结核病称为耐多药结核病。在耐多药结核病基础上同时对氟喹诺酮类药物耐药且对二线注射类抗结核药物（卡那霉素、阿米卡星、卷曲霉素以及链霉素）中的一种耐药则称为广泛耐药结核病（extensively drug-resistant tuberculosis，XDR-TB）。目前WHO推荐的用于耐多药结核治疗的药物共分为4组，见表4-2。

表4-2 耐多药结核病治疗的药物

WHO推荐的耐多药结核病治疗药物分组		
药物分组		药物名称
A组	氟喹诺酮类药物	左氧氟沙星（levofloxacin，Lvx）
		莫西沙星（moxifloxacin，Mfx）
		加替沙星（gatifloxacin，Gfx）
B组	二线注射类药物	卡那霉素（kanamycin，Km）
		阿米卡星（amikacin，AmK）
		卷曲霉素（capreomycin，Cm）
		链霉素（streptomycin，S）
C组	其他核心二线药物	环丝氨酸（cycloserine，Cs）
		丙硫异烟胺/乙硫异烟胺（protionamide/ethionamide，Pto/Eto）
		氯法齐明（clofazimine，Cfz）
		利奈唑胺（linezolid，Lad）
D组附加药物	D1	吡嗪酰胺（pyrazinamide，Z）
		乙胺丁醇（ethambutol，E）
		高剂量异烟肼（high-dose isoniazid，high-dose H）
	D2	贝达喹啉（bedaquiline，Bdq）
		德拉马尼（delamanid，Dlm）
	D3	对氨基水杨酸（p-aminosalicylic acid，PAS）
		阿莫西林/克拉维酸钾（amoxicillin/clavulanate，Amx/Clv）
		氨硫脲（thioacetazone，Thz）
		亚胺培南/西司他丁（imipenem/cilastatin，Ipm/Cln）
		美罗培南（meropenem，Mpm）

WHO目前推行的孟加拉短程疗法总疗程9~12个月。首先为4~6个月的强化治疗阶段：使用加替沙星（或莫西沙星）、卡那霉素、丙硫异烟胺、氯法齐明、高剂量异烟肼、吡嗪酰胺和乙胺丁醇的七联药物。接下来为5个月的巩固治疗阶段：使用加替沙星（或莫西沙星）、氯法齐明、吡嗪酰胺和乙胺丁醇的四联药物，但该短程方案仅适用于对喹诺酮及二线注射类药物敏感患者。对于组成药物不敏感的人群，仍然采用至少20个月的长程疗法。核心方案中至少包括5种以上有效的药物，一般以吡嗪酰胺和四种核心二线药物组成——A、B组中各选用一种，配以两种C组药物。如果有效抗结核药物不能达到5种，可以从D2组选择1种，并从D3组中选择其他药物，以达到药物数量。开始治疗之前，应先对人群进行严格的药敏试验。

（五）手术治疗

化疗的发展使外科治疗在结核治疗中的比值和地位显著降低。但对药物治疗失败或威胁生命的单侧肺结核特别是局限性病变，如一侧肺毁损、不能控制的大咯血等，外科治疗仍是可选择的重要治疗方法。

（六）对症治疗

皮质激素抗炎治疗有助于改善结核病严重毒性症状，亦可促进渗出液的吸收，减少粘连，降低远期并发症的发生风险，但需在有充分有效抗结核药物保护下才能予以应用。对于肺结核的大咯血药物治疗可用垂体后叶激素。药物控制无效时可考虑纤维支气管镜止血、支气管动脉栓塞或手术切除。肺结核的大咯血会导致窒息危及生命，应尽早发现窒息征象，立即畅通气道、予以生命支持。

（七）潜伏性结核的预防性治疗

潜伏性结核感染活动或者再活动是活动性结核流行的重要来源。目前在需要应用TNF-a等炎症因子或其受体的拮抗剂以治疗炎症性疾病时，需要予以排除是否存在结核潜伏性感染，对拟使用生物制剂的LTBI者需采取预防性治疗。

（八）预后

早期诊断的患者接受正规的抗结核治疗多可痊愈。随着耐药结核病以及AIDS等免疫力低下疾病的增多，治疗难度加大。无法控制的大咯血是肺结核患者常见的死因。而肺外结核病，如肾结核未经治疗可导致肾毁损，脊柱结核则是造成波特病的主要病因，生殖系统结核未能得到早期有效的治疗则是造成不孕不育的关键病因。

七、预防

（一）建立防治系统

根据我国结核病疫情，为做好防治工作，仍须强调建立、健全和稳定各级防痨机构，负责组织和实施治、管、防、查的系统和全程管理，按本地区疫情和流行病学特点，制订防治规划，并开展防痨宣传，教育群众养成良好文明卫生习惯，培训防痨业务技术人员，推动社会力量参与和支持防痨事业。

（二）早期发现和彻底治疗

从当地疫情实际出发，对服务性行业、学校、托幼机构及儿童玩具工作人员等定期健康检查，每1～2年1次。在疫情已经控制的地区可开展重点线索调查，而主要应该是门诊因症就诊病例的及时发现和诊断，避免漏诊和误诊。查出必治，治必彻底，只有彻底治疗患者，大幅度降低传染源密度，才能有效降低感染率和减少发病。

（三）疫苗

结核是慢性感染性疾病，化学治疗很难治愈而不复发，因此采用疫苗预防是最好的策略。但目前尚无理想的结核病疫苗。广泛使用的疫苗是卡介苗，是一种无毒牛型结核分枝杆菌活菌疫苗，自1921年用于预防结核病以来，虽被积极推荐和推广，但迄今对它的作用和价值仍有争论。目前比较普遍的看法是BCG尚不足以预防感染，但可以显著降低儿童发病及其严重性，特别是结核性脑膜炎等严重结核病减少，并可减少此后内源性恶化的可能性。WHO已将BCG列入儿童扩大免疫计划。我国结核病感染率和发病率仍高，推行BCG接种仍有现实意义，规定新生儿出生时即接种BCG。由于疫苗的预防价值有限，根据我国结核病疫情，建立完善的防治系统至关重要。各级防治系统着眼于早期发现和彻底治疗患者。查出必治，治必彻底，只有及时正确治疗，防止耐药慢性病例的形成和积累，不仅是临床治疗的目标，亦是预防工作的中心环节。

结核病

早在公元前八世纪，中国就有了关于结核病的记载：大骨枯槁，大肉陷下。胸中气满，喘息不便，内痛引颈项，身热，脱肉破䐃——《黄帝内经·素问》。那个时候的结核病还叫作"传剩"，一直到宋朝，才统一名称，称为"痨病"。到了近代，又俗称"肺痨"。中国古代关于结核的记载有很多，不仅有记载病情的，还有记载如何去治疗的，元朝葛可久的《十药神书》就是历史上第一部治疗肺痨的专著。而人们真正从根本上了解结核病还是要感谢德国科学家、细菌学之父——罗伯特·柯赫。他于1882年3月24日在德国柏林生理学会上发表了一次里程碑式的演讲，以清晰简短而又富有逻辑性的语言，讲述了发现结核病致病细菌——结核分枝杆菌的过程，过程以及结论都无懈可击，现场一度鸦雀无声。

第十一节　淋　病

【案例】

患者，女，54岁。因"外阴瘙痒白带增多1月余、子宫肌瘤复查及宫颈筛查"就诊。既往史：否认肝炎、结核、疟疾病史，否认高血压、心脏病史，否认糖尿病、脑血管疾病、精神疾病史。否认接触史，已婚，配偶健在。查体：外阴发育正常，阴道畅，见少量白带；宫颈光滑，无肥大；无阴道出血，双侧附件未扪及包块及压痛。

【问题】

该患者可能患有何病？

淋病由淋球菌（*Neisseria gonorrhoeae*）感染引起。其一般感染尿道、宫颈、直肠、咽或结膜，导致刺激症状和化脓性改变。较少播散至皮肤和关节。显微镜镜检、培养或核酸扩增检测可用于诊断。

新中国成立前，我国一些城市的淋病发病率为20%左右。新中国成立后在1953年早期患者已近绝迹，1960年基本上完成了晚期患者的普查普治，1964年淋病已基本消失。由于淋病是世界各国发病率最高的性传播疾病，接触者感染率高，潜伏期短，可在短期内病例成倍增长。又由于1976年西非和东亚出现了耐青霉素的淋球菌菌株以来，世界淋病有明显增加的趋势。我国自1975年以后，淋病又死灰复燃，患者逐年呈直线增多，是性病主要发病病种。如上海地区性病就以淋病为主，约占90%以上。

世卫组织估计，2020年全球15～49岁人群中有8240万例新发淋球菌感染。淋病的患病率在脆弱人群中最高，如男男性行为者、性工作者、跨性别女性，以及高负担国家的青少年和年轻人。淋病可以通过一些抗生素进行治疗并且可以治愈。然而，出现了对抗生素耐药的淋球菌使得对淋病的治疗越来越具有挑战性，该病存在变得无法治疗的风险。合理使用抗生素和开发新的抗生素对于降低这一突出威胁至关重要。

一、病原学

淋病的病原体即淋球菌，1879年由Neisseria首次分离出。属奈瑟球菌科，奈瑟球菌属。淋球菌呈肾形，两个凹面相对，大小一致，长约0.7μm，宽约0.5μm。它是嗜二氧化碳的需氧菌，革兰染色阴性，最适宜在潮湿、温度为35℃、含5%二氧化碳的环境中生长。常存在多形核白细胞内，椭圆或球形，常成双排列，无鞭毛、无荚膜、不形成芽孢，对外界理化条件的抵抗力差，最怕干燥，在干燥环境中1～2小时即可死亡。在高温或低温条件下都易致死。对各种化学消毒剂的抵抗力也很弱。

二、流行病学

（一）传染源

淋病患者为本病的传染源。

（二）传播途径

1. 性接触传染 主要是通过性交或其他性行为传染。男性淋病几乎都是由性交接触引起的，女性淋病也可由性交直接感染，也可由其他方式感染。淋病患者是传染源，性接触是淋病主要传播方式，传播速度快，而且感染率很高，感染后3～5天即可发病。也可通过被患者分泌物污染的衣服、被褥、便盆、医疗器械而间接传染，特别是幼女常通过间接途径而被感染；新生儿可通过患淋病孕妇的产道而被感染，引起淋菌性结膜炎。非淋是指除了淋球菌以外的细菌感染，感染人群中以青壮年为主。

2. 非性接触传染（间接传染） 此种情况也较多，主要是接触患者含淋病双球菌的分泌物或被污染的用具，如沾有分泌物的毛巾、脚布脚盆、衣被，甚至于厕所的马桶圈等均可传染，特别是女性（包括幼女），因其尿道和生殖道短，很易感染。新生儿经过患淋病母亲的产道时，眼部也可引起新生儿淋菌性眼炎，妊娠期妇女淋病患者可引起羊膜腔内感染，包括胎儿感染。

（三）易感人群

任何年龄阶段均可发生，多发于性活跃的中、青年男女。淋病的患病率在脆弱人群中最高，如男男性行为者、性工作者、跨性别女性，以及高负担国家的青少年和年轻人。

三、发病机制与病理解剖

淋球菌侵入细胞的第一步是借助其外膜上的菌毛和蛋白Ⅱ黏附到阴茎或阴道的黏膜上皮细胞上，然后直接侵入上皮细胞或刺激上皮细胞吞噬而进入的。淋球菌进入上皮细胞后就开始增殖，并使上皮细胞溶解，进而进入黏膜下间隙，从而突破黏膜屏障，引起黏膜上皮的皮下感染。如果淋球菌从黏膜感染部位侵入血液，可在各个组织中引起淋球菌感染，称为播散性淋球菌感染。潜伏期淋病双球菌进入尿道后可分为三个阶段：①第一阶段：淋球菌侵入尿道，需36小时方能深入黏膜下层开始生长。②第二阶段：淋球菌发育阶段，淋病双球菌侵入机体约36小时内完成一个生活周期。③第三阶段：排毒阶段，部分淋病双球菌死亡后，排出内毒素，从而引起组织对毒素的反应，开始出现临床症状。一般说，临床症状在感染后72小时之后发生，由于机体抵抗力强、淋病双球菌繁殖速度慢及其致病力弱、日常用药影响、患者反应及耐受状况等原因，淋病双球菌在人体内虽已寄生、繁殖致病，但没有主观和客观体征和临床症。

感染后淋球菌侵入男性前尿道、女性尿道及宫颈等处，由于其表面的菌毛含有黏附因子，因而黏附到柱状上皮细胞的表面进行繁殖，并沿生殖道上行，通过柱状上皮细胞的吞噬作用而进入细胞内繁殖，导致细胞溶解破裂，淋球菌遂被排至细胞外的黏膜下层。淋球菌内毒素及表面外膜产生的脂多糖与补体结合产生一种化学毒素，能诱导中性粒细胞聚集和吞噬引起局部急性炎症，出现充血、水肿、化脓和疼痛。当细菌进入尿道腺体和隐窝后，腺管开口及隐窝被阻塞，潜藏的细菌成为慢性淋病的主要病灶。

四、临床表现

淋病的潜伏期一般为2～10天，平均3～5天，潜伏期患者也具有传染性。男性患者主要表现为尿道口有脓性分泌物流出，常伴有尿道痛等症状。女性主要表现为宫颈炎，阴道有脓性或者血性分泌物流出；因早期女性症状表现不明显，如未经重视延误病情，可引起淋菌性盆腔炎，从而导致不孕、宫外孕等。

典型症状可以分为以下八种。

（一）成人男性淋病

开始表现为尿道口灼热、发痒、红肿，有少量黏液分泌物流出。几天后症状加重，分泌物变为黄白色脓性，且量增多。可有尿痛、排尿困难等尿道刺激症状。一般全身症状较轻，少数患者可有发热、不适、食欲缺乏等症状。若未给药治疗，一般10～14天后症状逐渐减轻，1个月后基本消失。但是需要注意的是此时并不是痊愈，病菌可继续沿生殖道上行。

（二）成人女性淋病

60%的女性感染淋病后无症状或症状轻微，表现为宫颈炎、尿道炎、尿道旁腺炎、直肠炎、前庭大腺炎。淋球菌性宫颈炎最常见，表现为黏液性分泌物转变为脓性，宫颈口红肿、触痛。淋球菌性尿道炎、尿道旁腺炎表现为尿道口红肿，有压痛及流脓性分泌物，有尿频、尿急、尿痛等症状。淋球菌性前庭大腺炎表现为单侧前庭大腺红肿、疼痛，严重时可形成脓肿，伴有全身症状。

（三）幼女淋病

表现为外阴阴道炎，外阴及肛门周围红肿，阴道有脓性分泌物，可伴有尿痛等刺激症状。

（四）淋球菌性结膜炎

成人常因直接接触自身分泌物或者间接接触含有淋球菌污染的物品所致，多为单侧。新生儿大多数为母亲产道感染，多为双侧。表现为眼睛充血水肿，脓性分泌物较多。严重时角膜可发生溃疡、穿孔，甚至导致失明。

（五）淋球菌性咽炎

多见于口交者。大多数患者没有症状，有的表现为咽干、咽痛、吞咽痛、咽部有脓性分泌物。偶尔可伴有发烧、颈部淋巴结肿大等。

（六）淋球菌性肛门直肠炎

多见于肛交者，如男性同性恋。部分女性可由淋球菌性宫颈炎的分泌物直接感染肛门直肠所致。症状轻者仅有肛门瘙痒和烧灼感，排出黏液和脓性分泌物。重者表现为排便不尽感，可排出大量脓性及血性分泌物。

（七）淋球菌性皮肤感染

临床上较少见，多由尿道分泌物污染其他部位的皮肤所引起，如在龟头、手指等处发生小脓疱或溃疡。

（八）播散性淋球菌病

罕见，是淋球菌侵入血液导致的淋球菌菌血症。患者常有寒战、发热、身体不适等症状；最常见的是关节炎-皮炎综合征，手指、腕和踝部小关节有出血性或脓疱性皮疹，出现关节痛、化脓性关节炎或腱鞘炎。

五、并发症

（一）男性淋病并发症

1. 淋病性龟头包皮炎 由淋病的脓性分泌物刺激龟头及包皮内叶所致。开始局部烧灼、瘙痒感、微痛、包皮水肿、糜烂。龟头潮红及轻度糜烂，重症者包皮显著水肿，不能上翻，龟头红肿，可继发炎性包茎。

2. 淋病性尿道狭窄 淋病如长期不愈，经过数月或数年后，可引起尿道狭窄，最初患者毫无感觉，逐渐排尿不畅，尿意频数，尿丝细弱无力，不能直射，至排不出或仅滴出。

3. 淋病性前列腺炎 分为急性与慢性两种。急性前列腺炎，发病较急，尿意频数、尿痛，尤其排尿后加剧疼痛，会阴部及肛门附近有钝痛，大便时疼痛。肛诊前列腺肿胀，表面不平，压之疼痛，尿道常有脓性分泌物流出。慢性前列腺炎，急性前列腺炎未彻底治疗，易转为慢性前列腺炎。表现为会阴部有坠感、压痛、尿意频数，常有腰痛。肛诊前列腺增生，多处有硬结，触之有压痛，按摩时可有异常分泌物，检查白细胞计数增加。

4. 淋病性附睾炎 系淋球菌经过射精管侵入附睾所致。表现为附睾肿胀，触及表面有坚硬结节，常有放射状疼痛，伴有发热、全身不适。

5. 淋病性精囊炎 淋球菌经射精管、输精管或淋巴道侵入。会阴部坠胀感，排尿排便时加剧，疼痛向输精管及睾丸放射，尿液澄清。

（二）女性淋病并发症

女性淋病特别是子宫颈有淋球菌感染时，可合并上生殖系统的感染，造成较为严重的后果，如淋菌性盆腔炎，包括子宫内膜炎、输卵管炎、输卵管卵巢囊肿、盆腔脓肿、腹膜炎等。

1. 子宫内膜炎 患者有白带增多、下腹痛、子宫体肿大疼痛，急性者体温升高。

2. 输卵管炎 患者有发热、畏寒、全身不适、呕吐、下腹部和腰部有阵痛，可放射到会阴部。白带多而带脓血，触诊时下腹两侧有触痛，可摸到有压痛的小肿块，子宫也有压痛。若治疗不及时、不彻底成为慢性输卵管炎，可引起异位妊娠（宫外孕），输卵管因发炎后可致粘连，积水或积脓，可导致不孕。

六、实验室检查

（一）涂片检查

取患者尿道分泌物或宫颈分泌物，作革兰染色，在多形核白细胞内找到革兰阴性双球菌。涂片对有大量脓性分泌物的单纯淋菌性前尿道炎患者，此法阳性率在90%左右，可以初步诊断。女性宫颈分泌物中杂菌多，敏感性和特异性较差，阳性率仅为50%～60%，且有假阳性，因此世界卫生组织推荐用培养法检查女性患者。慢性淋病由于分泌物中淋球菌较少，阳性率低，因此要取前列腺按摩液，以提高检出率。咽部涂片发现革兰阴性双球菌不能诊断淋病，因为其他奈瑟菌属在咽部是正常的菌群。另外对症状不典型的涂片阳性应作进一步检查。

（二）培养检查

淋球菌培养是诊断的重要佐证，培养法对症状很轻或无症状的男性、女性患者都是较敏感的方法，只要培养阳性就可确诊，在基因诊断问世以前，培养是世界卫生组织推荐的筛选淋病的唯一方法。目前国外推荐选择培养基有改良的Thayer-Martin（TM）培养基和New York City（NYC）培养基。国内采用巧克力琼脂或血琼脂培养基，均含有抗生素，可选择地抑制许多其他细菌生长。在36℃，70%湿度，含5%～10% CO_2（烛缸）环境中培养，24～48小时观察结果。培养后还需进行菌落形态，革兰染色，氧化酶试验和糖发酵试验等鉴定。培养阳性率男性80%～95%，女性80～90%。

（三）抗原检测

1. 固相酶免疫试验（EIA）　可用来检测临床标本中的淋球菌抗原，在流行率很高的地区而又不能作培养或标本需长时间远送时使用，可以在妇女人群中用来诊断淋球菌感染。

2. 直接免疫荧光试验　通过检测淋球菌外膜蛋白Ⅰ的单克隆抗体作直接免疫荧光试验。但目前在男女二性标本的敏感不高，特异性差，加之实验人员的判断水平，故该实验尚不能推荐用来诊断淋球菌感染。

（四）基因诊断

1. 淋球菌的基因探针诊断　淋球菌的基因探针诊断，所用的探针有质粒DNA探针、染色体基因探针和rRNA基因探针。

2. 淋球菌的基因扩增检测　上面讲述的探针技术检测淋球菌的方法，虽然比培养方法在灵敏度，特异性和方便性上有了很大的提高，但其仍有一定的局限性，如多数情况下需要标本的淋球菌浓度很高，PCR技术和连接酶链反应的出现进一步提高了检测淋球菌的灵敏性，它具有快速、灵敏、特异、简便的优点，可以直接检测临床标本中极微量的病原体。

（五）药敏试验

在培养阳性后进一步作药敏试验。用纸片扩散法作敏感试验，或用琼脂平皿稀释法测定最小抑菌浓度（MIC），用以指导选用抗生素。

（六）PPNG检测

β-内酰胺酶，用纸片酸度定量法，使用Whatman 1号滤纸PP-NG菌株能使其颜色由蓝变黄，阳性为PPNG，阴性为N-PPNG。

七、诊断与鉴别诊断

（一）诊断

1. 接触史　患者有婚外性行为或嫖娼史，配偶有感染史，与淋病患者（尤其家中淋病患者）共用物品史，新生儿母亲有淋病史。

2. 临床表现 淋病的主要症状有尿频、尿急、尿痛、尿道口流脓，或宫颈口、阴道口有脓性分泌物等。或有淋菌性结膜炎、直肠炎、咽炎等表现，或有播散性淋病症状。

3. 实验室检查 男性急性淋菌性尿道炎涂片检查有诊断意义，但对于女性应进行淋球菌培养。有条件的地方可采用基因诊断（聚合酶链反应）方法确诊。

（二）鉴别诊断

淋菌性尿道炎应与沙眼衣原体性尿道炎相鉴别。女性淋菌性宫颈炎应与沙眼衣原体性宫颈炎鉴别。由于淋菌性宫颈炎可出现阴道分泌物异常等症状，因此还应该与滴虫阴道炎、外阴阴道念珠菌病和细菌性阴道病鉴别。

八、治疗

淋病一般采用抗生素治疗，遵循及早治疗、足量、规则用药的原则，治疗过程中医生会根据病情的变化及时调整治疗方案。《梅毒、淋病和生殖道沙眼衣原体感染诊疗指南（2020年）》中指出，近年来对广谱头孢菌素敏感性下降和耐药的淋球菌在全球多个地区出现，世界卫生组织、美国疾病预防控制中心及欧洲的治疗指南中推荐头孢曲松与阿奇霉素的联合方案。临床上需注意耐药菌株感染，密切观察疗效并及时调整治疗方案，防止治疗失败。

（一）头孢曲松

适用疾病类型：淋菌性尿道炎、淋菌性子宫颈炎、淋菌性直肠炎、淋菌性结膜炎、儿童淋病、淋菌性附睾炎、淋菌性前列腺炎、淋菌性精囊炎、淋菌性咽炎、妊娠期感染、播散性淋球菌病等。

（二）大观霉素

适用疾病类型：淋菌性尿道炎、淋菌性子宫颈炎、淋菌性直肠炎、淋菌性附睾炎、淋菌性前列腺炎、淋菌性精囊炎、淋菌性咽炎、妊娠期感染、播散性淋球菌病、儿童淋病等。

（三）头孢噻肟

适用疾病类型：淋菌性尿道炎、淋菌性子宫颈炎、淋菌性直肠炎、淋菌性附睾炎、淋菌性前列腺炎、淋菌性精囊炎、淋球菌性咽炎等。

此外，性伴侣也应同时进行检查和治疗，治疗后应进行随访；在没有完全治愈前禁止性行为。

九、预防

避免不洁性行为，正确使用安全套。讲究个人卫生，每日清洗外阴、换洗内裤，个人的内裤单独清洗。即使家庭成员间也应该做到一人一盆，毛巾分用。配偶患病后要禁止性生活，及时筛查。妊娠期间感染淋球菌，应及时到医院进行正规的治疗，防止传染给胎儿，并降低新生儿出现并发症的风险。

第十二节 流行性脑脊髓膜炎

案例导入

【案例】

患者，男，18岁。突起畏寒、发热4天，体温38～39℃，伴头痛、呕吐，精神状况差，烦躁不安。查体：全身皮肤黏膜有散在瘀点、瘀斑，脑膜刺激征阳性。脑脊液检查：压力250mmH$_2$O，白细胞计数928×10^9/L，多核0.85，单核0.15，蛋白3.5g/L，氯化物100mmol/L，糖2.2mmol/L。

【问题】

1. 该患者可能患有什么病？
2. 如确诊该病应如何治疗？

流行性脑脊髓膜炎（meningococcal meningitis）简称为流脑，在《中华人民共和国传染病防治法》中列为乙类传染病，是由脑膜炎奈瑟菌（*Neisseria meningitidis*）引起的急性化脓性脑膜炎。其主要临床表现是突发高热、剧烈头痛、频繁呕吐，皮肤黏膜瘀点、瘀斑及脑膜刺激征，严重者可有败血症休克和脑实质损害，常可危及生命。本病好发于冬春季，儿童为主，常呈散发。

一、病原学

脑膜炎奈瑟菌（又称脑膜炎球菌）属奈瑟菌属，革兰染色阴性，呈肾形双球菌，0.6～0.8μm大小。常呈凹面相对成对排列或呈四联菌排列，能产生毒力较强的内毒素。为专性需氧菌，仅存在于人体。本菌对干燥、湿热、寒冷、阳光、紫外线及一般消毒剂均极敏感，在体外易自溶而死亡。

根据脑膜炎球菌荚膜多糖抗原不同，可将其分为A、B、C、D、29E、X、Y、Z、W135、H、I、K、L等13个血清群，其中A、B、C群占90%以上。我国的流行菌群以往以A群为主，B群仅占少数，但近年来B群和C群有增多的趋势。

二、流行病学

流行性脑脊髓膜炎遍布全球，流行具有明显的地区性、季节性和周期性。我国曾先后发生多次全国性大流行，流行菌株以A群为主，带菌率达50%以上，自1985年开展A群疫苗接种之后，发病率持续下降，未再出现全国性大流行。近几年有上升趋势，尤其是B群和C群有增多的趋势，在个别省份先后发生了C群引起的局部流行。

（一）传染源

带菌者和流脑患者是本病的传染源，人是本菌唯一的天然宿主。本病隐性感染率高，流行期间人群带菌率高达50%，感染后无症状不易被发现，而患者治愈后症状很快消失，故带菌者作为传染源的意义更加重要。

（二）传播途径

本菌主要经咳嗽、打喷嚏借飞沫通过呼吸道直接传播。本菌在外界存活率较低，故间接传播的机会较少。密切接触，如同睡、拥抱、接吻、哺乳等对2岁以下婴幼儿的发病有重要意义。

（三）易感人群

人群普遍易感，本病隐性感染率高。人群感染后仅约1%出现典型临床表现。新生儿自母体获得杀菌抗体而很少发病，在6个月至2岁时抗体降到最低水平，以后因隐性感染而逐渐获得免疫力。因此，以5岁以下儿童尤其是6个月至2岁婴幼儿的发生率最高。人感染后产生持久免疫力，各群间有交叉免疫，但不持久。

三、发病机制与病理解剖

病原菌经鼻咽部侵入人体，脑膜炎奈瑟菌的不同菌株的侵袭力不同。本菌释放的内毒素是主要的致病因素，其较其他内毒素更易激活凝血系统，因此在休克早期便出现弥散性血管内凝血（DIC）及继发性纤溶亢进，进一步加重微循环障碍、出血和休克，最终造成多器官功能衰竭。

败血症期主要病变是血管内皮损害，血管壁炎症、坏死和血栓形成，血管周围出血。皮肤黏膜局灶性出血，肺、心、胃肠道及肾上腺皮质亦可有广泛出血。也常见心肌炎和肺水肿。脑膜炎期主要病变部位在软脑膜和蛛网膜，表现为血管充血、出血、炎症和水肿；大量纤维蛋白、中性粒细胞及血浆外渗，引起脑脊液混浊。颅底部由于化脓性炎症的直接侵袭和炎症后粘连引起脑神经损害。暴发型脑膜脑炎病变主要在脑实质，引起脑组织坏死、充血、出血及水肿，严重者出现脑疝，天幕裂孔疝及枕骨大孔疝。

四、临床表现

潜伏期一般为1～2天，最短1天，最长7天。按病情可分为以下类型。

（一）普通型

普通型约占发病者的90%。按发病过程可分为以下四期。

1. 前驱期（上呼吸道感染期） 主要表现为上呼吸道感染症状，如低热、鼻塞、咽痛等，持续1～2天，但因发病急，进展快，此期常被忽视，鼻咽拭子培养可发现脑膜炎球菌。

2. 败血症期 多数起病后迅速出现此期表现，高热、寒战、体温迅速升高达40℃以上，伴明显的全身中毒症状，头痛及全身痛，精神极度萎靡。幼儿常表现哭闹、拒食、烦躁不安、皮肤感觉过敏和惊厥。70%～90%的患者皮肤黏膜出现瘀点，初呈鲜红色，迅速增多，扩大，常见于四肢、软腭、眼结膜及臀等部位，严重者出血疹可迅速扩大，中央呈紫黑色坏死或水疱。本期持续1～2天后进入脑膜炎期。

3. 脑膜炎期 除败血症期高热及中毒症状外，同时伴有剧烈头痛、喷射性呕吐、烦躁不安以及颈项强直、克尼格征和布鲁津斯基征阳性等脑膜刺激征，重者谵妄、抽搐及意识障碍。有些婴儿脑膜刺激征缺如，前囟未闭者可隆起，对诊断有很大意义，应注意因呕吐、失水等可造成前囟下陷。本期经治疗通常在2～5天内进入恢复期。

4. 恢复期 经治疗体温逐渐下降至正常，意识及精神状态改善，皮肤瘀点、瘀斑吸收或结痂愈合。神经系统检查均恢复正常。病程中约有10%的患者可出现口周疱疹。患者一般在1～3周内痊愈。

（二）暴发型

少数患者起病急骤，病情变化迅速，病势凶险，可在发病24小时内死亡，多见于儿童。临床又分为以下三型：

1. 休克型　严重中毒症状，急起寒战、高热，严重者体温不升，伴头痛、呕吐，短时间内出现瘀点、瘀斑，可迅速增多融合成片。24小时内迅速出现循环衰竭，面色苍白、唇周与肢端发绀，皮肤发花、四肢厥冷、脉搏细速、呼吸急促。若抢救不及时，病情可急速恶化，周围循环衰竭症状加重，血压显著下降，尿量减少，昏迷。

2. 脑膜脑炎型　主要表现为脑膜及脑实质损伤，常于1～2天内出现严重的神经系统症状，患者高热、头痛、呕吐，意识障碍，可迅速出现昏迷。颅内压增高，脑膜刺激征阳性，可有惊厥，锥体束征阳性，严重者可发生脑疝。

3. 混合型　可先后或同时出现休克型和脑膜脑炎型的症状，病情更凶险，病死率极高。

（三）轻型

多见于流行后期，病变轻微，临床表现为低热、轻微头痛及咽痛等上呼吸道症状，皮肤出血点少，脑膜刺激征轻微，脑脊液多无明显变化。咽拭子培养可有脑膜炎奈瑟菌生长。此型多见于年长儿及青少年。

（四）慢性型

少见，成人患者较多，病程可迁延数周甚至数月。常表现为间歇性发冷、发热，每次发热历时12小时后缓解，相隔1～4天再次发作。每次发作后常成批出现皮疹，亦可出现瘀点。常伴关节痛、脾大、血液白细胞增多，血液培养可为阳性。

五、并发症

早期抗菌药物治疗，并发症已极少见。但仍有继发感染或在败血症期播散到其他脏器而造成的化脓性病变，以及脑膜炎本身对脑及其周围组织造成的损害和变态反应性疾病等，如脑积水、硬膜下积液、中耳炎、鼻窦炎、心包炎、心肌炎、心内膜炎、化脓性关节炎、全眼球炎、支气管肺炎等。

六、实验室检查

（一）血常规

白细胞计数明显增加，一般在（10～20）×10^9/L以上，中性粒细胞升高在80%～90%以上。并发DIC者血小板减少。

（二）脑脊液检查

脑脊液检查是确诊的重要方法。病初或休克型患者，脑脊液多无改变，应12～24小时后复查。典型的脑膜炎期，压力增高，外观呈混浊米汤样甚或脓样；白细胞计数明显增高至1.0×10^9/L以上，以多核细胞为主；糖及氯化物明显减少，蛋白含量升高。

（三）细菌学检查

细菌学检查是确诊的重要手段。应注意标本及时送检、保暖、及时检查。

1. 涂片 皮肤瘀点处的组织液或离心沉淀后的脑脊液做涂片染色。阳性率60%～80%。瘀点涂片简便易行，应用抗生素早期亦可获得阳性结果，是早期诊断的重要方法。

2. 细菌培养 取瘀斑组织液、血或脑脊液进行培养。应在使用抗菌药物前收集标本。如有脑膜炎奈瑟菌生长，应做药物敏感性试验。

（四）血清免疫学检查

常用对流免疫电泳法、乳胶凝集试验、反向间接血凝试验、ELISA法等进行脑膜炎奈瑟菌抗原检测，主要用于早期诊断，阳性率在90%以上。方法简便、敏捷、特异。

七、诊断与鉴别诊断

有流脑流行病学史；临床表现及脑脊液检查符合化脓性脑膜炎表现，伴有皮肤黏膜瘀点、瘀斑，或虽无化脓性脑膜炎表现，但在感染中毒性休克表现的同时伴有迅速增多的皮肤黏膜瘀点、瘀斑；合并细菌学或流脑特异性血清免疫学检查阳性者可确诊。

流行性脑脊髓膜炎患者需与其他细菌引起的化脓性脑膜炎、败血症或感染性休克，及结核性脑膜炎相鉴别。

八、治疗

不同的临床分型需采用不同的治疗方案。

（一）普通型

1. 一般治疗 卧床休息，病室保持安静，空气流通。以流质饮食为主，注意补充体液及电解质，保证正常尿量。密切观察病情变化。

2. 病原治疗

（1）青霉素：目前青霉素对脑膜炎奈瑟菌仍为一种高度敏感的杀菌药物，虽然青霉素不易透过血脑屏障，即使在脑膜炎时也仅为血中的10%～30%，但加大剂量能在脑脊液中达到治疗有效浓度。对青霉素过敏者禁用。成人剂量为800万U，每8小时一次。儿童剂量为20万～40万U/kg，分3次加入5%葡萄糖溶液内静脉滴注，疗程5～7天。

（2）头孢菌素：第三代头孢菌素抗菌活性强，易透过血脑屏障，且毒性低，适用于不能使用青霉素和氯霉素的患者。头孢噻肟钠，成人剂量2g，儿童剂量50mg/kg，每6小时静脉滴注1次；头孢曲松，成人2g，儿童50～100mg/kg，每12小时静脉滴注1次，疗程7天。

（3）氯霉素：较易透过血脑屏障，除对脑膜炎奈瑟菌有良好的抗菌活性外，对肺炎链球菌和流感嗜血杆菌也敏感，但需警惕其对骨髓造血功能的抑制，故用于不能使用青霉素的患者。成人剂量为2～3g，儿童剂量为50mg/kg，分次加入葡萄糖液内静脉滴注，疗程5～7天。

（二）暴发型

1. 休克型

（1）尽早应用抗菌药物：用法同前，可联合用药。

（2）迅速纠正休克：扩充血容量及纠正酸中毒，最初1小时内成年人1000ml，儿童10～20ml/kg，快速静脉滴注。输注液体为5%碳酸氢钠液5ml/kg和低分子右旋糖酐液。此后酌情使用晶体液和胶体液。原则为"先盐后糖，先快后慢"；在此基础上应用血管活性药物，首选不良反应较小的山莨菪碱（654-2）。

（3）DIC的治疗：高度怀疑DIC者宜尽早应用肝素，剂量为0.5～1.0mg/kg，以后可4～6小时重复一次。用药过程中注意监测凝血时间，凝血时间维持在正常值的2.5～3.0倍为宜。

（4）糖皮质激素的使用：适用于毒血症症状明显的患者。可用地塞米松，成人每天10～20mg，儿童0.2～0.5mg/（kg·d），分1～2次静脉滴注。

2. 脑膜脑炎型

（1）抗菌药物的应用：用法同前。

（2）防治脑水肿、脑疝：治疗关键是及早发现脑水肿，积极脱水治疗，预防脑疝。可用甘露醇治疗。

（3）防治呼吸衰竭：在积极治疗脑水肿的同时，保持呼吸道通畅，必要时气管插管，使用呼吸机治疗。

3. 混合型　此型患者病情复杂严重，应积极治疗休克，又要注重脑水肿的治疗。因此应在积极抗感染治疗的同时，针对具体病情，有所侧重，两者兼顾。

九、预防

（一）管理传染源

早期发现患者就地隔离治疗，隔离至症状消失后3天，一般不少于病后7天。密切观察接触者，应医学观察7天。

（二）切断传播途径

做好环境卫生，保持室内通风。流行期间加强卫生宣教，应避免大型集会或集体活动，不要携带婴儿到公共场所，外出应戴口罩。

（三）保护易感人群

疫苗预防以15岁以下儿童为主要对象，新兵入伍及免疫缺陷者均应注射。国内多年来应用脑膜炎奈瑟菌A群流脑多糖疫苗，保护率达90%以上。近年由于C群流行，我国已开始接种A＋C群流脑多糖疫苗，也有很高的保护率。

知识拓展

流行性脑脊髓膜炎疫苗

2021年12月29日，由康希诺生物自主研发的国内首款"四价流脑结合疫苗"，正式获得国家药品监督管理局批准，用于预防3月龄至3周岁（47月龄）儿童因A群、C群、W135群和Y群脑膜炎奈瑟菌引起的流行性脑脊髓膜，填补了国内尚无四价流脑结合疫苗的空白。

正是国家对婴幼儿健康的高度重视及对疫苗研发的大力支持，专家学者们孜孜不倦地研究，突破层层技术壁垒，才使得我国在流脑疫苗的研发上走在前沿，目前我国的流脑发病率呈明显下降趋势。

本章小结

教学课件

执考知识点总结

　　本章涉及的2019版及2024版公共卫生执业助理医师资格考试考点对比见表4-3。

表4-3　2019版及2024版公共卫生执业助理医师资格考试考点对比

单元	细目	知识点	2024版	2019版
细菌性传染病	鼠疫	—		
	霍乱	（1）临床表现	√	√
		（2）诊断与鉴别诊断	√	√
		（3）治疗原则	—	√
	伤寒	（1）临床表现	√	√
		（2）诊断与鉴别诊断	√	√
		（3）治疗原则	—	√
	细菌感染性腹泻	—		
	细菌性痢疾	（1）病原学	—	√
		（2）急性细菌性痢疾的临床表现	√	√
		（3）粪便检查特点	√	√
		（4）诊断依据	√	√
	炭疽	—		
	白喉	—		
	百日咳	—		
	猩红热	—		
	结核病	—		
	淋病	（1）病原及传播途径	√	√
		（2）临床表现	√	√
		（3）诊断	√	√
		（4）治疗	已删除	√
		（5）预防措施	√	—
	流行性脑脊髓膜炎	—		

拓展练习及参考答案

（余艳妮 刘舒玉）

第五章　螺旋体感染性疾病

学习目标

素质目标： 尊重关爱传染病病患等特殊群体，树立正确的人生观、价值观、世界观，营造文明的社会氛围。

知识目标： 掌握钩端螺旋体病、莱姆病的定义、临床表现及预防措施，特别是梅毒的病原学、临床表现及诊断、母婴传播的危害及预防措施；熟悉螺旋体感染性疾病的流行病学调查、实验室检查及诊疗方案；了解螺旋体感染性疾病的发病机制。

能力目标： 具备早期识别、诊断钩端螺旋体病、梅毒、莱姆病的能力；能够对螺旋体感染性疾病进行健康宣教，防止传染病的扩散。

核心知识拆解

第一节　钩端螺旋体病

案例导入

【案例】

患者，女，30岁。发热、咳嗽1周，自行服用感冒药治疗无好转，于8月5日就诊。查体：体温38℃，脉搏82次/分，呼吸22次/分，血压132/84mmHg，口咽部、眼结膜轻度充血，两肺呼吸音粗，心率整齐，腹部无异常。入院后予以青霉素G 800万U静脉滴注，40分钟后，患者出现发冷、寒战、气促、心悸、口鼻出血、神志不清。经积极抢救，患者病情平稳。血培养未检出致病菌，显微凝集试验阳性。

【问题】

1. 针对该病例，问诊需要补充哪些材料？

2. 患者用药后出现病情加重，需考虑哪些情况？

3. 如何预防该病？

钩端螺旋体病（leptospirosis）简称钩体病，是由致病性钩端螺旋体（简称钩体）引起的一种人畜共患的自然疫源性传染病，为法定乙类传染病。本病的主要传染源是鼠和猪，主要经皮肤和黏膜接触含钩体的疫水而感染。临床特征早期为钩端螺旋体败血症，中期为各脏器损害和功能障碍，后期为各种变态反应性后发症，重症患者可并发肝肾功能衰竭和肺弥漫性出血，危及生命。

一、病原学

钩体呈细长丝状，一端或两端弯曲成钩状，有12～18个螺旋。革兰染色阴性，但不易着色，镀银染色呈黑色或褐色。在暗视野显微镜或相差显微镜下，钩体沿长轴旋转运动，具有较强的组织穿透力。钩体结构包括圆柱形菌体、轴丝（又称鞭毛）和外膜3部分，外膜具有抗原性和免疫原性，其相应抗体为保护性抗体。

钩体需氧，抵抗力弱，在潮湿的中性土壤和水中可存活1～3个月，对各种常用消毒剂敏感，易被70%酒精、漂白粉、苯酚和肥皂水灭活，在干燥、寒冷或阳光直射时极易死亡。

钩体的抗原结构复杂，全球有25个血清群，200多个血清型。国内致病性钩体有19个血清群75个血清型，常见的有黄疸出血群、犬群、波摩那群、流感伤寒群等，其中波摩那群分布最广，是洪水型和雨水型的主要菌群；黄疸出血群毒力最强，是稻田型的主要菌群。钩体的型别不同，其毒力和致病性也不同。

二、流行病学

（一）传染源

钩体的动物宿主非常广泛，鼠类和猪是本病主要的储存宿主和传染源。鼠类携带菌群主要为黄疸出血群，为我国南方稻田型钩体病的主要传染源。猪携带菌群主要是波摩那群，是我国北方洪水型或雨水型钩体病的主要传染源。人带菌时间短，排菌量小，且人尿为酸性，不适宜钩体生存，作为钩体病的传染源意义不大。

（二）传播途径

1. 接触传播　直接接触为主要传播途径。人破损的皮肤黏膜接触受污染的疫水（带钩体动物排尿污染周围环境）而感染发病是本病的主要方式。屠宰工人、实验室工作人员或者护理人员因接触带菌的排泄物、血液和脏器而感染。

2. 消化道传播　进食被钩体污染的食物、水而感染。

3. 其他　有报告经病患动物咬伤后可感染。也有患钩体病的孕妇通过胎盘感染胎儿的报道。

（三）易感人群

本病普遍易感，感染后可产生较强持久的免疫力，但不同型别无交叉免疫。

（四）流行特征

本病遍及全球，热带、亚热带地区流行较为严重。我国除新疆、青海、甘肃、宁夏等少数地区，大多数地区均有本病散发或流行。主要流行于夏秋季。青壮年男性为主，亦见于儿童、农民、渔民、屠宰工人、野外工作者等。流行形式主要为稻田型、雨水型及洪水型3个类型，其主要特征见表5-1。

表 5-1　不同类型钩端螺旋体病的主要特征

项目	稻田型	雨水型	洪水型
主要传染源	鼠类	猪与犬	猪
主要菌群	黄疸出血群	波摩那群	波摩那群
传播因素	鼠尿污染	暴雨积水	洪水淹没
感染地区	稻田、水塘	地势低洼村落	洪水泛滥区
发病情况	较集中	分散	较集中
国内地区	南方水稻	北方与南方	北方与南方
临床类型	流感伤寒型、黄疸出血型	流感伤寒型	流感伤寒型、脑膜脑炎型

三、发病机制与病理解剖

钩体通过皮肤或黏膜进入血流，在血中大量繁殖产生毒素，形成钩端螺旋体血症。随后，钩体能够进入全身各个组织，使其遭受不同程度的器官损伤，根据钩体血清型、毒力和人体免疫反应的不同，各脏器损伤的严重程度不同，临床类型亦不同。同一菌型可引起不同的临床表现，不同菌型也可引起相同的临床表现。因自身免疫反应，进入恢复期或后发症期，可表现后发热、眼后发症和神经系统后发症等。

钩体病的病变基础是全身毛细血管中毒性损伤。轻者无明显组织器官损伤，重者可有内脏及组织病变，以肺、肝、肾、脑、肌肉等受损为主。肺脏为肺弥漫性点状出血，其机制是非破裂性弥漫性肺毛细血管漏出性出血，钩体及其毒素作用于肺毛细血管导致肺微循环障碍，严重者可出现双肺弥漫性大出血。肝脏可出现肝大，肝细胞肿胀、脂肪变性、坏死，炎症细胞浸润，胆小管内胆汁淤积。间质性肾炎是钩体病肾脏的基本病变，可变现肾脏肿大，间质水肿，单核细胞、淋巴细胞浸润等。脑膜与脑实质有血管损伤和炎性浸润，表现为脑膜炎和脑炎。肌肉以腓肠肌病变明显，表现为肿胀、横纹肌消失、出血及炎症细胞浸润。

四、临床表现

潜伏期多为 7 ～ 14 天，典型经过可分为早期、中期和后期三期。

（一）早期（钩体败血症期）

起病后 1 ～ 3 天内，表现为急起发热，伴畏寒或寒战，多为稽留热。头痛、全身肌肉酸痛明显。特征性表现为腓肠肌疼痛，轻者仅感小腿胀痛；重者疼痛剧烈，不能行走，甚至拒按。还会出现全身极度乏力，眼结膜充血，严重者可迅速发展结膜下出血。淋巴结肿大以腹股沟淋巴结多见。

（二）中期（器官损伤期）

起病后 3 ～ 10 天，为症状明显阶段，其表现各异，分为以下五型。

1. **流感伤寒型**　此型最多见，是早期钩体血症症状的延续，主要表现为感染中毒症状，无明显器官损害，是钩体病的轻型，经治疗热退或自然缓解。

2. **肺出血型**　在早期感染中毒表现的基础上，出现咳嗽、血痰或咯血，临床上分为两型。

（1）肺出血普通型：痰中带血或咯血，肺部无明显体征或闻及少许啰音，X线胸片仅见肺纹理增多、点状或小片状阴影，经及时治疗较易痊愈。

（2）肺弥漫性出血型：是近年无黄疸型钩体病的常见死因，以缺氧、窒息为特点，其进展可分为先兆期、出血期、垂危期，三期演变有时难以区分，偶有暴发起病者，可迅速出现肺弥漫性出血而死亡，临床表现见表5-2。

表5-2　钩端螺旋体病的临床表现

表现	先兆期	出血期	垂危期
神志	烦躁	极度烦躁	模糊昏迷
发绀	可有可无	发绀	极度发绀
咯血	可有血痰咯血	不同程度的咯血	大量咯血
肺部听诊	双肺散在逐渐增多的湿啰音	双肺满布湿啰音	肺淤血
胸部X线检查	散在点片状阴影	广泛点片状阴影或大片融合	大片融合
病情严重	及时治疗可逆转	救治难度大	死亡率高

3. **黄疸出血型**　又称外耳病（Weil's disease）。于病程4～8天出现进行性加重的黄疸、出血和肾损害。患者表现为食欲缺乏、恶心、呕吐，黄疸，肝脏轻至中度肿大、有触痛，部分患者有轻度脾大，ALT升高。出血常见为鼻出血，皮肤黏膜瘀点、瘀斑，咯血，血尿，阴道流血，呕血，严重者有消化道大出血导致休克或死亡。少数患者在黄疸高峰期出现肺弥漫性出血而死亡。轻者肾脏损害仅表现少量蛋白尿，镜下血尿，少量白细胞尿和管型尿。重者出现肾衰竭，是黄疸出血型的主要死亡原因。

4. **肾衰竭型**　各型钩体病都可有不同程度肾损害，黄疸出血型的肾损害最为突出。单纯肾衰竭型较少见。

5. **脑膜脑炎型**　出现严重头痛、烦躁、颈强直、Kernig征、Brudzinski征阳性等脑膜炎表现，以及嗜睡、神志不清、谵妄、瘫痪、抽搐与昏迷等脑炎表现。严重者可发生脑水肿、脑疝及呼吸衰竭。

（三）后期（恢复期或后发症期）

多数患者经热退之后痊愈，少数患者热退后于恢复期可再次出现症状和体征，称钩体后发症。

1. **后发热**　热退后1～5天，再次出现发热，体温38℃左右，持续1～3天而自行退热，与迟发型变态反应有关。

2. **眼后发症**　热退后1周至1个月出现，以葡萄膜炎、虹膜睫状体炎常见。

3. **反应性脑膜炎**　少数患者在后发热的同时出现脑膜炎表现，脑脊液培养无钩体生长，预后良好。

4. **闭塞性脑动脉炎**　病后半个月至5个月出现偏瘫、失语、多次反复短暂肢体瘫痪。脑血管造影证实有脑基底部多发性动脉狭窄。

五、实验室检查

（一）一般检查

血常规提示白细胞计数和中性粒细胞轻度增高或正常，严重的患者血小板数量下降。尿常规有轻度蛋白尿、血尿、白细胞尿及管型尿。

（二）血清学检查

1. 显微凝集试验　检测血清中特异性抗体，多在病后1周阳性，或早、晚期两份血清比较，效价增加4倍以上即有诊断意义。此法是目前国内最常用的钩体血清学诊断方法。

2. 酶联免疫吸附试验　测定血清钩体IgM抗体，其特异性和敏感性均高于显微凝集试验。

（三）病原学检查

1. 血培养　发病1周内抽血接种于柯氏培养基，培养1～8周，阳性率20%～70%。由于培养时间长，对急性期患者帮助不大。

2. 分子生物学检查　应用聚合酶链反应（PCR）可特异、敏感、简便、快速检测全血、血清、脑脊液（发病7～10天）或尿液（发病2～3周）中的钩体DNA。适用于钩体病发生血清转换前的早期诊断。

六、诊断与鉴别诊断

（一）诊断

流行地区易感者接触疫水或接触病畜史，出现发热，全身酸痛，腓肠肌疼痛与压痛，腹股沟淋巴结肿大，或并发有肺出血、黄疸、肾损害、脑膜脑炎，特异性血清学检查或病原学检查阳性，结合流行病学资料、实验室及其他检查可明确诊断。

（二）鉴别诊断

需要根据钩体病不同的临床类型进行鉴别。流感伤寒型需与上呼吸道感染、流感等鉴别，详见表5-3；黄疸出血型与急性黄疸性肝炎相鉴别；肾衰竭型与肾综合征出血热相鉴别。

表5-3　钩端螺旋体病的鉴别诊断

症状	流感	普通型感冒	流感伤寒型钩体病
病原体	流感病毒	鼻病毒、呼吸道合胞病毒等	钩端螺旋体
发热	高热可伴寒战	轻中度发热，无寒战	高热伴寒战
发热持续时间	持续3～4天	1～2天	热程7天，可达10天
咳嗽	干咳	严重时可干咳	少见
头痛	显著	少见	显著
肌肉	肌肉酸痛	轻微	腓肠肌疼痛为主
精神	疲倦虚弱	轻微	全身乏力
其他症状	鼻塞、流鼻涕、咽痛	常见鼻塞、流鼻涕、咽痛	咽痛、恶心、呕吐
并发症	肺炎、心肌炎、脑炎	罕见	少见
病程	5～10天	1～3天	5～10天
病死率	较高	较低	低

1. 黄疸出血型钩体病应与急性黄疸性肝炎鉴别　后者多在热退后出现黄疸，消化道症状突出，多无淋巴结肿大、眼结膜充血、腓肠肌疼痛。

2. 肾衰竭型钩体病应与肾综合征出血热鉴别　后者主要表现为头痛、腰痛、眼眶痛（三痛）、面红、颈红、上胸潮红（三红），尿蛋白阳性，且特异性IgM抗体阳性。

七、治疗

治疗原则为"三早一就"，即早发现、早诊断、早治疗和就地治疗。

（一）一般治疗

早期卧床休息，给予易消化、高热量饮食，补充液体和电解质，高热者可给予物理降温，并加强病情观察与护理。

（二）病原治疗

杀灭病原菌是治疗本病的关键和根本措施，因此强调早期应用有效的抗生素。轻症者可应用多西环素、阿莫西林、氨苄西林或阿奇霉素口服；重症者可应用青霉素、头孢曲松或头孢噻肟钠静脉注射，疗程一般为7天。青霉素治疗国外常用大剂量，国内常用剂量为40万U/次，每6～8小时肌内注射1次，疗程7天，或至退热后3天，重症者需根据病情调整用量。

赫氏反应：是一种青霉素治疗后加重反应，多在首剂青霉素后半小时至4小时发生，是因为大量钩体菌被青霉素杀灭后释放毒素所致，当青霉素剂量较大时，容易发生。表现为突发寒战、高热、头痛、全身痛、心率快、呼吸快，部分患者出现体温骤降、四肢厥冷，一般持续30分钟至1小时，此反应可致钩体病病情加重，可以诱发肺弥漫性出血，应高度注意。因此在使用首剂青霉素时应小剂量、分次给量，同时可以联合使用氢化可的松。

（三）对症治疗

1. 赫氏反应　尽快使用氯丙嗪、异丙嗪镇静，并静脉滴注氢化可的松。

2. 肺出血型　尤其是肺弥漫性出血型，应及早使用镇静药，并给予氢化可的松缓慢静脉注射，严重者每天用量可达1000～2000mg。根据心率、心音情况，可给予强心药。

3. 黄疸出血型　加强护肝、解毒、止血等治疗，可参照病毒性肝炎的治疗。如有肾衰竭，可参照急性肾衰竭治疗。

（四）后发症治疗

1. 后发热、反应性脑膜炎　一般采取简单对症治疗，短期即可缓解。

2. 葡萄膜炎　可采用1%阿托品或10%去氧肾上腺素滴眼扩瞳，必要时可用肾上腺糖皮质激素治疗。

3. 闭塞性脑动脉炎　大剂量青霉素联合肾上腺糖皮质激素治疗，辅以血管扩张药物等。

八、预防

改善环境和预防接种是控制钩体病流行和减少发病的关键。

（一）管理传染源

1. 灭鼠　啮齿类动物中的鼠类是钩端螺旋体流行过程中最重要的贮存宿主。防鼠、灭鼠是控制该病的根本措施。

2. 加强患病动物的管理 一旦发现疑似或确诊钩体感染动物，要及时隔离，没有价值的动物立即捕杀，动物的排泄物、尸体等要集中无害化处理。

（二）切断传播途径

1. 改造疫源地 开沟排水，消除死水，兴修水利，防止洪水泛滥。

2. 环境卫生和消毒 牲畜饲养地和屠宰场等应做好环境卫生和消毒工作。

3. 个人防护 在流行地区、流行季节，避免在池塘中游泳、水沟中捕鱼，减少疫水接触。工作需要时，可穿长筒橡皮靴，戴胶皮手套。

（三）保护易感人群

1. 预防接种 在钩体流行的地区和季节可采用多价钩体菌苗接种，对易感人群在钩体流行前1个月完成菌苗接种，1个月后产生免疫力，可保持1年。

2. 药物预防 对进入疫区工作的高危人群，可服用多西环素预防200mg/次，每周1次。对高度怀疑已受钩体感染者，可每天肌内注射青霉素80万～120万U，连续2～3天。

知识拓展

赫氏反应

赫氏反应（Jarisch - Herxheimer reaction）最先由Jarisch Adolf和Herxheimer Kral两名医师在应用汞或铋治疗梅毒过程中发现。其原因是聚集在体内的螺旋体被抗菌药物杀死后，同时释放毒素所致，临床上表现为原发症状加重，甚至表现寒战、高热、大汗、恶心、呕吐、四肢厥冷等异常症状。这一报告引起了医学界高度重视，人们为了纪念这两位科学家，将这一现象称为赫氏反应。

第二节 梅 毒

案例导入

【案例】

患者，男，32岁。经常出入娱乐场所，自述躯干、四肢出现不痛不痒的红色皮疹，2个月前其生殖器出现溃疡，未经治疗后自愈，发病前数月有多次嫖娼史。查体：胸、背、腹、臀及四肢出现广泛红斑及红色斑丘疹，其表面有少许皮屑，皮疹排列无规律。手掌、足底处见硬性脓疱，其边缘有鳞屑，颈、腋等处淋巴结肿大，外生殖器检查未见皮损。实验室检查：梅毒螺旋体血凝试验（TPHA）阳性，快速血浆反应素环状卡片实验（RPR）阳性。

【问题】

1. 患者目前最可能的诊断是什么？
2. 如何对该疾病进行干预措施？

梅毒（syphilis）是由梅毒螺旋体感染引起的一种慢性、系统性的传染病，主要通过性接触传播、母婴传播和血液传播。早期主要侵犯皮肤黏膜，晚期可侵犯血管、中枢神经系统及全身各器官。

一、病原学

梅毒螺旋体（Microspironema pallidum），属于密螺旋体属，因其透明、不易着色，故又称苍白密螺旋体。梅毒螺旋体细长，由8～14个规则整齐、数目固定、折光性强的螺旋构成，长4～14μm，宽0.1～0.2μm，有旋转、蛇行、伸缩三种运动方式，是与其他螺旋体的区别所在。梅毒螺旋体抵抗力极弱，离开人体很快死亡，对热、干燥及常用化学消毒剂均特别敏感，对青霉素敏感。但其耐寒力强，在-78℃低温下可保存数年。

二、流行病学

（一）传染源

人是梅毒的唯一传染源，其中包括显性和隐性感染者，感染者的皮肤分泌物、血液、精液、乳汁和唾液均含有梅毒螺旋体。

（二）传播途径

1. 性接触传染　是主要的传染途径，梅毒螺旋体可以通过微小的皮肤黏膜破损处进入体内。

2. 垂直传播　感染梅毒的孕妇，在妊娠任何阶段梅毒螺旋体均可经胎盘传染给胎儿，新生儿在分娩过程中通过产道时皮肤擦伤发生接触性感染。

3. 其他途径　少数患者可经医疗器械、输血、接吻、哺乳或日常用品接触而感染。

（三）易感人群

人群对梅毒螺旋体普遍易感，卖淫、嫖娼、同性恋等性乱交行为者及吸毒者均为梅毒的高危人群。

三、发病机制与病理解剖

梅毒的免疫机制非常复杂，不同时期的梅毒感染者，细胞免疫和体液免疫均可涉及。组织病理变化：①闭塞性动脉内膜炎和小血管周围炎：小动脉内皮细胞及纤维细胞增生，使管壁增厚、管腔狭窄闭塞，以及围管性单核细胞、淋巴细胞和浆细胞浸润。②树胶样肿：又称梅毒瘤（syphiloma）。因其质韧而有弹性，似树胶状，故称树胶样肿（gumma）。镜下结构颇似结核结节，中央为凝固性坏死，类似干酪样坏死，但坏死不如干酪样坏死彻底，弹力纤维尚保存。

四、临床表现

根据传播途径不同分为胎传（先天）梅毒与获得性（后天）梅毒，又可根据病程的发展分为早期梅毒、晚期梅毒。潜伏期一般为9～90天，此期血清反应呈阳性，但无明显症状。

（一）潜伏梅毒

有梅毒感染史，因机体免疫力增强或治疗不彻底，临床表现消失，但未完全治愈，进行梅毒血清学试验检查，结果仍为阳性，脑脊液检查正常，此为潜伏梅毒。感染期限在2年以内者称早期潜伏梅毒，感染期限在2年以上者称晚期潜伏梅毒。

（二）获得性梅毒

1. 一期梅毒　通常发生在感染后2～4周，主要为硬下疳和淋巴结肿大，典型表现为外生殖器初起单个无痛性丘疹，继而出现分界清楚、边缘整齐的糜烂溃疡，触之有软骨样或硬币样硬度。男性好发于龟头、冠状沟和包皮，女性好发于阴唇、阴唇系带、尿道和会阴。硬下疳出现1周内，大部分患者还可伴有腹股沟或患病附近淋巴结肿大，无痛，质硬，不化脓破溃，孤立而不粘连。

2. 二期梅毒　通常发生在感染后3个月，是硬下疳治疗不彻底或未经治疗后，梅毒螺旋体随血液扩散到全身，形成菌血症，引起的多脏器病变。

（1）皮疹：①梅毒疹：约90%的患者出现，最常见的为斑疹和斑丘疹，主要见于躯干，掌跖亦可受累，皮疹不痒、铜红色、对称分布，可同时伴有虫蚀状脱发，多是暂时性的。②扁平湿疹：见于肛周、阴唇、腹股沟、阴茎、大腿内侧等潮湿部位，含有大量梅毒螺旋体，传染性极强。③黏膜损害：见于口腔、鼻腔和生殖器黏膜等部位，可出现表浅的糜烂斑，有较强的传染性。上述各种二期梅毒表现常重叠出现。不管治疗与否，一般在2～10周消退，不留瘢痕。

（2）其他脏器病变：骨关节病变表现为骨膜炎、关节炎、骨髓炎等；眼部病变表现为虹膜炎、虹膜睫状体炎、脉络炎等；亦可见肾小球肾炎、肌炎、肝炎、脾大、胃肠疾病等，而神经系统病变多无明显症状。二期梅毒症状一般在3～12周内自行恢复，之后进入无症状潜伏期。

3. 三期（晚期）梅毒　发生在感染梅毒后2年，约1/3的患者会出现。此期梅毒主要表现为皮肤黏膜的溃疡性损害或内脏器官的肉芽肿病变。

（1）梅毒性树胶肿：是晚期梅毒发生的非特异性肉芽肿样损害。①皮肤树胶肿表现为结节或结节溃疡，好发于面部、肩胛和四肢，表现为棕红色豌豆大或更小的深在硬结，皮疹可以持续数周或数月，不破溃而愈合，可留瘢痕。皮肤树胶肿治疗后可吸收很快，可以痊愈。②骨骼树胶肿：X线表现有骨膜炎、骨膜增厚成层、密度增高；骨炎、结构或骨髓破坏；硬化性骨炎。临床症状包括疼痛、压痛、肿胀、骨肿块、僵直和活动受限。③上颚及鼻中隔黏膜树胶肿：可导致上颚及鼻中隔穿孔和马鞍鼻。

（2）晚期心血管梅毒：好发于升主动脉，引起主动脉瓣关闭不全和冠状动脉狭窄；其次为主动脉弓横部；肾动脉水平以下的腹主动脉很少受累。

（3）晚期神经梅毒：发生率约10%，神经梅毒分为5种主要类型，即无表现神经梅毒、脑膜梅毒、脑膜血管梅毒、脑实质梅毒和树胶肿性神经梅毒。

（三）先天梅毒

分为早期（2岁内）和晚期（2岁之后）。

1. 早期先天梅毒　多在生后2～10周发病，病变类似于成人的严重二期梅毒，有传染性。皮肤黏膜损害如皮肤干燥、皱纹、斑疹、丘疹、水疱或大疱、脓疱、表浅脱屑、瘀点、黏膜斑和扁平湿疣等。

2. 晚期先天梅毒　2岁后发病，无传染性，骨骼、感觉器官（眼、耳）受累多见。

五、实验室检查

（一）暗视野显微镜检查

典型的梅毒螺旋体呈白色发光，其螺旋体较密而均匀，运动方式包括旋转式、蛇形式、伸缩移动。此检查对梅毒有病原学诊断的价值。

（二）梅毒血清检测

1. 非螺旋体抗原血清试验　用于临床筛选，并可作定量，用于疗效观察。如快速血清反应素环状卡片试验（rapid plasma reagin circlecard test，RPR）。

2. 螺旋体抗原血清试验　用活的或死的梅毒螺旋体或其他成分检测抗螺旋体抗体。

六、诊断与鉴别诊断

（一）诊断

与患者或疑似梅毒感染者有不安全的性交史，且皮肤、黏膜及外生殖器等处出现皮疹或硬下疳。实验室检查早期梅毒皮肤黏膜损害可查到梅毒螺旋体，梅毒血清试验阳性，结合病史及查体，可以确定诊断。

（二）鉴别诊断

梅毒硬下疳同软下疳（杜克雷嗜血杆菌）、固定性药疹及生殖器疱疹并发局部感染相鉴别。由于梅毒的临床表现复杂多样，因此必须仔细询问病史、认真查体和反复实验室检查方可及早明确诊断。

七、预后

梅毒不能自愈，故梅毒抗体阳性的患者须及时就医进行彻底的检查和治疗，不同类型的梅毒患者预后不同。

八、治疗

（一）一般原则

着重早诊断、早治疗，规范疗程，足够剂量。需要注意的是，治疗不规范可导致复发及促进晚期损害提前发生。目前，治疗梅毒首先使用青霉素，常用苄星青霉素、普鲁卡因青霉素G及水剂青霉素G。对青霉素过敏者优先选择头孢曲松钠。而大环内酯类疗效较差，通常作为青霉素过敏者的替代治疗药物。

（二）治疗方案

1. 早期梅毒　苄星青霉素240万U，肌内注射，1次/周，共1～2次；或普鲁卡因青霉素G 80万U，

1次/天，肌内注射，连续10～15天。青霉素过敏者可选用头孢曲松钠1g/d，静脉滴注，连续10～14天；或多西环素100mg，每日2次，连服15天；或米诺环素100mg，每日2次，连服15天。

2. 晚期梅毒及二期复发梅毒 苄星青霉素，1次/周，3～4次；或普鲁卡因青霉素，1次/周，连续20天，也可考虑给第2个疗程，疗程间停药2周。对青霉素过敏者用多西环素或大环内酯类连服30天，剂量同上。

3. 心血管梅毒 心力衰竭者，先控制心力衰竭后再行驱梅治疗。注射青霉素，需从小剂量开始，且不宜使用苄星青霉素，以避免发生吉海反应，造成病情加剧或死亡。

4. 神经梅毒 水剂青霉素G 1800万～2400万U静脉滴注，分4～6小时1次，连续10～14天。必要时，继以苄星青霉素，用法同前。

5. 胎传梅毒 ①早期胎传梅毒脑脊液正常者，选用苄星青霉素G 5万U/kg，肌内注射；脑脊液异常者，选用水剂青霉素G 10万～15万U/（kg·d），分2～3次静脉滴注，疗程10～14天。②晚期胎传梅毒者，选用水剂青霉素G 20万～30万U/（kg·d），分4～6次静脉滴注，10～14天。

6. 妊娠期梅毒 禁用四环素、多西环素。青霉素过敏者选用红霉素类药物口服。

九、预防

（一）管理传染源

对可疑梅毒接触者进行预防性筛查，做梅毒血清试验，及时发现，及时治疗；对梅毒患者须进行隔离治疗；对可疑患梅毒的孕妇，及时给予预防性治疗，防止胎儿感染。

（二）切断传播途径

梅毒主要通过性接触传播，因此洁身自好，杜绝不正当的性行为尤为重要。其次，严禁共用注射器、避免去不正规医院进行有创操作、避免接触患者或患者的生活用品亦可阻止梅毒的发生。

（三）保护易感人群

目前没有可用的疫苗预防梅毒，积极锻炼身体、合理注意饮食可提高身体的抗病能力，降低传染率。

知识拓展

梅毒

15世纪梅毒在法国军队暴发，之后席卷欧洲，人们对此束手无策，采用水银、汞、铅等有害物质进行治疗，虽然这种以毒攻毒的疗法对早期梅毒有一定的抑制作用，但是其本身的毒性加速患者的死亡。直到1909年，德国化学家保罗·埃尔利希发现"六〇六"号试剂（砷凡纳明）能使受感染的梅毒兔子康复，并在之后的临床试验发现，"六〇六"是第一种能有效地治疗梅毒而毒副作用又较小的药物，也是人类第一种现代化学治疗药剂，因此埃尔利希也得到了"化学疗法之父"的美誉，并荣获了诺贝尔奖。

第三节　莱　姆　病

案例导入

【案例】

　　患儿，男，13岁。因"胸前环形红色皮疹进行性增大2周"就诊。皮疹不伴瘙痒、疼痛，使用外用类固醇药膏后，皮肤病变无缓解。患者近期参与夏令营有远足史。查体：胸部、腹部、背部和上肢近端可见多个大的环形红色斑块，最大直径超过10cm。

【问题】

　　1. 患者目前最可能的诊断是什么？

　　2. 为明确诊断，需要做哪些辅助检查？

　　莱姆病（Lyme disease）是由伯氏疏螺旋体引起，硬蜱作为主要传播媒介的自然疫源性疾病。临床上表现为发热、头痛、乏力、慢性游走性红斑、关节炎、心脏异常、神经系统等症状。

一、病原学

　　伯氏疏螺旋体，革兰染色阴性，有3～10个稀疏的螺旋，形态较小，电镜下可见每端有7～12条鞭毛。微嗜氧，在含酵母、矿盐和还原剂的培养基中生长良好。伯氏疏螺旋体对潮湿、低温有较强抵抗力，但对热、干燥、紫外线和一般消毒剂较敏感。

二、流行病学

（一）传染源

　　鼠类是本病主要的传染源和保存宿主。主要以黑线姬鼠、大林姬鼠、黄鼠、褐家鼠等为主。此外，还发现30余种哺乳类动物和49种鸟类也可作为保存宿主。由于患者仅在感染早期血液有伯氏疏螺旋体，故作为传染源的意义不大。

（二）传播途径

　　莱姆病主要通过硬蜱等昆虫的叮咬而传播，其中全沟硬蜱和嗜群硬蜱是主要传播媒介。有研究表明人和动物莱姆病还可通过胎盘传播，亦可通过密切接触感染，输血也可能引起本病的传播。

（三）易感人群

　　人群对本病普遍易感，散发为主，以青壮年多见。人体感染后可分为显性和隐性感染，两者血清均可检出IgM和IgG抗体，血清IgG抗体可长期存在，但对人体无保护作用，可反复感染。

（四）流行特征

本病呈全球流行。我国东北、内蒙古、新疆和西北林区均有本病报告。全年均可发病，6—10月高发，以6月最高。感染者以青壮年、从事野外工作的人员为主。

三、发病机制与病理解剖

硬蜱叮咬人体，伯氏疏螺旋体经随唾液进入宿主皮肤，并在局部孵育播散，形成慢性游走性红斑，数日至数周螺旋体经淋巴管进入淋巴结或经血液播散到各器官，形成循环免疫复合物导致多器官病变（如中枢神经系统、关节、心脏和肝、脾等）。

皮肤病变早期表现为淋巴细胞浸润，浆细胞、巨噬细胞浸润等非特异性的改变，晚期出现表皮和皮下组织浆细胞为主的细胞浸润，明显的皮肤静脉扩张和内皮增生。神经系统主要为进行性脑脊髓炎和轴索性脱髓鞘病变，血管周围淋巴细胞浸润，血管壁增厚，胶原纤维增生。关节病主要表现为滑膜绒毛肥大，纤维蛋白沉着，单核细胞浸润等。

四、临床表现

潜伏期为3～32天，平均为7天。根据病程经过可将莱姆病分为三期，各期症状可单独或同时出现。

（一）第一期（局部皮肤损害期）

游走性红斑、慢性萎缩性肢端皮炎和淋巴细胞瘤是该病最主要的皮肤损伤。其中大多数患者出现慢性游走性红斑或丘疹，表现为蜱虫叮咬处充血性红斑，并逐渐向四周扩大，外周红而中心淡，表面光滑，偶有鳞屑，伴轻度灼热和瘙痒感，多分布在腋下、大腿、腹部和腹股沟等部位，红斑可在3～4周内消退。病初常有发热、寒战、肌肉关节痛、剧烈头痛、颈强直等。

（二）第二期（播散感染期）

发病后2～4周，患者可出现神经系统和心血管系统损害。神经系统损害包括脑膜炎、脑炎、脑神经炎、运动及感觉性神经根炎，以及脊髓炎等。部分可并发心脏损害，表现为房室传导阻滞、心肌炎、心包炎及左心室功能障碍等。以上病变均可反复发作。

（三）第三期（持续感染期）

此期主要特点是关节损害。半数以上患者在发病几周至2年内出现关节病变。膝、踝和肘等大关节受累多见，表现为反复发作的单关节炎，出现关节和肌肉僵硬、疼痛、关节肿胀、活动受限，可伴随体温升高和中毒症状。慢性萎缩性肢端皮炎是莱姆病晚期的皮肤损害，主要见于老年妇女，好发于前臂或小腿皮肤，初为皮肤微红，数年后皮肤出现萎缩、硬化。

五、实验室检查

（一）血常规

外周血白细胞计数正常，红细胞沉降率增快。

（二）病原学检查

取患者病损皮肤、滑膜、淋巴结及脑脊液，用暗视野显微镜观察，若发现伯氏疏螺旋体即可明确诊断，但该法检出率低。

（三）血清学检查

1. **酶联免疫吸附试验检测特异性抗体**　检测血清或脑脊液中的特异性IgM抗体和IgG抗体，主要用于初筛检查。
2. **免疫印迹法检测特异性抗体**　对酶联免疫吸附试验法筛查结果可疑者，做确认试验。

六、诊断与鉴别诊断

发病前有疫区暴露史或蜱虫叮咬史；临床表现早期出现皮肤慢性游走性红斑，晚期出现神经、心脏和关节等受累；且从受损组织分离培养出伯氏疏螺旋体或检测特异性抗体即可确诊。

本病临床表现复杂，出现多系统损害，需与鼠咬热、恙虫病、风湿病等疾病进行鉴别。

七、预后

本病早期发现、及时抗病原治疗，其预后一般良好。能在播散感染期进行治疗，绝大多数能在1年或1年半内获痊愈。若在晚期或持续感染期进行治疗，大多数也能缓解，但偶有关节炎复发。对有中枢神经系统严重损害者，少数留有后遗症或残疾。

八、治疗

（一）病原学治疗

尽早应用抗菌药物治疗是本病的治疗关键，可使游走性红斑迅速消失，也可防止后期并发症的出现。

1. **第一期**　成人：采用多西环素0.1g，2次/天；或阿莫西林0.5mg，3次/天；或红霉素0.25g，4次/天。儿童：阿莫西林40mg/（kg·d），也可按红霉素30mg/（kg·d）进行治疗，分4次口服。
2. **第二期**　患者出现脑膜炎时应静脉用药，可选用头孢曲松钠、青霉素G等药物治疗。
3. **第三期**　晚期有严重心脏、神经或关节损害时，使用青霉素2000万U/天，静脉滴注；亦可用头孢曲松钠2g，1次/天。疗程14～21天。

（二）对症治疗

卧床休息，注意补充液体。发热、皮损部位疼痛者，可适当予以解热镇痛药；高热、全身症状重者，可用肾上腺皮质激素。

九、预防

（一）管理传染源

疫区发动群众采取综合措施，包括灭鼠。对感染的家畜及宠物进行治疗。

（二）切断传播途径

主要是消灭硬蜱。应加强卫生宣教，做好环境卫生，清除驻地、生产地区环境及道路的杂草和枯枝落叶，防止蜱类滋生。

（三）保护易感人群

在流行区野外作业时要做好个人防护，可穿防护服，扎紧袖口、领口及裤脚口，裸露部位喷洒驱蜱剂，防止硬蜱虫叮咬。若被蜱叮咬，可用烟头灼烧蜱体，也可用乙醚、煤油等滴盖蜱体，使其口器退出皮肤，24小时内取出蜱的口器并涂上酒精或碘酒，给予抗生素，可达到预防目的。近年，重组外表脂蛋白A莱姆病疫苗注射具有良好的预防效果。

知识拓展

莱姆病

1975年，康涅狄格州老莱姆镇（Old Lyme）一位母亲告诉卫生部，镇上5000人中有12名儿童患有幼年型类风湿关节炎，莱姆病因此而得名。1977年，美国风湿病医生Steere首次报告了莱姆病，并设立监控系统，汇总了51例病情相似患者。莱姆关节炎作为全新疾病被建立。同年，Steere及同事发现，13名患者在出现关节炎前，出现了红色环状皮肤病变，推测可能受昆虫叮咬。1981年，Burgdorfer博士首次发现了鹿蜱携带有螺旋体，并认为这就是莱姆病的致病因子。1982年，医学界将螺旋体命名为"Borrelia burgdorferi"，以纪念Burgdorfer博士的发现。

本章小结

教学课件

执考知识点总结

本章涉及的2019版及2024版公共卫生执业助理医师资格考试考点对比见表5-4。

表5-4　2019版及2024版公共卫生执业助理医师资格考试考点对比

单元	细目	知识点	2024版	2019版
螺旋体感染性疾病	钩端螺旋体病	—		
	梅毒	（1）病原体及传播途径	√	√
		（2）分期及临床表现	√	√
		（3）诊断	√	√
		（4）预防措施	新增	
	莱姆病	—		

拓展练习及参考答案

（彭佳丽）

第六章　原虫感染性疾病

学 习 目 标

素质目标： 具备进行原虫感染性疾病诊断的临床思维，参与相关疾病诊断、治疗和预防的责任感，树立为健康服务的目标。

知识目标： 掌握疟疾、阿米巴病、弓形虫病、黑热病的临床表现、诊断和治疗原则；熟悉疟疾、阿米巴病、弓形虫病、黑热病的病原学特点、发病机制，熟悉疟疾的主要预防措施和疟原虫的生活史；了解疟疾、阿米巴病、弓形虫病、黑热病的流行病学特征和实验室检查特点。

能力目标： 能够根据流行病学特征、临床表现和相应实验室检查进行疟疾、阿米巴病、弓形虫病和黑热病的诊断；能够对疟疾疫情进行正确的调查和处置；能够采取适当的措施治疗疟疾、阿米巴病、弓形虫病、黑热病等原虫性传染病。

核心知识拆解

第一节　疟　　疾

案例导入

【案例】

患者，男，35岁。因间歇性寒战、高热5天，于10月8日入院。1个月前有非洲旅游史。发作间隔无明显规律，退热后一般情况尚可，服用氯喹及伯氨喹数天热退，但出现腰痛，小便呈酱油样，并出现尿量减少。查体：巩膜轻度黄染，脾肋下2cm。血常规：白细胞计数 $8×10^9$/L，血红蛋白53g/L，中性粒细胞计数占比68%。

【问题】

患者最可能是什么疾病？该患者应该怎么处理？

疟疾（malaria）是疟原虫感染引起的地方性传染病，主要由雌性按蚊叮咬传播。临床上以反复发生的间歇性寒战、高热、汗出缓解为主要特征，有些患者多次疟疾发作后，可出现贫血、脾大等临床特征。

我国已进入疟疾消除后时期。自2016年4月，我国报告最后一例本地原发疟疾病例起，连续4年无本地原发病例，并于2021年6月30日通过世界卫生组织的消除疟疾认证。但我国境内疟疾传播媒介——按蚊仍然存在，并且全球还有很多疟疾高发国家，尤其是非洲、南亚、东南亚等地区国家与我国经济往来密切或有领土接壤，因此仍存在疟疾输入并传播风险，仍需学习疟疾防控知识，做好疟疾防控工作，持续巩固消除成果。

一、病原学

疟原虫属真球虫目、疟原虫科、疟原虫属，种类繁多并有较强宿主特异性。能够引起人类疟疾的疟原虫有5种，即间日疟原虫、恶性疟原虫、三日疟原虫、卵形疟原虫和诺氏疟原虫。我国以间日疟原虫和恶性疟原虫为主，三日疟原虫和卵形疟原虫少见，这4种疟原虫发育各期的形态虽各有不同，但却具有相同的基本结构和生活史。

疟原虫的生活史包括在人体内和按蚊体内两个阶段（图6-1）。

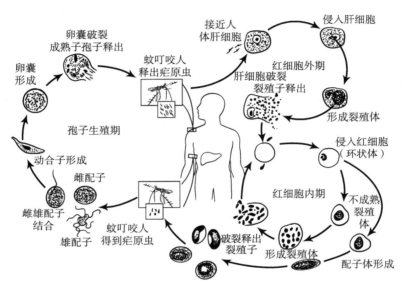

图6-1　疟原虫的生活史

（一）人体内阶段

在人体内，疟原虫主要在肝细胞和红细胞内进行裂体生殖。一般将疟原虫在肝细胞和红细胞内发育的阶段分别称为红细胞外期和红细胞内期，简称红外期和红内期。当带有成熟子孢子的雌性按蚊叮咬人体时，子孢子随唾液进入人体，经血进入肝细胞，随后即利用肝细胞内的营养物质，进行裂体增殖，形成大量裂殖子。大量裂殖子胀破肝细胞后，一部分裂殖子被巨噬细胞吞噬，其余进入红细胞开始红内期的发育。进入红细胞内的裂殖子在红细胞内摄取营养，进行发育，先后经过环状体（早期滋养体、小滋养体）、晚期滋养体（大滋养体）、未成熟裂殖体，最终形成含有一定数量裂殖子的成熟裂殖体。红细胞破裂后，裂殖子释放，一部分被单核巨噬细胞吞噬，其余再次侵入新的红细胞重新开始红内期的发育。除裂体生殖外，少部分疟原虫在红细胞内经过数次裂体增殖后，重新侵入红细胞内并发育形成雌、雄配子体，开始有性生殖的初始阶段。

间日疟和卵形疟既有速发型子孢子，又有迟发型子孢子，而三日疟和恶性疟却无迟发型子孢子。速发型子孢子在肝细胞内发育较快，仅需经12～20天就能发育为成熟裂殖体，而迟发型子孢子则需经过6～11个月才能发育为成熟的裂殖体。因此，三日疟和恶性疟无复发现象。

（二）按蚊体内阶段

当雌性按蚊叮咬疟疾患者或带虫者时，随血液进入按蚊胃内的各期原虫中，仅雌、雄配子体能在蚊胃内存活并发育。有性生殖阶段开始：首先，雄配子渗入雌配子形成受精卵，受精卵可移动，并不断拉长，发展成动合子；然后，动合子穿过胃壁上皮细胞或其间隙，在蚊胃基底膜下发育成卵囊，卵囊长大，卵囊内不断地进行孢子增殖，形成大量子孢子；最后，子孢子移行到按蚊唾液腺，发育成成熟的子孢子。

二、流行病学

（一）传染源

疟疾患者和带疟原虫者是疟疾的主要传染源，未经治疗的带疟者作为传染源的意义更大。感染诺氏疟原虫的猕猴（如长尾猕猴和猪尾猕猴）也是疟疾的传染源。

（二）传播途径

主要经蚊虫叮咬传播，按蚊是主要传播媒介，也可经输血或母婴传播。在我国平原地区中华按蚊是间日疟的主要传播媒介，微小按蚊、嗜人按蚊、大劣按蚊也是我国部分地区疟疾的重要传播媒介。

（三）易感人群

人群普遍易感，感染后可获得一定免疫力，但各型疟疾间无交叉免疫且免疫力不持久。在疟疾高流行区，成人可因长期被感染性按蚊叮咬而对该病有耐受性或不出现临床症状。

（四）流行特征

主要流行于热带和亚热带地区，包括非洲中部、南亚、东南亚及拉丁美洲。据世界卫生组织报告，2022年全球估计有2.49亿疟疾病例和60.8万死亡病例，其中非洲病例约占全球疟疾病例的94%，疟疾死亡人数占全球的95%，大约80%的死亡者是5岁以下儿童。

三、发病机制与病理解剖

（一）疟疾典型发作的机制

疟原虫在红内期发育和繁殖时，患者一般无临床症状，只有当裂殖子经红内期发育为成熟裂殖体病并导致红细胞破裂后，大量裂殖子及其代谢产物释放入血，才引起疟疾的典型临床发作。释放出的裂殖子大部分被单核-巨噬细胞吞噬，少部分再侵入新的未被感染的红细胞，开始新一轮的繁殖，使疟疾的典型临床症状呈周期性反复发生。

疟疾患者临床表现的严重程度与感染疟原虫的种类、密度及机体对疟原虫的免疫反应有关。一般间日疟和卵形疟原虫主要寄生于网织红细胞，三日疟原虫主要寄生于较衰老的红细胞，而恶性疟原虫主要可寄生于各个发育期的红细胞，因此恶性疟原虫感染者体内原虫密度最大，症状一般较重，甚至引起凶险型疟疾。

（二）脏器损伤的发生机制

疟疾患者的脏器损伤常发生在恶性疟原虫感染，常累及脑、肺、心、肾等重要器官，引起相应病症及严重临床表现。目前研究发现微血管病变和微循环堵塞是恶性疟原虫引起严重脏器损伤的病理基础。一方面，感染恶性疟原虫的红细胞体积增大、胞膜出现微孔，并产生一种黏附蛋白使病变红细胞黏附成团并较易黏附于小血管内皮细胞，引起微循环血流受阻；另一方面，感染疟原虫的红细胞又与正常红细胞黏附形成玫瑰花结阻塞微循环，最终使相应组织细胞发生缺血、缺氧、变性、坏死。

（三）贫血及黑尿热的发生机制

大量被疟原虫寄生的红细胞在血管内同时破裂，可引起高血红蛋白血症，出现腰痛、酱油色尿，严重者可出现中度以上贫血、黄疸等症状，甚至发生急性肾衰竭，这种现象被称为溶血尿毒综合征，即黑尿热。在对葡萄糖-6-磷酸酶缺乏的疟疾患者应用伯氨喹进行治疗过程中也会发生黑尿热。

（四）基本病理变化

疟疾的病理变化主要有脾大、肝大、软脑膜充血、脑组织水肿。疟疾患者常有脾大，脾脏有充血性改变及网状内皮细胞增生，反复感染者可有脾纤维化。

四、临床表现

（一）潜伏期

疟原虫的红外期和红内期的第一个繁殖周期一般无症状，为疟疾的潜伏期。一般恶性疟潜伏期为7～12天，间日疟和卵形疟为13～15天，三日疟为18～40天。某些间日疟的潜伏期可长达1年左右。

（二）疟疾的典型发作

典型的疟疾发作表现为规律发作的寒战、高热和汗出缓解。

1. 寒战期　急起畏寒，先有四肢末端发凉，迅觉背部、全身发冷，皮肤、口唇、指甲发绀，颜面苍白，全身肌肉关节酸痛。严重者全身发抖、牙齿打战，持续10分钟至1小时。

2. 高热期　冷感消失后，患者体温迅速上升，通常冷感越显著，此期体温越高，严重者体温可达40℃以上，此期持续2～6小时。有些患者可有剧烈头痛、顽固呕吐、谵妄，甚至抽搐等症状。

3. 汗出缓解期　高热后期，患者颜面手心微汗，随后遍及全身，大汗淋漓，体温在2～3小时降低到正常，患者常自觉明显好转。

4. 间歇期　病程早期间歇期常不规则，经数次发作后逐渐变得规则。间日疟和卵形疟间歇期约为48小时，三日疟为72小时，恶性疟为36～48小时。

（三）重型疟疾

疟疾确诊病例出现以下一项或多项临床表现或实验室指征者即为重型疟疾：①昏迷、重度贫血（血红蛋白＜50g/L，血细胞比容＜15%）；②急性肾衰竭（血清肌酐＞265μmol/L）；③肺水肿或急性呼吸窘迫综合征；④低血糖症［血糖＜2.2mmol/L（40mg/dl）］；⑤循环衰竭或休克（成人收缩压＜70mmHg，儿童收缩压＜50mmHg）；⑥代谢性酸中毒（血浆碳酸氢盐＜15mmol/L）等。

脑型疟疾是重型疟疾中常见的一种，常见于恶性疟原虫感染，偶可见于重度感染的间日疟或三日疟。患者多急起高热，剧烈头痛、呕吐，继而烦躁、抽搐、昏迷，多有脑膜刺激征和病理反射阳性，病情凶险，病死率高。

（四）再燃和复发

再燃多见于疾病痊愈后的 1～4 周发生，一般是由血中残留的疟原虫再次繁殖引起，4 种典型的疟原虫均可引起；复发多是由寄生于肝细胞内的迟发性子孢子引起，只见于间日疟和卵形疟，多见于痊愈后 3～6 个月。

五、实验室检查

（一）病原学检查

1. 血涂片染色检查疟原虫 从患者耳垂或指尖刺取血液，进行涂片，行吉姆萨染色后镜检是目前最为可靠的确诊疟疾的方法，发现红内期疟原虫即可确诊。一般应分别涂薄、厚血涂片各一张，厚血涂片可提高疟原虫的检出率，薄血涂片可以用来鉴别感染疟原虫的类型。恶性疟在外周血内仅可见环状体和配子体，且在发作期检出率高，间歇期常呈阴性，因此恶性疟需在发作期行涂片检查，而间日疟、三日疟、卵形疟则不受时间限制，无论发作期还是发作间歇期均可检出。

2. 免疫学检查 可采用酶联免疫吸附试验、直接荧光染色法、酶免染色法、间接荧光抗体试验、间接血凝试验等方法检测血液中疟原虫的特异性抗原或抗体，具有方便、快速、敏感的特点。疟原虫抗原检测阳性提示为原虫血症，可用于临床诊断现症患者及从人群中查找传染源；而疟原虫抗体检测多用于追溯传染源、考核抗疟措施的实施效果和判断疟疾流行趋势。

（二）其他实验室检查

患者外周血白细胞计数及中性粒细胞百分比在急性发作时可增加，发作过后则恢复正常。多次发作后则可有白细胞计数减少，单核细胞增多，同时出现红细胞总数减少和血红蛋白含量降低等贫血表现。恶性疟原虫感染者贫血常较重，三日疟和间日疟相对较轻。大量红细胞的破坏使部分疟疾患者出现溶血性改变，血胆红素增高，以直接胆红素增高为主，而谷丙转氨酶及谷草转氨酶一般正常。

六、诊断与鉴别诊断

疟疾的诊断应根据流行病学史、临床表现及实验室检查结果等综合进行。

（一）流行病学史

疟疾传播季节在疟疾流行区有夜间停留史或近 2 周内输血史。

（二）临床表现

典型疟疾患者有周期性发作的临床表现，依次出现寒战、高热、汗出缓解等症状，多次发作后可有脾大、贫血；不典型患者热型和发作可不规律；重症患者可出现昏迷、重度贫血、急性肾衰竭、肺水肿或急性呼吸窘迫综合征、低血糖症、循环衰竭或休克、代谢性酸中毒等表现。

（三）实验室检查

血涂片镜检发现疟原虫可确诊疟疾，疟原虫特异性抗原检测阳性或核酸检测阳性提示为疟原虫血症或疟原虫感染。

（四）诊断标准

无任何临床症状，同时满足实验室检查中的任意一项即可诊断为无症状感染者。有明确的流行病学史同时伴有疟疾典型临床症状或者不典型的临床表现即为临床诊断病例。临床诊断病例同时伴有实验室检查中的任意一项阳性即为疟疾确诊病例。

（五）鉴别诊断

疟疾应与以发热为主要症状的其他疾病相鉴别，如急性上呼吸道感染、登革热、乙型脑炎、流行性脑脊髓膜炎、中毒性菌痢、败血症、急性肾盂肾炎、伤寒、钩端螺旋体病、恙虫病、巴贝虫病、黑热病、急性血吸虫病、旋毛虫病等。脑型疟疾的症状和体征与乙型脑炎、流行性脑脊髓膜炎相似，均有中枢神经系统症状，但乙型脑炎患者有乙脑特异性IgM抗体检测阳性，流行性脑脊髓膜炎患者脑脊液可检出脑膜炎球菌。

七、治疗

疟疾治疗的关键是杀灭疟原虫，同时也要做好对症支持治疗。在疟疾流行区，对所有患者进行迅速有效的治疗是减少重症疟疾发生和防止死亡的关键。在低流行地区，这些措施还可减少传播。

（一）病原治疗

1. 抗疟治疗的基本原则　"早期、有效、彻底"地杀灭疟原虫是抗疟治疗的原则。抗疟治疗愈早愈好，不仅可缩短病程，更重要的是防止恶性疟疾转化为凶险型疟疾。抗疟用药方案应包含控制发作和防止复发的药物，不仅应将红内期疟原虫全部杀灭，也要杀灭红外期疟原虫和配子体。

2. 常用抗疟药物

（1）控制发作的抗疟药物：目标是杀灭红细胞内期的疟原虫，可供选用的药物如下。

1）磷酸氯喹：氯喹是经典的4-氨基喹啉类抗疟药，控制发作的疗效好、价格低、副作用少，广泛用于杀灭敏感的恶性疟、间日疟、三日疟及卵形疟红内期裂殖体。该药口服吸收迅速且完全（2～3小时达血浆有效浓度），且对疟原虫有很高的亲和能力，含虫红细胞内的药物浓度为血浆内浓度的250～500倍，可以快速高效地杀死红内期的疟原虫裂殖体。成人首剂口服1g，6～8小时后再服0.5g，第2～3天各服0.5g，3天总量2.5g。在大部分疟疾流行区，恶性疟原虫对氯喹已出现耐药性，所以已不推荐用于恶性疟治疗。该药物的主要不良反应包括头痛、恶心、呕吐、视物模糊等（停药后可恢复），偶见抑制心肌兴奋性和房室传导（心脏病患者慎用），大剂量使用可对视神经造成不可逆损伤。

2）磷酸哌喹：也是4-氨基喹啉类药物，对各型疟原虫的红内期无性体均有较强杀灭作用，但与氯喹有交叉抗药性。该药口服吸收良好，先蓄积于肝脏，后逐渐释放入血，血浆半衰期可长达28天。主要不良反应包括头晕、头痛、恶心、呕吐等（停药后可恢复），该药有肝内蓄积作用，可致血清ALT短期升高，不建议1个月内重复使用，肝病患者及孕妇慎用。成人治疗总剂量为磷酸哌喹（基质）1.2g，分3天服用。

3）磷酸咯萘啶：为苯并萘啶类新型抗疟药物，对各种疟原虫的红内期裂殖体均有较强杀灭作用，与氯喹无交叉抗药性，可用于抗氯喹恶性疟的治疗。该药可口服、肌内注射和静脉滴注，吸收迅速（肌内注射0.75小时，口服1.4小时血浆浓度达高峰），半衰期较短（3天）。不良反应一般较轻，对心脏无不良反应。目前，该药主要包括注射剂和与青蒿素类药物组成的复方口服片剂。

4）磷酸甲氟喹：是4-氨基喹啉类药物，具有杀灭红内期裂殖体作用，半衰期约为1个月，具有长效抗疟作用，对耐氯喹的疟原虫感染已有较好疗效。成人一次顿服750mg即可。

5）青蒿素及其衍生物：青蒿素类药物是由我国传统中草药——黄花蒿提取的一种倍半萜内酯类新型抗疟药物，主要通过在体内代谢后产生的活性物质——二氢青蒿素发挥抗疟疾作用。这一类药物能杀灭各种疟原虫的红内期裂殖体，并可阻碍恶性疟原虫配子体的发育，广泛用于耐氯喹疟疾的治疗。以青蒿素为基础的联合药物治疗在所有疟疾流行区均有效，是近年来疟疾控制取得成功的重要原因，可根据病情轻重或急缓选用口服、肌内注射或静脉注射。成人可使用青蒿素片3天方案控制疟疾发作，3天总剂量为2.5g，首次口服1.0g，6～8小时后口服0.5g，第2、3天各服0.5g；或双氢青蒿素片七天治疗方案，即第一天口服120mg，随后每天服60mg，连服7天；或蒿甲醚注射剂，首次肌内注射300mg，第2、3天各再次肌内注射150mg；或青蒿琥酯5天口服，每天2次，第一天每次100mg，第2～5天每次50mg。为缩短青蒿素类药物治疗疗程并延缓抗药性产生，WHO建议采用以青蒿素为基础的复方或联合用药（artemisinin-based combination therapy，ACT），强烈要求青蒿素类药物的口服制剂应采用青蒿素类药物与其他抗疟药物组合成复方或联合用药，我国《抗疟药使用规范》推荐双氢青蒿素/磷酸哌喹片、青蒿琥酯/阿莫地喹片和青蒿素/哌喹片。

知识拓展

青蒿素

青蒿素是从中国传统药物青蒿中提取的抗疟药物，由于其在治疗恶性疟和间日疟中表现出的高效、速效、低毒，以及与其他抗疟药物无交叉抗药性，青蒿素及其衍生物已成为国际上治疗疟疾的首选抗疟药物，为解除全球数百万疟疾患者的病痛作出了巨大贡献。我国科学家屠呦呦也因在青蒿素研制中作出的突出贡献获得2015年的诺贝尔生理学或医学奖。在颁奖典礼上，她讲述了中国科学家在艰苦的环境下从中医药中发现抗疟新药的故事，并强调这不仅是授予她个人的荣誉，也是对全体中国科学家团队的嘉奖和鼓励。

6）阿奇霉素：是一种大环内酯类抗生素，临床观察到它具有抗疟作用，可望成为一种很有前景的疟疾治疗药物。

（2）控制复发的抗疟药物

1）磷酸伯氨喹：是人工合成的8-氨基喹啉类衍生物，是目前我国唯一能杀灭肝内期疟原虫的药物。磷酸伯氨喹能杀灭肝内期疟原虫防止复发，且能抑制成熟配子体在蚊体内发育，可减少疟疾传播，但对红内期疟原虫几乎无作用，是控制疟疾复发和传播的常用药物。临床上可用于根治间日疟、三日疟、卵形疟及诺氏疟。在临床使用伯氨喹时应先检查葡萄糖-6-磷酸脱氢酶活性，防止G6PD缺乏的疟疾患者发生严重溶血。成人每次口服磷酸伯氨喹13.2mg，每天服3次，连服8天。

2）特芬喹：是8-氨喹类杀灭红细胞内疟原虫配子体和肝细胞内迟发型子孢子的药物。成人每天口服300mg，连服7天，预防疟疾复发效果良好。

（二）特殊情况的抗疟治疗

1. 耐药疟原虫感染者的治疗 我国首选青蒿琥酯，无青蒿琥酯的国家耐氯喹疟疾治疗应首选甲氟喹，推荐采用联合用药，如甲氟喹加磺胺多辛、青蒿琥脂加本芴醇、乙胺嘧啶加磺胺多辛等。

2. 妊娠妇女的抗疟治疗 妊娠妇女对疟疾易感，并更容易发展为重症，也可经胎盘感染胎儿或造成流产。妊娠早期孕妇可首先氯喹，耐氯喹或恶性疟感染者可选用奎宁加克林霉素；妊娠中晚期孕妇可选用青蒿琥酯加克林霉素，或奎宁加克林霉素。

3. 脑型疟疾的治疗 可选用青蒿琥酯、氯喹、奎宁或磷酸咯萘啶四种能够杀灭红细胞内疟原虫裂殖体的药物之一。我国常用青蒿琥酯静脉注射剂，成人用60mg加入5%碳酸氢钠0.6ml，摇匀2分钟至完全溶解，再加5%葡萄糖注射液5.4ml，配制成10mg/ml青蒿琥酯溶液，作缓慢静脉注射。

（三）对症支持治疗

发作期间应卧床休息、多饮水，高热时给物理降温或药物降温。反复发作、慢性患者给予高热量饮食，严重贫血者可少量多次输血。脑型疟疾出现脑水肿与昏迷者应及时给予脱水治疗。

八、预防

在疟疾流行区，预防疟疾的预防措施应以防蚊灭蚊、预防性服药为重点。针对疟疾流行的三个基本环节，可采取以下防治措施。

（一）管理传染源

目的是及时发现患者，根治疟疾现症患者。认真开展传染源监测、传播媒介监测、疟原虫对抗疟药敏感性监测和媒介对杀虫剂抗性监测。发现疟疾患者应及时进行上报，并按照消除疟疾"1-3-7"工作要求，做好传染源监测与管理，阻断疟疾传播。在边境及输入性病例较多的省份开展疟原虫对抗疟药的敏感性监测，在相应的媒介分布地区开展媒介对杀虫剂抗性监测。

（二）切断传播途径

防蚊灭蚊是预防本病的关键。在蚊虫活跃季节个人应采取防蚊措施，如使用蚊帐、纱门、纱窗，户外活动时使用蚊虫趋避剂、穿长袖衣物。长期居住者可采用长效杀虫剂处理蚊帐，以及使用杀虫剂进行室内滞留喷洒等。同时应加强居住地的环境治理，消灭幼蚊滋生场所，减少蚊虫滋生，如填平坑洼，清除缸、罐内积水等。

（三）保护易感人群

前往疟疾流行区前，尤其是从非流行区进入流行区者应进行预防性用药。服药时间应自进入流行区前2周开始，持续至离开流行区6～8周。常用氯喹0.3g，每周一次，在耐氯喹流行区可选用甲氟喹0.25g，每周一次，或者服用乙胺嘧啶25mg，每周一次。

知识拓展

消除疟疾

消除疟疾"1-3-7"工作要求是指："1"，疟疾病例诊断后1日内（24小时）报告；"3"，3日内完成病例复核和流行病学个案调查；"7"，7日内完成疫点调查和处置。这一工作程序也是我国实现从新中国成立初期每年报告疟疾病例近3000万，到今时今日已经完全消除疟疾，获得WHO消除疟疾认证的重要经验总结，为世界抗疟工作提供了范式。

第二节 阿米巴病

阿米巴病（amoebiasis）广义上是指由叶足纲的多种阿米巴原虫感染所致的原虫病，由于溶组织内阿米巴感染面广，危害大，因此习惯上所说的阿米巴病通常是指由溶组织内阿米巴感染所致的全身性疾病。按病变部位和临床表现的不同，可分为肠阿米巴病（intestinal amoebiasis）和肠外阿米巴病（extraintestinal amoebiasis）。肠阿米巴病的主要病变部位在结肠，表现为痢疾样症状，即阿米巴痢疾；肠外阿米巴病的病变可发生在肝、肺或脑，表现为各脏器的脓肿，以阿米巴肝脓肿最为常见。

一、肠阿米巴病

肠阿米巴病又称阿米巴痢疾（amebic dysentery），是由溶组织内阿米巴寄生于结肠引起的疾病，主要累及近端结肠和盲肠，典型的临床表现为以果酱样便为特征的痢疾样症状，易复发，易转为慢性。

（一）病原学

溶组织内阿米巴（Entamoeba histolytica）属肉足鞭毛门（Sarcomastiugophora）、叶足纲（Lobosasida）、阿米巴目（Amoebida）、内阿米巴科（Entamoebidae）、内阿米巴属（Entamoeba），包括侵袭性溶组织内阿米巴和无侵袭性迪斯帕内阿米巴，两者形态相似而生物学和免疫学特征不同，后者不引起宿主免疫反应，无致病能力。溶组织内阿米巴生活史可分为滋养体和包囊两个阶段（图6-2）。

1. 滋养体　滋养体分为大滋养体和小滋养体两种形态。大滋养体是溶组织内阿米巴的致病形态，直径20～40μm，形状不规则，其细胞质分为内外两层。内质呈颗粒状，可见被吞噬的红细胞和食物颗粒；外质透明，富含肌动蛋白的丝状突起，运动时外质伸出，形成伪足，参与侵袭宿主肠壁。大滋养体常见于急性期患者的粪便或肠壁组织中，通过吞噬组织和红细胞获取营养，具有侵袭性而引起组织损伤及病变，又称组织型滋养体。当肠道内环境不利于生存时，大滋养体分裂演变成小滋养体。小滋养体直径缩小一半，为6～20μm，内外胞质分界不清，伪足短少，运动能力下降，以吞噬宿主肠道内细菌、真菌及内容物获取营养，不吞噬红细胞，致病性弱，也叫肠腔型滋养体。如果小滋养体不能侵入肠壁组织，随着肠内容物的下移水分吸收减少，小滋养体则形成包囊排出体外。

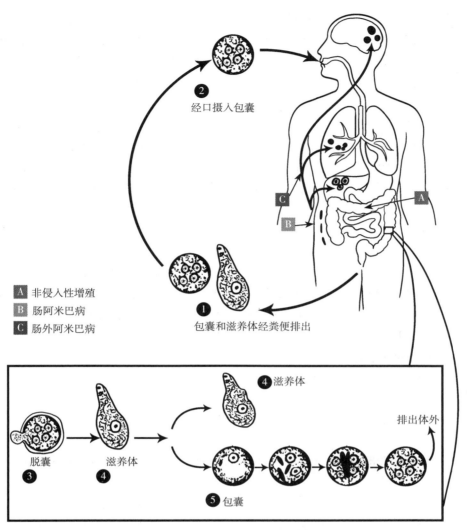

A 非侵入性增殖
B 肠阿米巴病
C 肠外阿米巴病

② 经口摄入包囊

① 包囊和滋养体经粪便排出

④ 滋养体

排出体外

脱囊　滋养体
③　　④

⑤ 包囊

图6-2　溶组织内阿米巴原虫生活史

　　2. 包囊　包囊（cyst）是溶组织内阿米巴的感染形态，呈无色透明的类圆形，直径为10～16μm，碘染色后呈黄色，外周包围一层透明的囊壁，内含1～4个核，每个核具有1个位于中央的核仁。未成熟包囊有1～2个核，常见含有染成棕色的糖原泡和透明的杆状拟染色体；成熟包囊具有4个核，糖原泡和拟染色体不易见到。包囊对外界环境的抵抗力强，在一般环境中能存活2～4周或更长时间，常规的消毒剂难以将其杀灭。包囊能起传播作用，如果感染人体后，包囊在小肠内碱性消化液的作用下，囊壁变薄，虫体活动，并从囊壁小泡逸出而形成滋养体。在回盲肠部黏膜皱褶或肠腺窝处分裂繁殖，重复其生活过程。

（二）流行病学

　　1. 传染源　粪便中能够排出阿米巴包囊的人和动物都是传染源。肠阿米巴病的慢性患者、恢复期患者及无症状包囊携带者均能持续经粪便排出包囊，为主要传染源。

　　2. 传播途径　经口感染是肠阿米巴病的主要传播途径。易感者多通过摄入被包囊污染的食物、水、蔬菜，或经由污染的手而感染。苍蝇、蟑螂等也可携带包囊，作为传播媒介传播本病。在一些经济不发达、卫生条件差的地区，水源污染可引起地方性流行。

3. 易感人群 人群对阿米巴普遍易感，感染后不产生保护性抗体，可发生重复感染。感染率与当地经济条件、卫生状况、生活环境和饮食习惯有关，通常青壮年感染率最高，男性高于女性，农村高于城市，婴儿与儿童发病机会相对较少。营养不良、免疫力低下及接受免疫抑制剂治疗者，发病机会较多，病情较重。

（三）发病机制与病理

1. 发病机制 当宿主摄入被溶组织内阿米巴包囊污染的食物和水后，若包囊未被胃酸杀死，则进入小肠下段并在胰蛋白酶的消化作用下脱囊，成熟的包囊在肠腔内分裂成4个小滋养体，进而发育成大滋养体，侵入肠壁组织，吞噬红细胞及组织细胞，损伤肠壁，形成溃疡性病灶。溶组织内阿米巴对宿主损伤主要通过其接触性杀伤机制，包括变形、活动、黏附、酶溶解、细胞毒和吞噬等作用，大滋养体的伪足运动可主动靠近、侵入肠组织，然后分泌蛋白水解酶及细胞毒性物质，使靶细胞死亡。滋养体亦可分泌具有肠毒素样活性的物质，引起肠蠕动增快、肠痉挛而出现腹痛、腹泻。

2. 病理解剖 肠阿米巴病的主要病变部位是结肠，其次为盲肠、升结肠、直肠、乙状结肠、阑尾和回肠末段。病变轻者黏膜有充血、水肿和浅溃疡。典型病变可形成口小、底大的烧瓶样溃疡，内含溶解的细胞碎片、黏液和滋养体，溃疡从针帽大小至3～4cm，圆形或不规则，溃疡间黏膜正常。严重者溃疡累及黏膜下层，甚至肌层、浆膜层，可并发肠穿孔和肠出血。慢性期病变组织破坏与修复并存，局部肠壁肥厚，可有肠息肉、肉芽肿或呈瘢痕性狭窄等。

（四）临床表现

1. 潜伏期 潜伏期一般为3周，亦可短至数天或长达年余。

2. 临床症状

（1）无症状型（包囊携带者）：此型临床常不出现症状，多次粪检时发现阿米巴包囊。当被感染者的免疫力低下时，此型可转变为急性阿米巴痢疾。

（2）急性阿米巴痢疾

1）轻型：肠道病变轻微，仅有间歇性发作的腹痛、腹泻，粪便中可检出滋养体和包囊。当机体抵抗力下降时，可发生痢疾症状。

2）普通型：起病缓慢，腹痛、腹泻、发热等全身症状轻或缺如。典型患者大便呈暗红色果酱样，每天3～10余次，便量中等，粪质较多，有腥臭，伴有腹胀或轻、中度腹痛，右下腹轻度压痛。典型症状持续数天或几周后可自发缓解，但易复发或转为慢性。

3）重型：此型少见，多发生在感染严重、体弱、营养不良、孕妇或接受激素治疗者。起病急、中毒症状重、高热、出现剧烈肠绞痛，随之排出黏液血性或血水样粪便，每天10余次，伴里急后重，粪便量多，伴有呕吐、失水，甚至虚脱或肠出血、肠穿孔或腹膜炎。如不积极抢救，可于1～2周内因毒血症或并发症死亡。

（3）慢性阿米巴痢疾：急性阿米巴痢疾患者的临床表现若持续存在达2个月以上，则转为慢性。患者常有腹泻反复发作，或腹泻与便秘交替出现，症状可持续存在或有间歇，间歇期内可无任何症状，间歇期长短不一。

（五）并发症

肠阿米巴病可出现肠出血、肠穿孔、阑尾炎、结肠病变等肠道并发症和阿米巴肝脓肿、阿米巴肺脓肿等肠外并发症。其中急性肠穿孔好发于严重肠阿米巴患者，是威胁患者生命的严重并发症。

（六）实验室检查

1. 血常规 重型或普通型肠阿米巴病患者，伴有细菌感染时，血中白细胞计数和中性粒细胞百分比增高；轻型、慢性阿米巴病患者则均正常。

2. 粪便检查 粪便呈暗红色果酱样，腥臭、粪质多，镜检可见大量红细胞、少量白细胞和夏科-莱登晶体，在新鲜粪便中找到滋养体和包囊可确诊。

3. 血清学检查 可采用酶联免疫吸附试验（ELISA）、间接血凝试验（IHA）、间接荧光抗体试验（IFTA）等方法检测阿米巴原虫特异性抗体。特异性IgG抗体阴性者，一般可排除本病；特异性IgM抗体阳性提示近期或现症感染，阴性者不排除本病。也可采用单克隆抗体、多克隆抗体检测患者粪便中溶组织内阿米巴滋养体特异性抗原，该方法灵敏度高、特异性强，可作为确诊依据。

4. 分子生物学检查 采用DNA探针杂交技术、聚合酶链反应（PCR）检测或鉴定患者粪便、脓液或血液中溶组织阿米巴滋养体DNA也是特异和灵敏的诊断方法。

（七）诊断及鉴别诊断

1. 诊断

（1）流行病学史：发病前有不洁饮食史或与慢性腹泻患者密切接触史。

（2）临床表现：典型患者起病较缓慢，有腹痛、腹泻表现，每天腹泻3～10次，呈暗红色果酱样，便量多，腥臭明显。患者常无发热或仅有低热，常无里急后重感，但腹胀、腹痛、右下腹压痛常较明显，肠鸣音亢进。

（3）实验室检查：粪便中检测到阿米巴滋养体和包囊可确诊；血清中检出特异性溶组织内阿米巴滋养体IgM抗体可确诊，或者粪便中可检出溶组织内阿米巴滋养体特异性抗原与特异性DNA也可确诊该疾病。

（4）其他辅助检查：乙状结肠镜检查可直接观察到典型的病理改变，并可直接取标本镜检阿米巴滋养体。X线钡剂灌肠检查对肠道狭窄、阿米巴瘤有一定诊断价值。

2. 鉴别诊断

（1）细菌性痢疾：急性起病，临床上以发热、腹痛、腹泻伴有里急后重为主要特征，便量少，典型者呈黏液脓血样，镜检有大量白细胞、脓细胞，常见左下腹压痛。血中白细胞计数增多，中性粒细胞比例升高。粪便培养出痢疾杆菌可确诊。

（2）血吸虫病：患者有疫水接触史。急性血吸虫病有发热、尾蚴皮炎、腹痛、腹泻、肝大，每天排便10次以下，粪便稀薄，呈黏液血性便，血中白细胞计数与嗜酸性粒细胞显著增多。粪检出血吸虫虫卵或孵出毛蚴可确诊，血吸虫循环抗原或抗体阳性有助于诊断。

（八）治疗

1. 一般治疗 急性患者应卧床休息，给流质或少渣软食。慢性患者应加强营养，注意避免进食刺激性食物。腹泻严重时可适当补液及纠正水与电解质紊乱。

2. 病原治疗 目前常用的抗溶组织内阿米巴药物有硝基咪唑类和二氯尼特。巴龙霉素或喹诺酮类抗菌药物可通过作用于肠道共生菌而影响阿米巴原虫生长，尤其在合并细菌感染时效果更好。

（1）硝基咪唑类：对阿米巴滋养体有强大杀灭作用，是目前治疗肠内、外各型阿米巴病的首选药物，常用药物有甲硝唑、替硝唑等。甲硝唑成人口服每次0.4g，每天3次，10天为1个疗程；儿童每天35mg/kg，分3次服，10天为1个疗程；重型患者可选甲硝唑静脉滴注，成人每次0.5g，每隔8小时1次，病情好转后每12小时1次，或改口服，疗程10天。替硝唑成人每天2g，每天1次，口服，连服5天为1

个疗程；重型阿米巴病可静脉滴注。但妊娠、哺乳期女性及有血液和神经系统疾病者禁用。

（2）二氯尼特：又名糠酯酰胺，是目前最有效的杀包囊药物，口服每次0.5g，每天3次，疗程10天。

（九）预防

无症状但持续排出包囊的无症状型患者及慢性患者是本病的主要传染源，应调整工作岗位，避免从事饮食相关工作并进行彻底治疗。同时做好卫生宣教工作，注意个人卫生，饭前便后洗手，防止食物被污染，饮水应煮沸，不吃生菜。

二、阿米巴肝脓肿

溶组织阿米巴滋养体侵入肠壁小静脉，经门静脉到达肝脏，在肝内不断繁殖可引起肝细胞液化坏死，形成阿米巴脓肿，又称阿米巴肝病。阿米巴肝脓肿多继发于肠阿米巴病之后，是最为常见的肠外阿米巴感染。也可在没有阿米巴痢疾的患者中出现。目前有特效的治疗药物和方法，治愈率较高。

（一）发病机制与病理解剖

1. 发病机制　阿米巴肝脓肿多继发于肠阿米巴病后1～3个月，亦可发生于肠道症状消失数年之后。侵入肠壁的溶组织内阿米巴滋养体经门静脉、淋巴管或直接蔓延侵入肝脏并在肝脏内繁殖，引起小静脉栓塞、肝组织缺血、缺氧、坏死；阿米巴滋养体的增殖及溶组织作用造成肝组织局灶性坏死、液化，形成微小脓肿，并逐渐融合成中央为大量巧克力酱样坏死物质的肝脓肿。自原虫侵入到脓肿形成需1个月以上。

2. 病理解剖　肝脓肿通常为单个大脓肿，也可为多发性，大多位于肝右叶顶部，与盲肠及升结肠血液汇集于肝右叶有关。脓肿的中央为大量巧克力酱样坏死物质，含红细胞、白细胞、脂肪、坏死组织及夏科－莱登晶体。脓肿有明显的薄壁，附着有尚未彻底液化的坏死组织，外观似棉絮样。

（二）临床表现

临床表现的轻重与脓肿的位置、大小及有否继发细菌感染等有关。起病大多缓慢，体温逐渐升高，热型以弛张热多见，清晨体温较低，黄昏时体温最高，常夜间热退而盗汗，可持续数月。常伴食欲缺乏、恶心、呕吐、腹胀、腹泻及体重下降等。肝区疼痛为本病重要症状，疼痛的性质和程度轻重不一，可为钝痛、胀痛、刺痛、灼痛等，深呼吸及体位变化时疼痛加重。当肝脓肿向肝脏顶部发展时，刺激右侧膈肌出现右肩部放射性疼痛。查体可发现肝大，边缘多较钝，有明显的叩击痛。脓肿位于肝的中央部位时症状常较轻，靠近肝包膜者常较疼痛，而且较易发生溃破。左叶肝脓肿，疼痛出现早，类似溃疡病穿孔样表现或有中、左上腹部包块。脓肿压迫右肺下部发生肺炎、反应性胸膜炎时，可有气促、咳嗽、右胸腔积液。少数患者由于脓肿压迫胆小管、较大的肝内胆管或肝组织受损范围过大而可出现黄疸，但多为隐性或轻度黄疸。

（三）诊断

1. 流行病学史　多数患者有近期肠阿米巴病史，或者居住地区有阿米巴病的流行。也有不少患者肠阿米巴病轻微，或者为无症状患者。

2. 临床表现　起病缓慢，长期不规则发热，右上腹痛，肝大伴压痛、叩击痛。

3. 实验室检查　急性期白细胞计数升高，中性粒细胞为主，慢性期白细胞计数多正常；粪便检查可找到阿米巴滋养体或包囊；脓肿穿刺液外观黏稠，有腥臭味，棕褐色或巧克力样，可找到阿米巴滋养体。X线检查可见肝右叶占位性变。

（四）治疗

1. 对症支持治疗 患者应卧床休息，给予高热量、高蛋白饮食。

2. 病原治疗 阿米巴肝脓肿应以内科治疗为主，以杀灭组织内阿米巴滋养体药物为主，辅以肠腔内抗阿米巴药物进行治疗。对伴有继发型细菌感染者应选用敏感的抗菌药物进行治疗。

（1）甲硝唑：为目前国内外治疗阿米巴病的首选药物，每次0.4g，每天3次，连服10天为1个疗程，一般病情在2周左右恢复，脓腔吸收需4个月左右。重者可选甲硝唑静脉滴注，成人每次0.5g，每隔8小时1次，疗程10天。

（2）替硝唑：口服吸收良好，药物能进入各种体液。成人每天2g，每天1次，口服，连服5天为1个疗程。

（3）氯喹：少数对硝基咪唑类无效者应换用氯喹，成人每次口服0.5g，每天2次，连服2天后改为每次0.25g，每天2次，以2～3周为1个疗程。

3. 脓肿穿刺引流 对抗阿米巴药物治疗不佳、脓肿直径较大有穿透风险（3cm以上），可在B超引导下行穿刺引流。

4. 手术治疗 手术治疗的适应证有：①药物治疗效果差及引流困难或不充分；②脓肿已穿透至周围组织；③脓肿位置毗邻肝门、大血管或体表深处脓肿；④多发脓肿或肝左叶脓肿。

（五）预防

管理传染源，根治肠阿米巴病患者及无症状阿米巴携带者。同时做好卫生宣教工作，注意个人卫生，饭前便后洗手，防止食物被污染，饮水应煮沸，不吃生的菜。做好环境整治，消灭苍蝇、蟑螂及其滋生地，防止阿米巴包囊经昆虫机械传播。

第三节　弓形虫病

案例导入

【案例】

患者，女，25岁。因"发热、咽痛4天"来诊。平素体健，家中养猫2年。查体：体温39℃，咽部充血，双侧扁桃体无肿大。血常规：血红蛋白8.2g/L，白细胞5.5×10⁹/L，中性粒细胞0.68，淋巴细胞0.32。末梢血涂片染色后镜检发现：单核细胞胞质内及细胞外可见散在、成堆、链条状分布的小体，形似弓形虫，类似血小板大小。

【问题】

1. 本病例的初步诊断是什么？
2. 要明确诊断还需做哪些检查？

弓形虫病（toxoplasmosis）是由刚地弓形虫（*Toxophasma gondii*）感染所引起的人畜共患传染病。人体多为隐性感染，主要侵犯眼、脑、心、肝、淋巴结等。临床表现复杂，症状体征缺乏特异性而易

误诊。初次感染弓形虫的孕妇，可经胎盘血流将病原传播给胎儿，造成流产、早产，甚至导致胎儿严重畸形，是胎儿先天性感染中最严重的疾病之一。长期使用免疫抑制剂或免疫缺陷者（艾滋病患者）隐性感染可呈急性症状，因此弓形虫病是艾滋病患者常见的机会感染之一。

一、病原学

刚地弓形虫（*Toxophasma gondii*）是1908年法国学者在刚地梳趾鼠体内分离得到的一种原虫，属球虫目、弓形虫科、弓形虫属。弓形虫有5个发育期，即速殖子期、缓殖子期、裂殖子期、配子体期和子孢子期，分别对应原虫的5种不同形态，包括滋养体、包囊、裂殖体、配子体和卵囊。其中滋养体、包囊、卵囊与传播及致病有关。中间宿主体内只出现滋养体和包囊，终宿主体内5种形态俱存。

弓形虫的生活史复杂，具有双宿主生活周期、两阶段发育特征，全过程需要在两个宿主分别进行无性繁殖和有性繁殖。猫和其他猫科动物既是弓形虫的终宿主，也是中间宿主，弓形虫在猫体内进行有性生殖，同时也进行无性生殖；人和其他哺乳动物是弓形虫的中间宿主，但弓形虫对中间宿主的选择不严格，除哺乳动物外，鸟类、鱼类、昆虫类都是中间宿主，在中间宿主体内只进行无性生殖。有性生殖仅在猫科动物小肠黏膜上皮细胞内进行，称肠内期发育，仅造成局部感染；无性生殖阶段可在肠外其他组织、细胞内进行，称肠外期发育，常造成全身感染。

在终宿主体内的发育过程：猫科动物吞食弓形虫的卵囊、包囊或假包囊后，在小肠内分别释放出子孢子、缓殖子或速殖子，侵入小肠上皮细胞内发育增殖，形成裂殖体。裂殖体成熟后释放出裂殖子，再侵入其他肠上皮细胞形成下一代裂殖体。经过数代后，部分裂殖子发育成雌、雄配子体，雌、雄配子体形成合子，并继续发育形成卵囊。卵囊从肠黏膜上皮细胞逸出进入肠腔，随粪便排出体外，在适宜温度和湿度下，经2～4天后发育成具有感染性的成熟卵囊。同时，弓形虫也可经淋巴或血液侵入肠外组织进行无性增殖。

在中间宿主体内的发育过程：当猫粪中的卵囊或动物肉类中的包囊、假包囊被中间宿主射入后，在肠内释放出子孢子、缓殖子或速殖子，然后侵入肠壁经淋巴或血液进入肠外组织、器官内寄生。在急性期，速殖子迅速裂体增殖，使受侵的细胞破裂，速殖子又侵入新的细胞增殖。随着机体特异性免疫的形成，弓形虫速殖子在细胞内的增殖减慢并最终发育成包囊，虫体进入缓殖子期。包囊可在宿主体内存活数月、数年或长期存在。当宿主免疫功能低下或缺陷时，可诱发包囊发育而破裂放出大量缓殖子，进入血流并可侵入其他组织细胞形成假包囊，出现急性增殖。

不同发育期弓形虫的抵抗力有明显不同。滋养体对温度和一般消毒剂都较敏感，加热到54℃能存活10分钟；在1%甲酚皂溶液（来苏液）或1%盐酸溶液中1分钟即死亡。包囊的抵抗力较强，4℃可存活68天，胃液内可耐受3小时，但不耐干燥及高温，56℃ 10～15分钟即可使之死亡。卵囊对酸、碱等常用消毒剂的抵抗力很强，但对热的抵抗力弱，180℃ 1分钟即死亡。

二、流行病学

（一）传染源

弓形虫的传染源主要是动物，猫和其他猫科动物经粪便排出卵囊数量多且持续时间长，是本病最重要的传染源。我国猪的弓形虫感染率也较高，是重要的传染源。急性期患者的尿、粪、唾液及痰内均可检出弓形虫，但引起不能在外界久存，因此患者作为传染源的意义不大。但受感染的孕妇可经胎盘传染胎儿，造成严重的先天性弓形虫病。

（二）传播途径

可分为先天性和获得性两种。前者是指孕妇在妊娠期内发生弓形虫急性感染后，虫体通过胎盘感染母体内的胎儿；后者以消化道途径感染和密切接触动物（猫、猪、犬、兔等）为主，包括饮用被卵囊污染的水、食入被卵囊污染的食物或未煮熟的含有包囊或假包囊的肉、蛋、奶等。输血或器官移植并发弓形虫病也有报告，经损伤的皮肤黏膜或唾液飞沫侵入人体的人与人间的水平传播也有报道。

（三）易感人群

人类对弓形虫普遍易感，尤其是胎儿、婴幼儿、肿瘤患者、艾滋病患者及长期使用免疫制剂者最易被感染。长期使用免疫制剂或免疫缺陷可使隐性感染复燃出现急性症状。

（四）流行特征

弓形虫病呈世界性分布，人群感染尤其是血清抗弓形虫抗体阳性者极为普遍。流行病学调查表明，全球有10亿～20亿人感染弓形虫；其中欧美国家人群血清抗弓形虫抗体阳性率为20%～50%，少数发达国家甚至达80%以上；第二次全国调查结果显示，我国人群弓形虫感染血清学阳性率为7.88%。弓形虫感染与居住地气候、地理条件关系不大，与生活习惯、生活条件、接触猫科动物及其来源产品等因素有关。

三、发病机制

弓形虫的致病作用与虫株毒力和宿主免疫状态有关。速殖子是弓形虫的主要致病阶段，初次感染因机体尚无特异免疫功能，血流中的弓形虫很快侵入各组织器官，在细胞内以速殖子形式迅速分裂增殖，直到宿主细胞破裂后，逸出的速殖子再侵入邻近细胞，如此反复，使局部组织坏死，伴有以单核细胞浸润为主的急性炎症反应。

包囊内的缓殖子是引起慢性感染的主要形式，包囊因缓殖子增殖而体积增大，挤压器官，造成功能障碍。当包囊增大到一定程度后可因多种因素而破裂，释放出的缓殖子多数被宿主免疫细胞而破坏，一部分缓殖子可侵入新的细胞形成包囊。死亡的缓殖子可刺激机体产生迟发型变态反应，并形成肉芽肿，后期形成脑、眼等部位常见的纤维钙化灶。

四、临床表现

按照感染途径一般分为先天性和后天性两类，免疫功能正常者感染弓形虫后，多数呈阴性感染而无明显症状和体征，但包囊长期寄生于中枢神经系统或横纹肌内。临床症状多由新进急性感染或潜在病灶活化所致。

（一）先天性弓形虫病

主要发生在初次感染的孕妇，弓形虫可经胎盘传播给胎儿，在孕期前3个月内感染可造成流产、早产、畸胎或死胎，畸胎发生率高，如无脑儿、小头畸形、小眼畸形、脊柱裂等。先天性弓形虫病临床表现不一，受感染胎儿或婴儿多数表现为隐性感染，部分与出生后数月或数年发生脉络膜视网膜炎、斜视、失明、癫痫、精神运动或智力迟钝等。

（二）后天获得性弓形虫病

后天获得性弓形虫病多数发生在免疫缺陷者，临床表现因虫体侵袭部位和集体的免疫应答不同而呈现不同的临床表现，轻者仅表现为淋巴结肿大，重者可表现为脑炎、脑膜脑炎、癫痫和精神异常。弓形虫眼病多为脉络膜视网膜炎，患者眼底视网膜水肿，视物模糊、眼痛、畏光、盲点和流泪等。

五、实验室检查

（一）刚地弓形虫病原学检查

对弓形虫的诊断具有确诊意义，一般采用涂片染色法或动物接种分离或细胞培养法。

1. 直接镜检 可用于直接观察寄生虫的标本包括分泌物、排泄物、体液和组织。外周血或脑脊液、视网膜下渗出液、房水、胸腔积液、腹水、羊水等待检体液标本应先离心，取沉淀经干燥、固定和Giemsa法染色后镜检，发现速殖子（假包囊）即为阳性。组织切片经染色后镜检到刚地弓形虫包囊或假包囊或速殖子（假包囊）也判断为病原学阳性。

2. 接种和组织培养 取外周血或脑脊液、视网膜下渗出液、房水、胸腔积液、腹水、羊水等待检体液接种于小鼠腹腔，接种后第2～3周剖杀，取腹腔液及肝、脾、脑等组织，镜检弓形虫速殖子或包囊。待检标本也可接种与组织培养细胞进行病原学检查。如首次接种结果为阴性，应取其脑、肝、心、肺、淋巴结等组织各2g制成匀浆，再次接种至小鼠腹腔，至少盲传3代，如找到弓形虫则判断为病原学阳性。

3. 核酸检测 为确定是否感染，可应用PCR技术检测虫体DNA。血液、尿液、脑脊液、羊水、眼部体液和支气管灌洗液刚地弓形虫DNA检测阳性是活动性感染的有力证据，但虫体DNA阴性并不能排除弓形虫病。

（二）刚地弓形虫免疫学检查

免疫学检查主要包括检测血清弓形虫虫体表膜抗体和弓形虫循环抗原。弓形虫抗体检测是目前临床最常用的辅助检查方法，通常不能依据一种抗体作出确诊，需联合进行IgG和IgM抗体的平行检测。其血清型检测结果解释见表6-1。

表6-1 刚地弓形虫抗体血清学检测结果的临床意义

IgG结果	IgM结果	临床意义	处理
阴性	阴性	无弓形虫感染	如持续存在相关临床症状，需3周后采集标本重新检测
阴性	可疑阳性	可能早期急性感染或IgM假阳性	3周后重新采集标本检测IgG和IgM
阴性	阳性	近期急性感染或IgM假阳性	3周后重新采集标本检测IgG和IgM
可疑阳性	阴性	不确定	重新采集标本检测IgG
可疑阳性	可疑阳性	不确定	重新采集标本检测IgG和IgM
可疑阳性	阳性	可能近期急性弓形虫感染	3周后重新采集标本检测IgG和IgM
阳性	阴性	通常弓形虫感染超过6个月	—
阳性	可疑阳性	弓形虫感染，但IgM结果可疑，可能由于近期感染或IgM假阳性	3周后重新采集标本检测
阳性	阳性	可能近期弓形虫感染	—

六、诊断与鉴别诊断

弓形虫病的诊断应综合流行病学史、临床表现和实验室检查结果等综合进行。

（一）流行病学史

符合以下任意一项即为有流行病学史：①有猫、犬等宠物饲养或接触史；②有生食或半生食猪、牛、羊、犬等动物肉类及其制品史；③有皮肤黏膜损伤、器官移植输血史；④有免疫功能低下或缺陷；⑤妊娠期女性有上述暴露。

（二）临床表现

免疫功能正常的成年人感染弓形虫后，多数不出现明显临床症状和体征，当免疫功能低下或缺陷时，可侵犯人体各个器官引起相应临床表现，如弓形虫脑病、弓形虫眼病、弓形虫肝病、弓形虫心肌心包炎、弓形虫肺炎等。先天性感染的胎儿一般婴幼儿期常不出现明显临床症状和体征，当各种原因造成免疫功能低下时，儿童期可呈现中枢神经系统损伤表现，成人后可出现脉络膜视网膜炎等症状。妇女妊娠初期感染弓形虫后少数可出现流产、早产、死产或畸形，妊娠中晚期感染弓形虫可造成胎儿出生后有脑、眼、肝、心、肺等部位的病变或畸形。

（三）实验室检查

具体如下：①弓形虫抗体（IgG、IgM）阳性；②循环弓形虫抗原阳性；③弓形虫核酸阳性；④体液或穿刺液涂片或病例切片染色镜检发现弓形虫；⑤体液或穿刺液经动物接种分离发现弓形虫。

（四）临床类型

有弓形虫病的相应临床症状，并有相应流行病学接触史，但尚未进行实验室检查者可判定为疑似病例；疑似病例同时符合实验室检查①②③中的任意一条即为临床诊断病例；临床诊断病例并同时符合实验室检查④⑤中任一条即为确诊病例。无明显的临床症状和体征，但同时有实验室检查①④⑤中任何一条符合者为弓形虫感染。

七、治疗

（一）病原治疗

成人弓形虫感染多呈无症状带虫状态，目前尚无消灭包囊的有效药物，一般不需治疗。而急性弓形虫病、免疫功能缺陷者（如艾滋病患者、器官移植使用免疫抑制剂者）发生弓形虫感染、孕妇急性弓形虫感染和先天性弓形虫病（包括无症状感染者）需要进行抗虫治疗。

乙胺嘧啶和磺胺嘧啶的联合应用已成为目前治疗弓形虫急性感染的标准方案。这两种药物是对弓形虫滋养体有较强杀灭作用的药物，但对包囊无效，联合使用对弓形虫速殖子可有协同作用，应根据患者的临床表现与免疫状况选择药物和疗程。乙胺嘧啶成人剂量为第1日200mg，分两次口服，第3日开始按每日1mg/kg维持，磺胺嘧啶成人4～6mg/d，分四次口服，免疫功能正常的急性期患者治疗1个月或症状与体征消失后继续用药1～2周。免疫功能受损者应适当延长疗程，艾滋病患者应长期使用乙胺嘧啶维持治疗。

乙胺嘧啶有致畸性，故妊娠4个月以内忌用，可选用螺旋霉素。螺旋霉素为大环内酯类药物，可与弓形虫的核糖体结合，抑制tRNA，使蛋白合成障碍，发挥抗弓形虫作用。螺旋霉素毒性低，在脏器和胎盘中需要浓度高，且不能通过胎盘而无致畸作用，广泛应用于治疗妊娠期获得性急性弓形虫感染，可减少弓形虫的母婴传播。此外，克林霉素、阿奇霉素和阿托伐醌等也具有抗弓形虫作用，但疗效仍不及乙胺嘧啶－磺胺嘧啶联合疗法，可用于对磺胺类药物过敏患者的替代治疗。

（二）对症治疗

可采用加强免疫功能的措施，如联合使用胸腺肽、左旋咪唑等免疫增强药物。对眼弓形虫病和脑弓形虫病出现的脉络膜视网膜炎和脑水肿，可使用肾上腺皮质激素进行治疗。

八、预防

控制病猫，开展对易感人群的普查普治，特别是加强对孕妇的孕期感染监测。妊娠期妇女应做血清学检查，发现有近期感染时应及时治疗，以预防胎儿感染。妊娠初期感染本病者应做人工流产，中、后期感染者应予治疗。

开展卫生宣教，提高医务人员和群众对弓形虫病的认识。勿与病猫、犬等动物接触，尤其是孕妇，如果接触不可避免，应该至少避免清洁猫砂盒或戴上手套。园艺时也应戴上手套，以避免与土壤接触。做好食品卫生，不进食未熟食物，不玩弄病猫犬等动物，防止粪便污染食物。加强宣传教育，开展对易感者必要的血清学检测。给活动性感染者予必要处理，特别是育龄妇女和孕妇。防止血制品和器官移植传播本病。

第四节　黑　热　病

案例导入

【案例】

患者，男，60岁。因"发热半年，加重1周"来诊。患者1周前受凉后出现咽痛、流鼻涕、伴寒战、发热，体温波动于38～41℃，自服"感冒药"，症状无好转。患者自诉半年前曾出现发热伴乏力不适，半年内曾数次发热，热型不规则，患者消瘦，体重1个月内下降约8kg。查体：神志清，精神欠佳，全身皮肤可见色素沉着；腹平软，左下腹轻压痛，无反跳痛，肝肋下未触及，脾肋下可触及（甲乙线12cm，甲丙线15cm，丁戊线3cm）。血常规：白细胞计数$1.47×10^9$/L，中性粒细胞比例0.54，淋巴细胞比例0.34，单核细胞比例0.12，血红蛋白96g/L，血小板$66×10^9$/L。

【问题】

1. 本病例的初步诊断是什么？
2. 要明确诊断还需做哪些检查？

黑热病又称内脏利什曼病，是一种经白蛉传播的利什曼原虫感染引起的慢性地方性寄生虫病，临床上以长期不规则发热、肝脾及淋巴结肿大、贫血、进行性消瘦、全血细胞减少及血清球蛋白增高为特征。我国及其他亚洲、非洲国家和地区的黑热病主要由杜氏利什曼原虫感染引起。

一、病原学

黑热病的病原体为鞭毛纲动基体目锥体科利什曼原虫属，能够引起内脏利什曼病的主要是杜氏利什曼原虫，婴儿利什曼原虫和恰氏利什曼原虫。杜氏利什曼原虫的生活史中有前鞭毛体（promastigote）和无鞭毛体（amastigote）两个时期，前者主要寄生于宿主（人、犬等脊椎动物）的单核-巨噬细胞内，后者见于传播媒介体内和培养基内。杜氏利什曼原虫的前鞭毛体常见于白蛉体内，呈纺锤形，大小为（15～25）μm×（1.5～3.5）μm，前端较宽，有一游离鞭毛，后端则较尖细；在人体内的无鞭毛体通常称为利杜体，呈圆形或卵形，有两层包膜，大小为（2.9～5.7）μm×（1.8～4.0）μm。

当白蛉叮咬患者、病犬或其他哺乳动物宿主时，利杜体进入白蛉胃内，经2～3天转化为成熟的前鞭毛体，前鞭毛体以二分裂方式进行繁殖，约7天进入白蛉的口腔及喙部。当白蛉再次叮咬人或其他动物宿主时，前鞭毛体即可随唾液侵入宿主，大部分被单核-巨噬细胞吞噬，转化成无鞭毛体（利杜体）。利杜体在单核-巨噬细胞内不断分裂繁殖，虫体数量不断增多直至细胞破裂，逸出的利杜体又进入下一次循环（图6-3）。

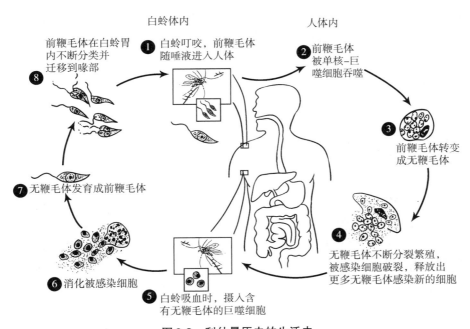

图6-3 利什曼原虫的生活史

二、流行病学

（一）传染源

患者、带虫者及病犬为主要传染源，少数野生动物如狼、狐、大沙鼠也可作为传染源。按照传染源特征可将利什曼病分为三种类型：①人源型，又称平原型，以患者及带虫者为主要传染源，主要流行于平原地区，患者以青少年为主；②犬源型，又称山丘型，以受感染的犬为主要传染源；③自然疫源型，又称荒漠型，野生动物为主要传染源。

（二）传播途径

主要经由白蛉叮咬传播，也可经口腔黏膜、破损皮肤、胎盘或输血传播。流行病学调查发现，在我国，黑热病的传播媒介主要有中华白蛉、长管白蛉、吴氏白蛉和亚历山大白蛉四种，其中中华白蛉分布广，是主要的传播媒介。

（三）易感人群

人群普遍易感，易感性随年龄增长而降低，10岁以下儿童为本病最易感的人群。外地新进入疫区的成年人也较易感染本病，免疫功能低下或接受免疫抑制剂者，如艾滋病患者、人类免疫缺陷病毒感染者、器官移植后使用免疫抑制剂者，也是新的需要关注的易感人群。病后可获得较持久的免疫力。

（四）流行特征

本病呈全球性分布，流行于亚洲、非洲、欧洲及美洲等地区，印度及地中海沿岸国家最为严重。黑热病曾流行于我国长江以北地区，中华人民共和国成立后，经有效防治，主要流行区（华北、华东）已基本消灭此病。但近些年来，陕西、山西、内蒙古等地有散发，新疆、甘肃、四川等地出现了明显的回升。本病高发于农村地区，男性较女性多见，因起病缓慢，发病无明显季节性。人源型以较大儿童及青壮年发病居多，主要见于平原地区；犬源型则主要累及10岁以下儿童，见于丘陵地区；自然疫源型在2岁以内的婴儿多见，高发于新疆、内蒙古。

三、发病机制和病理变化

当受感染的白蛉叮咬易感者时，利什曼原虫前鞭毛体随唾液进入人体，少部分被皮下组织的中性粒细胞破坏，大部分被单核-巨噬细胞吞噬并随血流至全身。在巨噬细胞内，前鞭毛体转变成无鞭毛体，大量分裂、繁殖，直至将巨噬细胞胀破，游离出的无鞭毛体又为其他巨噬细胞所吞噬，继续繁殖。如此反复，导致单核-巨噬细胞大量增生，形成肝、脾、淋巴结的肿大和骨髓增生。

基本病变为巨噬细胞及浆细胞增生，病变主要部位为脾、肝、骨髓及淋巴结。脾病变最显著，常显著增大，重量达4～5kg，巨噬细胞大量增生，内含大量利杜体，同时浆细胞也明显增多。脾内血管受压、静脉血行受阻而充血，晚期可见纤维及结缔组织增生。肝常轻至中度肿大，Kupffer细胞、肝窦内皮细胞内均含有大量利什曼原虫利杜体，肝细胞萎缩、脂肪变性，晚期可因纤维组织增生而发生肝硬化。淋巴结呈轻、中度肿大，可见大量含有原虫的巨噬细胞。骨髓明显增生，脂肪减少，呈暗红色，可见大量含有虫体的巨噬细胞，浆细胞显著增多，但晚幼与分叶核粒细胞明显减少，血小板形成明显减少。各类血细胞的减少也与脾功能亢进有关，导致粒细胞减少与贫血。

四、临床表现

潜伏期一般为3～6个月，最短仅10天左右，最长的达9年之久。

（一）典型临床表现

1. 发热　起病缓慢，95%以上的患者有发热，多为不规则热，1/3～1/2典型患者呈午后和傍晚发热的双峰热型，体温最高可达41℃。发热常持续3～5周后自行缓解，间隔2～3周体温复升，迁延数月，患者可伴有畏寒、盗汗、食欲下降、乏力等全身中毒症状，但多数全身中毒症状不明显，可照常生活。

2. 肝、脾及淋巴结肿大　脾大最早出现，呈进行性增大，发热持续2周后即可触及，早期质地柔软、边缘光滑，无触痛，半年后可平脐或达脐下，年余可达盆腔，晚期质地变硬，如有脾内梗死或出血，可伴有左上腹疼痛和压痛。肝常轻至中度肿大，通常晚于脾大出现，一般肋缘下1～2cm，超过肋缘下5cm者罕见，无触痛，个别患者可有肝损伤表现。全身淋巴结也呈轻、中度肿大。

3. 贫血及营养不良　多见于病程晚期，患者精神萎靡、心悸、气促、面色苍白、头发稀少而无光泽、皮肤粗糙、颜色加深，在手、前额和腹中线处皮肤有色素沉着。

一般起病1个月左右可出现持续数日至数周的缓解期，此时症状缓解、脾缩小、血常规好转。病程愈长，缓解期愈短，终至症状持续而无缓解。

（二）特殊临床类型

1. 皮肤型黑热病　多见于印度、苏丹。我国多见于平原型，患者多有黑热病史，亦可发生于黑热病病程中，仅少数为原发患者。皮损为结节、丘疹和红斑，偶见褪色斑，表面光滑，结节可连成片，通常不破溃，很少自愈，结节内可查到无鞭毛体。皮损可见于身体任何部位，面部、颈部较多见。患者一般状况好，能够正常工作及生活。

2. 淋巴结型黑热病　国内外均较少见，患者通常无黑热病病史。临床表现为局部淋巴结肿大，以腹股沟淋巴结多见，位置表浅，大小不一，无压痛、无红肿，一般状况良好，淋巴结活检可见利杜体。

五、实验室检查

（一）血常规

全血细胞减少，血红蛋白下降，其中白细胞减少最为明显，白细胞计数一般为（1.5～3.0）×10^9/L，重症者常少于1×10^9/L，主要为中性粒细胞减少，嗜酸性粒细胞亦有减少。淋巴结型黑热病患者血常规多正常，可见嗜酸性粒细胞增多。

（二）病原学检查

1. 涂片检查　可选择患者脾、肝、骨髓和淋巴结等巨噬细胞丰富的组织脏器进行穿刺涂片，检查利杜体。骨髓穿刺涂片镜检最为常用，骨髓涂片阳性率为80%～90%；脾脏穿刺组织涂片阳性率最高，为90%～99%，但有一定风险而较少采用；淋巴结穿刺涂片阳性率最低，为46%～87%，但操作简单安全；外周血厚涂片阳性率约60%。

2. 培养法　如涂片检查阴性，不能排除利什曼原虫感染，可能因原虫量少而使涂片检查阴性，此时应将穿刺物用Novy-MacNeal-Nicolle（NNN）培养基做利什曼原虫培养，22～25℃培养7～10天，培养到活动的前鞭毛体即为阳性。

（三）免疫学检查

间接免疫荧光抗体试验（IFA）、酶联免疫吸附试验（ELISA）、间接血凝试验（IHA）等方法检测特异性抗体，敏感性及特异性均较高。也可用单克隆抗体抗原斑点试验及单克隆抗体斑点ELISA检测循环抗原。

六、诊断与鉴别诊断

（一）诊断依据

根据流行病学史、临床表现、实验室检查等综合分析，作出诊断。①流行病学史：有白蛉叮咬史或于白蛉活动季节（5—9月）在流行区居住或停留。②临床表现：起病缓慢，长期不规则发热，中毒症状轻，伴有肝、脾大、贫血、白细胞减少及血浆球蛋白显著升高。③实验室检查：患者骨髓涂片中找到病原体是确诊的依据，骨髓涂片阴性的临床疑似病例可进一步进行原虫培养或做脾穿刺检查。利什曼原虫核酸检测阳性或者利什曼原虫抗原检查阳性也可作为确诊的依据。

（二）鉴别诊断

应与其他发热、伴有脾大及白细胞减少的疾病鉴别，如白血病、伤寒、疟疾、斑疹伤寒、慢性血吸虫病、布鲁氏菌病、霍奇金病等。

七、治疗

（一）一般治疗

卧床休息，高蛋白、高维生素饮食。应注意口腔和皮肤卫生，防止继发细菌感染，积极治疗并发症。贫血应给予铁剂、叶酸，高热需对症处理。

（二）病原治疗

治疗首选五价锑剂即葡萄糖酸锑钠（商品名斯锑黑克），5价锑剂对杜氏利什曼原虫有很强的杀虫作用，疗效迅速，不良反应少（主要为消化道不适）。成人：0.6g，每日1次，肌内或静脉注射，连用6～10日；或总剂量90～130mg/kg（以50kg为限），分6～10次，每日1次。儿童：总剂量150～200mg/kg（以30kg为限，30kg以上按成人剂量），分6～10次，每日1次。对敏感性较差的虫株感染，可重复1～2个疗程，间隔10～14日。对全身情况较差者，可每周注射2次，疗程3周或更长。

不能耐受锑剂的患者，可选择非锑剂类药物，如米替福新、两性霉素B（amphotericin B，AmB）（或两性霉素B脂质体）或巴龙霉素。

米替福新是近年来合成的一种口服治疗内脏利什曼病的药物，疗效好且安全，目前认为口服米替福新可作为肌内注射葡萄糖酸锑钠的替代治疗。成人采用100～150mg/d口服，28天为1个疗程，近期治愈率为98%，对锑剂耐药者仍有效。

脂质体两性霉素B（AMBL）是美国FDA唯一批准用于黑热病的药物，其毒性较锑剂更低，但价格较贵。可使用1.0～1.5mg/（kg·d）的剂量持续给药21天，或者以3.0mg/（kg·d）的剂量持续给药10天。在免疫功能受损患者（如HIV阳性）中，可使用1.0～1.5mg/（kg·d）的剂量持续给药21天，由于存在复发风险，可能需要维持治疗或再诱导治疗。

巴龙毒素在印度及一些国家经过三期临床试验已批准用于治疗黑热病，成人按15mg/（kg·d），治疗21天为1个疗程，治疗效果与锑剂相似且安全便宜。

重症病例可序贯或联合用药。治疗期间密切观察疗效与药物不良反应。

（三）治愈标准

患者体温正常，症状消失，一般状况改善，增大的肝脾回缩，血常规恢复正常，实验室检查原虫消失，并每3个月复查一次，随访半年以上无复发。

八、预防

本病的预防应采取综合的预防措施。在流行区开展普查普治工作，根治患者、带菌者，对感染动物，如病犬，应及时捕杀并火化或深埋。在流行区白蛉活动季节应采取措施防蛉、灭蛉措施，如室内喷洒杀虫剂，防止滋生；使用纱门、纱窗、小孔径蚊帐或灭蛉药物处理过的药浸蚊帐防护，防止被白蛉叮咬。在黑热病流行区开展健康教育工作，动员群众少养或者不养犬，户外活动人员穿长衣长裤或在身体裸露部分涂抹驱避剂，以防白蛉叮咬。

本章小结

教学课件

执考知识点总结

本章涉及的2019版及2024版公共卫生执业助理医师资格考试考点对比见表6-2。

表6-2　2019版及2024版公共卫生执业助理医师资格考试考点对比

单元	细目	知识点	2024版	2019版
原虫感染性疾病	疟疾	（1）疟原虫的生活史	—	√
		（2）典型临床表现	√	√
		（3）诊断依据	√	√
		（4）主要预防措施	√	√
	阿米巴病	—		
	弓形虫病	—		
	黑热病	—		

拓展练习及参考答案

（霍江华）

第七章 蠕虫感染性疾病

学 习 目 标

素质目标： 具备传染病防治相关的伦理和法律意识，遵循相关的规范和标准；具有团结合作的素养，共同积极防控传染病；能保护传染病患者隐私，不歧视传染病患者。

知识目标： 掌握日本血吸虫病、并殖吸虫病、华支睾吸虫病、广州管圆线虫病、丝虫病、钩虫病、蛔虫病、蛲虫病、旋毛虫病、肠绦虫病等常见蠕虫感染性疾病的流行病学、临床表现、诊断依据、治疗原则及预防措施；熟悉常见蠕虫感染性疾病的定义、病原学、实验室检查、并发症及鉴别诊断；了解常见蠕虫感染性疾病的发病机制及病理变化。

能力目标： 具备科学诊断常见蠕虫感染性疾病的能力；能够完成蠕虫感染性疾病疫情暴发的调查和处置；能够采取正确措施，防止蠕虫感染性疾病的扩散并治疗病患。

核心知识拆解

第一节 日本血吸虫病

案例导入

【案例】

患者，男，20岁，大学生。主诉发热、腹痛、腹泻10天，于9月21日入院。患者于1个半月前到其湖南农村的亲戚家度暑假，曾多次到附近湖中戏水摸鱼，当时曾于其手足及身体其他部位出现红色疹子，奇痒，未予处理，数天后消退。10天前，患者出现发热，体温在37.5～39.0℃，并出现上腹部轻度疼痛及腹泻，腹泻开始为稀水便，后为黏液脓血便，每天4次左右。伴食欲缺乏、乏力等。患病来患者体重有所减轻。查体：体温39.6℃，脉搏84次/分，呼吸22次/分，血压105/70mmHg，发育可，神志清，浅表淋巴结未触及肿大；心肺未见异常；腹部稍膨胀，肝于肋缘下1cm、剑突下3cm可触及，质软，有压痛，脾未触及；脊柱、四肢及神经系统检查未见异常。血常规：白细胞$12.5×10^9$/L，中性粒细胞占45%，淋巴细胞占25%，嗜酸性粒细胞占30%。粪检：呈稀糊状，镜检发现侧面具小刺状物的虫卵。尿检未见无异常。

【问题】

1. 患者诊断是什么？请列出诊断依据。

2. 如何预防该病？

血吸虫病（schistosomiasis）是由血吸虫寄生于人体而导致的疾病。该病在全世界分布广泛，波及非洲、亚洲、南美和中东等地区的近80个国家。目前公认有日本血吸虫、曼氏血吸虫、埃及血吸虫、间插血吸虫、湄公血吸虫五种血吸虫能寄生于人体。

日本血吸虫病（schistosomiasisjaponica）是由于日本血吸虫寄生于门静脉系统而引起的传染病。人或哺乳动物皮肤接触含尾蚴的疫水为主要感染途径，虫卵沉积于肠道和肝脏等组织引起的虫卵肉芽肿为其主要的病理改变。该病急性期主要表现为发热、腹痛、腹泻或脓血便，肝大与压痛等，血中嗜酸性粒细胞显著增多；慢性期主要表现为肝脾大或慢性腹泻；晚期则由于静脉周围纤维化病可形成肝硬化，出现门静脉高压、巨脾与腹水等表现。日本血吸虫病属乙类传染病，需严格管理。

一、病原学

日本血吸虫雌雄异体，雌雄成合抱寄生于宿主的门静脉系统，存活时间一般为4～5年，长者可达10～20年。成虫在血管内交配产卵，一条雌虫每天可产1000个左右的卵，大部分虫卵沉积于宿主肝及肠壁内，少部分虫卵从肠壁穿破血管进入肠腔，随粪便排至体外。随粪便排出的虫卵如果进入水，在25～30℃的适宜温度下孵出毛蚴，毛蚴可主动侵入中间宿主钉螺体内，经过母胞蚴和子胞蚴两代无性繁殖发育，7～8周后即有尾蚴不断从钉螺体内逸出。尾蚴从钉螺体内逸出后，随水流在水面漂浮游动。当人、畜接触含尾蚴的疫水时，尾蚴则可快速在通过皮肤或黏膜侵入，然后随血液循环流经肺而到达肝脏。在肝内经30天左右发育为成虫，又逆血流沿门静脉系统移行至肠系膜下静脉中产卵，完成其生活史。人是日本血吸虫终末宿主，钉螺是必需的唯一中间宿主。在自然界尚有牛、猪、犬、羊、马、犬、猫、兔、鼠、猴、狐等41种哺乳动物可以作为日本血吸虫的保虫宿主。

二、流行病学

（一）传染源

日本血吸虫病是人兽共患病，传染源是患者和保虫宿主。传染源根据流行地区不同而有所差异，在水网地区患者是主要传染源，在湖沼地区除患者外，感染的牛与猪也是重要传染源，而在山丘地区则鼠类等野生动物也是本病的传染源。其中，患者和感染的牛在流行病学上是重要的传染源。

（二）传播途径

接触疫水是该病主要的传播途径。造成传播必须具备3个条件。

1. 粪便直接入水　血吸虫病患者的粪便可多方式污染水源，如河、湖旁的厕所，在河边、池塘边洗刷马桶，用新鲜粪便施肥等。感染的动物随地排粪便亦可污染水源。

2. 水中钉螺滋生　钉螺是日本血吸虫必需的唯一中间宿主，有感染性钉螺的区域才有可能引起该病的流行。钉螺在土质肥沃、杂草丛生、潮湿的环境中容易滋生，钉螺感染毛蚴的阳性率以秋季为高。

3. 人、畜接触疫水　当水中存在感染血吸虫毛蚴的钉螺时，便成为疫水。本病感染方式可因生产生活（捕鱼、种田、割湖草、游泳、洗漱、洗衣服等）接触疫水而导致感染。饮用有尾蚴的生水也可自口腔黏膜侵入。

（三）易感人群

人群普遍易感。患者的年龄、性别职业分布均随接触疫水的机会而异，由于生产劳动接触疫水，以男性青壮年农民和渔民感染率最高，男性多于女性，夏秋季感染机会最多。发洪水时可能造成群体性急性感染而引起暴发流行。感染后可获得部分免疫力，儿童及非流行区人群如初次遭受大量毛蚴感染，易发生急性血吸虫病。

（四）流行特点

主要流行于中国，以及菲律宾、印度尼西亚、马来西亚等东南亚国家。在我国，血吸虫病为一种较古老的传染病，已存在2100年以上。我国血吸虫病流行区可依据地形、地貌、钉螺生态及流行特点分为湖沼、水网和山丘三种类型。其中以湖沼区疫情最为严重，如湖北、湖南、江西等省有着较多的湖泊沼泽，钉螺分布面积最广。我国血吸虫主要分布在长江流域及以南的江苏、浙江、安徽、江西、湖北、湖南、广东、广西、福建、四川、云南及上海12个省、自治区、直辖市。

我国经过60多年对血吸虫病的大规模综合防治，血吸虫病流行范围大幅度缩小。截至2015年底，全国共有453个血吸虫病流行县（市、区），总人口2.52亿人。上海、浙江福建、广东、广西5省（市）已达到传播阻断标准，其余7省已达到传播控制标准。

三、发病机制与病理解剖

（一）发病机制

血吸虫在尾蚴、幼虫、成虫、虫卵不同的发育阶段都可引起宿主的免疫反应。①尾蚴穿过皮肤时可引起局部速发与迟发型变态反应。②幼虫的体表抗原决定簇在移行过程中逐渐向宿主抗原转化，逃避了宿主的免疫攻击，因此不引起严重组织损伤或炎症。③成虫表膜具抗原性，可刺激宿主产生抗体，发挥一定的保护作用，成虫的分泌物和代谢产物作为循环抗原，可与相应的抗体形成免疫复合物，随血液循环或沉积于器官引起免疫复合物病变。④虫卵壳上的微孔能释放可溶性虫卵抗原，致敏T淋巴细胞，释放多种淋巴因子，促使大量巨噬细胞、单核细胞和嗜酸性粒细胞等聚集于虫卵周围，形成虫卵肉芽肿（又称虫卵结节）。虫卵肉芽肿是导致宿主发生免疫反应和病理变化的主要原因，在其中可检测出高浓度可溶性虫卵抗原，虫卵周围可见嗜酸性辐射状的抗原与抗体免疫复合物，称为何博礼现象（Hoeppli phenomenon）。导致宿主肝纤维化是在血吸虫卵肉芽肿基础上产生的，虫卵形成的可溶性抗原及巨噬细胞、T淋巴细胞产生的成纤维细胞刺激因子可促使成纤维细胞增殖与胶原合成，血吸虫性纤维化胶原类型主要是Ⅰ、Ⅱ型，晚期血吸虫病肝内胶原则以Ⅰ型为主。急性血吸虫病患者血清中检出循环免疫复合物与嗜异抗体的阳性率很高，可见急性血吸虫病是体液与细胞免疫反应的混合表现；慢性与晚期血吸虫病的免疫病理变化被认为属于迟发型变态反应，近年来认为与细胞因子紊乱也明显有关。

人体感染血吸虫后可获得部分免疫力，人体再感染时对幼虫有一定杀伤力，但对原发感染的成虫没有杀伤作用。这种原发感染继续存在而对再感染获得一定免疫力的现象称为"伴随免疫"。因此，血吸虫能逃避宿主的免疫效应，出现免疫逃逸现象，其机制很复杂，如血吸虫表面可覆盖有宿主抗原作为伪装，从而逃避机体免疫的攻击可以长期寄生。

（二）病理改变

自尾蚴钻入宿主皮肤到发育为成虫产卵的每个阶段均可造成人体损害，其中虫卵肉芽肿是本病的基本病理改变。①尾蚴侵入皮肤时其头腺分泌的溶组织酶和其死亡后的崩解产物可引起局部组织水肿，毛细血管扩张、充血，中性粒细胞和单核细胞浸润，出现红色丘疹，称"尾蚴性皮炎"，持续1～3天可消退。②幼虫随血流经右心到达肺，部分可穿破肺毛细血管引起组织点状出血及白细胞浸润，严重时可发生"出血性肺炎"。③成虫及其代谢产物仅产生局部轻微静脉内膜炎、轻度贫血、嗜酸性粒细胞增多，虫体死后可引起轻微的血管壁坏死和肝内门静脉分支栓塞性脉管炎，一般不造成严重病理损害。④虫卵可引起形成典型的虫卵肉芽肿和纤维化病变。

日本血吸虫主要寄生于宿主结肠静脉内，虫卵沉积于肠壁黏膜下层，并可随门静脉血流至肝内，故病变以肝与结肠最显著。

1. 结肠 病变以直肠、乙状结肠、降结肠为著，横结肠、阑尾次之。早期为黏膜充血水肿、片状出血、浅表溃疡等。慢性者由于纤维组织增生及肠壁增厚可出现肠息肉和结肠狭窄，导致肠系膜增厚、缩短，淋巴结肿大与网膜缠结成团，可发生肠梗阻。虫卵沉积于阑尾易诱发阑尾炎。

2. 肝脏 早期肝脏充血肿胀，表面可见黄褐色粟粒样虫卵结节。晚期由于虫卵结节形成纤维组织，在肝内门静脉周围出现广泛的纤维化，形成典型的干线状纤维化，即在肝切面可见以不同角度插入肝内的白色纤维素。由于血液循环障碍，导致肝细胞萎缩，肝表面出现大小不等的结节而凹凸不平。由于门静脉管壁增厚、细支阻塞而引起门静脉高压，致使腹壁、食管、胃底静脉曲张。

3. 脾脏 早期轻度充血、水肿，晚期肝硬化引起门静脉高压、脾淤血、组织增生及纤维化、血栓形成，使脾脏进行性增大而出现巨脾，继发脾功能亢进。

4. 异位损害 指虫卵和/或成虫寄生在门静脉系统之外的器官病变，以肺、脑较多见。肺部病变主要为间质性虫卵肉芽肿伴周围肺泡炎性浸润。脑部病变以顶叶与颞叶的虫卵肉芽肿为主，多发生在感染后6个月至1年内。

四、临床表现

由于感染的程度、时间、免疫状态、治疗是否及时等不同，血吸虫病的临床表现复杂多样，轻重不一。我国现将血吸虫病分为以下四型。

（一）急性血吸虫病

患者常有明确疫水接触史，多发生于夏秋季，以7—9月为常见，常为初次重度感染。潜伏期长短不一，80%患者为30～60天，平均40天，一般来说感染重则潜伏期短，感染轻则潜伏期长。男性青壮年与儿童居多。起病急，病程一般不超过6个月，杀虫治疗后可迅速痊愈，如不治疗，则可发展为慢性甚或晚期血吸虫病。其主要临床表现如下。

1. 尾蚴性皮炎 多数患者会出现。表现为于接触疫水后数小时出现粟粒至黄豆大小的丘疹，有痒感，无疼痛，一般于数小时至2～3天内消退。

2. 发热 患者均有发热，为急性血吸虫病主要症状。热度及热程与感染程度有关，轻症者发热数天，普通者2～3周，重症者可迁延数月。热型多以弛张热和间歇型多见，体温早晚波动较大，重症者可表现为稽留热。发热前一般少有寒战，高热时可伴有烦躁不安等全身中毒症状，退热后自觉症状良好。重症者一般不会自行退热，可有相对缓脉，若治疗不及时可以很快出现消瘦、贫血、营养不良、恶病质，甚至导致死亡。

3. 消化系统症状 发热期间常可伴有食欲缺乏及腹部不适、轻微腹痛、呕吐、腹泻等症状。腹泻开始为稀水便，继而出现脓血、黏液，每天3～5次。危重患者可出现明显腹胀、腹水及腹膜刺激征。经治疗退热后6～8周，这些症状可显著改善或消失。

4. 肝脾大 90%以上患者出现肝大，尤以左叶明显，伴有压痛。半数患者轻度脾大。

5. 其他表现 变态反应除皮炎外还可出现荨麻疹、血管神经性水肿、淋巴结肿大、出血性紫癜、支气管哮喘等。半数以上患者出现咳嗽、胸痛，重者出现咳血痰、胸闷、气促等。重症患者可出现神志淡漠、心肌受损、重度贫血、消瘦及恶病质等，可能迅速发展为肝硬化。

（二）慢性血吸虫病

急性期治疗未愈、未经治疗自行退热，或反复轻度感染而获得部分免疫力者，病程半年以上，称慢性血吸虫病。病程长者可达10～20年或更长。在流行区，绝大多数的患者为慢性血吸虫病。临床表现以隐匿型间质性肝炎或慢性血吸虫性结肠炎为主。

1. 无症状型轻度感染者　大多无症状，仅粪便检查中发现虫卵，或体检时发现肝大，B超检查肝脏可呈网络样改变。

2. 有症状型　主要为血吸虫性肉芽肿肝病和/或结肠炎。常见表现为慢性腹泻，脓血黏液便，时轻时重，时发时愈，病程迁延可引起体力下降、消瘦、贫血、肠梗阻等。重者可有内分泌紊乱，女性月经紊乱、不孕等。常有肝脾大，早期以肝大为主，尤以左叶为甚。下腹部可触及包块，系增厚的结肠系膜、大网膜和肿大的淋巴结，因虫卵沉积引起的纤维化粘连缠结所致。

（三）晚期血吸虫病

大量或反复感染者，未经积极治疗，对肝脏持续损害，发展成肝硬化，出现相应的临床表现和并发症，即为晚期血吸虫病。病程多在5～15年及以上。根据主要临床表现，可分为以下4型，同一患者可具有2～3型的表现。

1. 巨脾型　占晚期血吸虫病的绝大多数。表现为脾进行性增大，下缘可达盆腔，表面光滑，质硬，可有压痛，常伴有脾功能亢进。肝脏逐渐缩小，质硬，可并发上消化道出血及腹水。

2. 腹水型　是严重肝硬化的重要标志，可为部分血吸虫患者首先出现的表现。腹水量常常进行性增多，可引起呼吸及进食困难，腹壁静脉曲张，可伴有下肢高度水肿。患者多因上消化道出血、肝衰竭、肝性脑病或继发感染导致死亡。

3. 结肠肉芽肿型　以结肠病变为主，表现为经常腹痛及腹泻、便秘交替出现，有时水样便、血便、黏液脓血便，有时出现腹胀、肠梗阻。左下腹常可触及压痛性肿块。病程常在3～6年及以上。该型易癌变。

4. 侏儒型　极少见。患者除有慢性或晚期血吸虫病的其他表现外，尚有身材矮小，生长发育低于同龄人，性器官与第二性征发育不良等，但不影响智力发育。该型主要是因为幼年慢性反复感染引起各内分泌腺功能不全，尤其是腺垂体和性腺功能不全而引起。

（四）异位血吸虫病

血吸虫虫卵肉芽肿引起门静脉系统以外的器官或组织损害，称为异位血吸虫病或异位损害。异位损害常发生在肺部、脑部。另外，胃、胆囊、肾、睾丸、子宫、心包、甲状腺等其他部位也可发生血吸虫病，出现相应症状，但很罕见。

1. 肺型血吸虫病　为虫卵沉积导致肺间质病变而引起。表现为胸部隐痛及轻度咳嗽、少量咳痰，极少引起咯血。肺部体征也不明显，有时可闻及干、湿啰音。呼吸道表现较轻，常被全身症状所掩盖。

2. 脑型血吸虫病　可分为急性与慢性两型。急性型可出现头痛、脑膜刺激征、意识障碍、瘫痪、抽搐和锥体束征等类似脑膜脑炎的表现。脑脊液嗜酸性粒细胞可增高或有蛋白质与白细胞轻度增多。慢性型的主要症状为癫痫发作，尤以局限性癫痫为多见。

五、实验室及其他检查

（一）血常规

外周血嗜酸性粒细胞显著增多为急性血吸虫病的主要特点，白细胞计数常在$10×10^9$/L以上，嗜酸性粒细胞比例可占20%～40%，甚至高达90%以上。慢性血吸虫病嗜酸性粒细胞比例也增高，但一般不超过20%。晚期血吸虫病因脾功能亢进出现全血细胞减少。

（二）病原学检查

1. 粪便检查 粪便中查到血吸虫虫卵或孵化出毛蚴是确诊的直接依据。一般急性期检出率较高，慢性和晚期阳性率较低。做此项检查需留取患者全部粪便并及时送检。

2. 直肠黏膜活检 用直肠或乙状结肠镜取病变处米粒大小黏膜，置光镜下压片检查有无虫卵，有诊断价值。由于不能区别是近期虫卵还是远期变性虫卵，故不能作为判断疗效的指标。

（三）免疫学检查

免疫学检查采血微量，操作简便，而且敏感性与特异性较高。但由于患者血清中抗体在治愈后持续时间很长，不能区分既往感染与现症患者，并有假阳性、假阴性等缺点。常用方法有以下几种。①环卵沉淀试验：成熟虫卵与患者血清中特异性抗体结合后形成特异性沉淀物，当环卵沉淀率大于3%～5%时，即为阳性反应。②间接红细胞凝集试验：将虫卵抗原吸附于红细胞表面，与患者血清相遇后发生红细胞凝集现象。③酶联免疫吸附试验：检测患者血清中特异性抗体，但不能作为现症感染的依据。

（四）肝功能检查

急性血吸虫病血清球蛋白显著增高，ALT、AST轻度升高。慢性血吸虫病肝功能大多正常。晚期血吸虫病血清白蛋白明显降低、球蛋白增高，白、球蛋白比值下降或倒置。

（五）肝影像学检查

1. B超检查 可判断肝纤维化的程度。可见肝、脾体积改变，门静脉血管增粗呈网织改变。

2. CT扫描 晚期血吸虫病患者肝包膜与肝内门静脉区常有钙化现象，可显示肝包膜增厚、钙化等改变。重度肝纤维化可表现为龟背样改变。

六、并发症

（一）上消化道出血

晚期患者重要并发症，发生率为10%左右。由于食管下段及胃底冠状静脉曲张，多因机械损伤、用力过度等而诱发。出血量较大，表现为呕血和黑便。

（二）肝性脑病

晚期患者在肝硬化腹水的基础上，由大出血、大量放腹水、过度利尿等原因诱发。

（三）肠道并发症

严重结肠病变导致肠腔狭窄，可并发不完全性肠梗阻，以乙状结肠与直肠为多。血吸虫结肠肉芽肿可并发结肠癌。

（四）感染

由于门静脉高压、低蛋白血症、免疫功能减退等原因，易并发病毒性肝炎、伤寒、自发性腹膜炎、沙门菌感染、阑尾炎等继发感染。

七、诊断与鉴别诊断

（一）诊断

1. 流行病史 有血吸虫疫水接触史是诊断的必要条件，应仔细追问。

2. 临床特点 具有急性或慢性、晚期血吸虫病的症状和体征，如发热、皮炎、荨麻疹及腹痛、腹泻、肝脾大等。

3. 实验室检查 粪便检出活卵或孵出毛蚴即可确诊。轻型患者因排出虫卵较少及间歇出现，需反复多次检查。晚期血吸虫患者由于肠壁纤维化，虫卵不易排出，故阳性率低。免疫学方法特异性敏感性较高，血液循环抗原检测阳性均提示体内有活的成虫寄生。其他血清免疫学检查阳性均表示患者感染过血吸虫，但应注意假阳性与假阴性的可能。

（二）鉴别诊断

急性血吸虫病需与伤寒、阿米巴肝脓肿、钩端螺旋体病、粟粒型结核等鉴别。慢性血吸虫病应与病毒性肝炎、慢性痢疾、炎症性结肠病及肠结核等鉴别。晚期血吸虫病应与其他原因导致的肝硬化、原发性肝癌、疟疾等鉴别。病原学检查、免疫学检查及血常规中嗜酸性粒细胞显著增多等有重要鉴别价值。

八、预后

预后与感染程度、病程长短、年龄、有无并发症、异位损害及治疗是否及时彻底等明显相关。一般来说，急性血吸虫病经及时有效的治疗后多可痊愈。慢性早期血吸虫病治疗后症状可明显改善，体力有所改善。晚期血吸虫病预后较差。

九、治疗

（一）病原治疗

吡喹酮具有疗效好、毒性小、给药方便、疗程短、对血吸虫各个发育阶段均有杀虫效果等优点，是目前用于治疗该病最有效的药物。可用于各型各期血吸虫病的治疗，用法如下。①急性血吸虫病：总量按120mg/kg（体重超过60kg者仍按60kg计）计算，6天分次服，前2天须服总量的50%。②慢性血吸虫病：成人及体重超过30kg的儿童总量计算方法同前，低于30kg的儿童总量可按70mg/kg计算，2天内分4～6次服。③晚期血吸虫病：如患者处于肝功能代偿期，一般情况较好者总量可按40～60mg/kg计算，2天分次服。年老、体弱、有其他并发症者总量可按60mg/kg计算，3天内分次服；感染严重者总量可按90mg/kg计算，6天内分次服。

吡喹酮可有轻度腹痛与恶心，偶有食欲缺乏、呕吐等轻微消化道反应；头晕、头痛、乏力等神经肌肉反应。少数患者可有可见胸闷、心悸、黄疸等，出现期前收缩，偶有室上性心动过速、房颤等，心电图可见短暂的T波改变、ST段压低等。不良反应一般于用药后0.5～1小时出现，常无须处理，数小时内消失。

（二）对症治疗

1. 急性期血吸虫病　高热、中毒症状重者可给予补液、保证水和电解质平衡，加强营养及全身支持疗法。合并伤寒、痢疾、败血症、脑膜炎者均应先抗感染，后用吡喹酮治疗。

2. 慢性和晚期血吸虫病　除一般治疗外，应积极防治并发症，加强营养，改善体质。巨脾、门静脉高压、上消化道大出血等患者可考虑适时手术治疗。有侏儒症时可短期、间歇、小剂量给予性激素和生长激素。

十、预防

（一）管理传染源

早发现、早报告、早诊断日本血吸虫病。尽早给予接触隔离，尤其是禁止随地排便。急性期患者应尽早就医，争取彻底治愈，防止转为慢性。在流行区对人、畜进行大规模的普查普治。

（二）切断传播途径

1. 消灭感染性钉螺　是预防该病的关键措施，常采用改变钉螺滋生环境的物理灭螺法（如土埋法等），结合化学灭螺法（如用氯硝柳胺等药物杀灭钉螺）。

2. 粪便无害化处理　粪便须经无害化处理，加强对人、畜粪便的管理，防止人粪、畜粪污染水源。①进行农村改厕、建设无害化厕所。②对家畜圈养，加强家畜粪便管理。③在渔船和水上运输工具上安装和使用粪便收集容器。④保证厕所和沼气池具备杀灭血吸虫虫卵的功能。⑤禁止在有钉螺地带放养牛、羊、猪等家畜。⑥禁止在疫区施用未经无害化处理的粪便。

3. 加强水源管理　井水、自来水及河水需经消毒后方可使用。

（三）保护易感人群

加强血吸虫病预防宣教，流行区严禁在疫水中游泳、戏水。接触疫水时应穿着防护衣裤和预防性服用蒿甲醚吡或青蒿琥酯。

第二节　广州管圆线虫病

案例导入

【案例】

患者，男，33岁。主诉头痛、发热1周，左肋部疼痛4小时。患者于1周前出现前额部胀痛，起初为间歇性，以后发展为持续性，且程度有所加剧，并出现持续性发热，自测体温波动在38～39℃。伴恶心及非喷射样呕吐，呕吐物为胃内容物。曾自服"感冒胶囊"，无明显效果。4小时前突然出现左肋部剧烈烧灼样痛，呈间歇性，轻微抚摸疼痛会加剧，每次持续约半小时可缓解。遂来就诊。患者于半月前有吃凉拌福寿螺史。查体：体温38.2℃，脉搏80次/分，呼吸19次/分，血压110/75mmHg，神志清，无皮疹及皮下结节，全身浅表淋巴结未触及肿大。心肺、腹部及脊柱检查未见异常。轻触左肋部皮肤即出现剧痛，感觉有所减退，颈强直（＋），Kernig征（＋），余神经系统检查未见明显异常。血常规：白细胞12.4×10⁹/L，嗜酸性粒细胞占18%。脑脊液外观稍混浊，压力205mmH₂O，白细胞210×10⁶/L，嗜酸性粒细胞占25%，蛋白0.58g/L。ELISA法检测血清广州管圆线虫特异性抗体（＋）。

【问题】

1. 患者诊断是什么？请列出诊断依据。
2. 如何治疗？

广州管圆线虫病（angiostrongyliasis cantonensis），又名嗜酸性粒细胞增多性脑脊髓膜炎，是一种我国较常见的人畜共患寄生虫病，属于蠕虫蚴移行症，病原体为广州管圆线虫幼虫或成虫早期（性未成熟）阶段。蠕虫蚴移行症（larvamigrans）是指一些动物寄生蠕虫的幼虫侵入人体并在组织中移行所致的疾病。在幼虫移行中侵犯组织产生炎症、肉芽肿等局部病变，可使宿主出现变态反应，表现为持久的嗜酸性粒细胞增多、发热、高球蛋白血症等。根据蠕虫蚴移行症病变部位及临床表现，一般可分为皮肤蠕虫蚴移行症和内脏蠕虫蚴移行症两大类，前者指蠕虫蚴经皮肤感染后长期在皮肤组织中移行，出现蜿蜒弯曲前进的匐行线状红色疹，故又称为匐行疹；后者指动物蠕虫经口感染，在小肠内孵出蠕虫蚴，侵入肺、肝、脑等脏器并在其中移行引起组织局部病变及全身表现。本病属于内脏蠕虫蚴移行症。

广州管圆线虫病主要为广州管圆线虫幼虫侵犯人体中枢神经系统，表现为脑膜炎和脑炎、脑脊髓膜炎和脊髓炎，可使人致残甚至致死。

一、病原学

引起内脏蠕虫蚴移行症的病原体主要有动物线虫、绦虫和吸虫三大类。广州管圆线虫属于动物线虫，成虫呈细长线状，头端钝圆，雄虫（11～26）mm×（0.21～0.53）mm，雌虫（17～45）mm×（0.30～0.66）mm。

广州管圆线虫生活史过程需要两个宿主，经历卵、幼虫、成虫3个发育阶段，其中幼虫又分为5期。成虫寄生于鼠（终宿主）的肺动脉内，产卵后虫卵进入肺毛细血管，孵出后为第1期幼虫，其穿破肺毛细血管进入肺泡，沿呼吸道上行到咽部，通过吞咽进入消化道，随宿主粪便排出体外。排出体外的第1期幼虫不耐干燥，但可在潮湿或有水的环境中存活3周，其可主动侵入或被吞入螺类或蛞蝓体内

（中间宿主），幼虫进入宿主肺及其他内脏肌肉等处，在25～26℃的适宜温度环境中经1周蜕皮变为第2期幼虫。第2期幼虫在2周后经第2次蜕皮发育成为第3期幼虫，即为感染期幼虫。鼠若吞食寄生有第3期幼虫的中间宿主及淡水虾、蛙、蟹等（转续宿主），或进食被幼虫污染的食物而受感染。第3期幼虫在鼠胃内脱鞘后进入肠壁小血管，随血流达各器官，但多数沿颈总动脉到达脑部，在脑组织经过两次蜕皮先后发育为第4期、第5期幼虫后从脑静脉系统通过右心而到肺动脉定居。第3期幼虫感染终宿主后需5周左右可发育为成虫，6～7周可在终宿主粪便检出第一期幼虫。

人也可以因生食或半生食含有第3期幼虫的中间宿主、转续宿主，或生吃被幼虫污染的食物、喝含幼虫的生水而感染。然而，人是非适宜宿主，因此在人体内幼虫通常只滞留在中枢神经系统，且停留在第4期幼虫或成虫早期（性未成熟）阶段，不在肺血管内完成其发育。有时幼虫也可出现在人体的眼前房、后房、视网膜等部位。

二、流行病学

（一）传染源

为广州管圆线虫终宿主，如啮齿类、犬类、猫类、食虫类等几十种哺乳动物，其中鼠类是主要的传染源。

（二）传播途径

主要为生吃或食用未被完全煮熟的含有感染期幼虫的淡水螺、蛞蝓等中间宿主，或者蛙、虾、蟹等转续宿主；生食被感染期幼虫污染的食物、饮用被感染期幼虫污染的生水。另外，携带感染期幼虫的动物可将感染期幼虫随着自身的黏液扩散在人类居住生活的环境中，通过皮肤接触而造成人类感染，食品行业人员也可能在处理螺、鱼、虾等食材时通过皮肤接触而感染。

（三）易感人群

人群普遍易感，成年人及儿童均有发病。

（四）流行特征

广州管圆线虫病主要分布于热带和亚热带地区，波及亚洲、非洲、美洲、大洋洲的30多个国家和地区。我国已有黑龙江、辽宁、北京、天津、江苏、浙江、福建、广东、云南9个省、直辖市报告了广州管圆线虫病。多数呈散在分布，但也有群体暴发流行。

三、发病机制与病理解剖

随着广州管圆线虫幼虫在人体内移行，能引起多个组织器官的损伤。其幼虫在体内移行通过肠壁、肝脏、肺、脑时可引起机械性损伤及炎症反应，虫体的有些分泌物及脱落物具毒性作用。最常见且严重的是侵犯中枢神经系统，引起嗜酸性粒细胞增多性脑炎和/或脑膜炎，以脑脊液中嗜酸性粒细胞显著升高为特征。病变主要发生在大脑、脑膜，亦可波及小脑、脑干和脊髓，脑神经和脊神经也可能受累。

病理改变主要发生在脑、脑干、小脑和脊髓等中枢神经系统，主要改变为充血、水肿、出血、脑组织损伤及肉芽肿性炎症反应。肉芽肿主要为虫蚴堵塞所侵入组织的小动脉而形成，其内有大量嗜酸性粒细胞及巨噬细胞、淋巴细胞、浆细胞浸润。

四、临床表现

潜伏期为1～25天，多为7～14天。

（一）神经系统表现

由于中枢神经系统的病变较明显，故神经系统表现是该病的主要临床表现，以急性脑膜脑炎、脊髓炎或神经根炎的表现为常见。头痛为较常见的症状，起初为间歇性，以后发展成持续性胀裂性，部位多在额部，其次为颞、枕部，也可同时多部位。可出现颈项强直等脑膜刺激征。部分患者出现头、躯干或四肢的感觉功能异常，表现为麻木、疼痛、烧灼感、针刺感等，可有痛觉过敏、暂时性的面部或肢体麻痹。还可出现不同程度的肢体瘫痪，病理反射阳性。可出现颅神经受损，以第Ⅱ、Ⅲ、Ⅳ、Ⅵ和Ⅶ对脑神经多见。病情凶险者可出现颅内高压、昏迷、抽搐等表现。

（二）其他表现

可出现发热、乏力等全身症状。侵犯肺部可出现咳嗽、咳痰等症状，肺X线检查可见阴影。侵犯消化系统可有腹痛、腹泻或便秘，部分患者可出现肝大。早期眼底检查多无异常，后期则可出现视盘水肿，视网膜静脉扩张。很少发现皮下游走性肿块。

五、实验室及其他检查

（一）一般检查

血常规检查白细胞计数可以轻度增高，嗜酸性粒细胞比例增高，常高于15%。脑脊液外观清亮或混浊，压力增高，白细胞计数升高，其中嗜酸性粒细胞比例增高，常高于10%，蛋白质正常或升高，糖和氯化物多在正常范围。

（二）病原学检查

可镜检患者的脑脊液发现广州管圆线虫的第四或第五期幼虫，但阳性率较低，为10%～44%。

（三）免疫学检查

用酶联免疫吸附试验及间接荧光抗体试验检测患者脑脊液及血清中广州管圆线虫蚴的可溶性抗原及特异性抗体，阳性可作为明确诊断的依据。抗原检测脑脊液的阳性率高于血清。用酶联免疫吸附试验（ELISA）检测患者血清中特异性抗体的敏感性及特异性均较高，是最常用于诊断本病的免疫学检查方法。

（四）影像学检查

头颅CT或MRI检查可发现脑组织中有斑片状改变，边界模糊，不整齐。胸部CT检查可见肺组织中小结节病灶，多散在分布于两肺的周边部，小结节周围呈磨砂玻璃样浸润性改变。

六、诊断与鉴别诊断

（一）诊断

1. 流行病学资料 有生吃或食用未被完全煮熟的螺、蛞蝓等中间宿主，或者蛙、虾、蟹等转续宿主及生食未洗净的食物或喝生水病史。

2. 临床表现 出现发热、剧烈头痛、感觉异常、脑膜刺激征等急性脑膜脑炎或脊髓炎或神经根炎的表现。

3. 实验室检查 脑脊液发现广州管圆线虫第四或第五期幼虫可明确诊断（但阳性率低）；脑脊液及血清免疫学检查抗体或抗原阳性；脑脊液压力升高，外观混浊或乳白色，其中嗜酸性粒细胞增多。

（二）鉴别诊断

本病需与其他病原体如病毒、细菌、结核分枝杆菌等引起的脑膜脑炎，以及脑囊尾蚴病、脑型并殖吸虫病、脑型裂头蚴病、脑型血吸虫病、脑型棘球蚴病、脑型颚口线虫病等寄生虫病相鉴别。病原学检查是鉴别的主要手段。

七、预后

早诊断、早治疗，绝大多数患者预后好。少数感染严重者，如果引起脑实质损害则预后较差，可留有后遗症甚至死亡。

八、治疗

（一）病原治疗

阿苯达唑（丙硫咪唑）对本病有良好疗效，成人每天20mg/kg（儿童患者酌情减少剂量），分2～3次服用，疗程15天，必要时隔2～4周后可重复治疗。治疗时应密切观察和及时处理可能发生的过敏性反应、颅内压增高等不良反应，与皮质类固醇联合应用可预防和明显减少不良反应。另外，也可试用伊维菌素等广谱抗寄生虫药物。

（二）一般治疗和对症治疗

患者应卧床休息，给予清淡、易消化、高维生素饮食，并多饮水，依病情适当给予输液，调整电解质及酸碱平衡，维持内环境稳定。严密观察病情变化，注意颅内高压的发生，及时静脉注射20%甘露醇，以降低颅内压、防止出现脑疝。头痛严重者可酌情给予镇静药；发热明显患者可给予物理降温或药物降温。酌情可给予间断、低流量吸氧。如眼部有虫体则应先进行眼部治疗再进行病原治疗。

九、预防

（一）管理传染源

广州管圆线虫的终宿主主要为啮齿动物尤其是鼠类，一旦发现有通过鼠类传播的情况，应积极灭鼠以控制传染源。加强对犬、猫等家畜的管理。

（二）切断传播途径，保护易感人群

加强卫生健康教育，增强群众的自我保护意识，不要吃生或半生的螺类及转续宿主蛙类、鱼、河虾、蟹等，不生吃未洗净的食物，不喝生水，生熟餐具分开。在生产生活中接触淡水螺及其滋生地时应加强个人防护，防止幼虫通过皮肤侵入体内。

第三节　并殖吸虫病

案例导入

【案例】

患者，男，31岁，农民。主诉咳嗽、咳痰、胸痛伴胸闷5月余，于10月12日入院。患者于5月前不明原因出现咳嗽，初为刺激性干咳，渐出现咳少量黏痰，在当地乡卫生院治疗，诊断为"感冒"，予以抗感染及对症治疗未见好转。以后出现痰中混有血丝，双侧胸痛伴胸闷等表现。于2个月前在当地县医院诊治，胸部X线检查发现右侧少量胸腔积液，诊断为"结核性胸膜炎"，经抗结核治疗未见明显好转。遂来我院就医。追问病史，患者曾于8个月前吃过醉蟹。查体：体温36.8℃，脉搏88次/分，呼吸20次/分，血压100/70mmHg，神志清，全身浅表淋巴结未触及肿大，皮肤黏膜无黄染、发绀及出血点，无皮下结节；咽无充血，扁桃体无肿大；气管居中，双侧呼吸运动对称，触觉语颤对等，双肺叩诊清音，右肺下部呼吸音减弱，可闻及少许湿啰音；心脏、腹部、脊柱、四肢及神经系统检查未见明显异常。血常规：白细胞13.2×10^9/L，中性粒细胞占43%，淋巴细胞占25%，嗜酸性粒细胞占32%。痰液检查：可查见夏科－莱登晶体，革兰染色及抗酸染色细菌检查（－），镜检可见并殖吸虫卵。CT检查提示右侧少量胸腔积液。

【问题】

1. 患者的诊断是什么？请列出诊断依据。
2. 如何治疗及预防该病？

并殖吸虫病（paragonimiasis）又称肺吸虫病，是并殖吸虫寄生于人体各脏器所致的一种人兽共患的慢性寄生虫病。由于虫种的种类、寄生部位、发育阶段和宿主反应的不同，临床表现差异较大，主要包括咳嗽、咳铁锈色痰、胸痛、荨麻疹、皮下结节或包块等。此外，尚有脑、脊髓、肝脏等部位受损的相应表现。

一、病原学

全球已发现并殖吸虫有50多种，分布于亚洲的达31种。我国已发现28种并殖吸虫，9种有致病性，

其中以卫氏并殖吸虫、四川并殖吸虫（斯氏狸殖吸虫）感染为主。根据成虫形态、生活史、生态学和致病力等可作类型鉴别。

（一）形态学

成虫为黄褐色，虫体富有肉质，雌雄同体，睾丸与卵巢并列，有口吸盘和腹吸盘各一个。卫氏并殖吸虫呈椭圆形，大小为（8.1～12.8）mm×（3.8～7.7）mm，皮棘为单生，腹吸盘位于虫体中横线之前。四川并殖吸虫呈前宽后窄狭长形，大小为（12.1～15.5）mm×（3.8～7.7）mm。皮棘为混生，腹吸盘位于虫体前1/3处，稍大于口吸盘。

虫卵为金黄色，呈卵圆形，卵壳较厚，大小为（80～118）μm×（48～60）μm，卵内有一个半透明的卵细胞和10～20个卵黄细胞及颗粒。囊蚴为乳白色，呈圆球形，直径为300～400μm，囊壁因虫种不同由1～3层组成。后尾蚴挤缩或折叠卷曲于囊内。

（二）生活史

各种并殖吸虫生活史基本相同，需两个中间宿主，但对中间宿主种类要求和在各宿主体内的适应性因虫种而异。

1. 在中间宿主体内发育与繁殖　并殖吸虫可在人或动物肺部寄生6～20年。虫卵随痰排出或吞入消化道由粪便排入水后，在适宜温度（25～30℃）下经15～20天发育，卵细胞孵出毛蚴并破卵盖而出，随后侵入第一中间宿主螺类体内。毛蚴在螺类体内经约12周，通过胞蚴、母雷蚴及子雷蚴的发育阶段及无性增殖发育为尾蚴，并从螺体内逸出。尾蚴遇第二中间宿主即可钻入体内。卫氏并殖吸虫第二中间宿主主要是华溪蟹属（如锯齿华溪蟹、长江华溪蟹）及蝲蛄等；四川并殖吸虫主要是锯齿华溪蟹、景洪锯溪蟹、云南近溪蟹、中国石蟹等。尾蚴在蟹或蝲蛄的胸肌、足肌、肝和腮等部位形成囊蚴（后尾蚴），囊蚴是并殖吸虫的感染期。

2. 在终末宿主体内寄生　终末宿主生食含囊蚴的蟹或蝲蛄后，囊蚴在十二指肠内经胆汁和消化液作用，于30～60分钟脱囊并穿过肠壁达腹腔，约经2周后可沿肝向上穿过膈肌到胸腔并侵入肺，在肺内移行至细支气管附近，逐渐破坏肺组织形成虫囊，在虫囊内发育为成虫。从囊蚴经口感染至成虫产卵需60～90天。

四川并殖吸虫主要寄生于哺乳动物（为保虫宿主），如果子狸、犬、猫等，人并非其适宜的终末宿主，一般不能发育成熟，多以童虫形式在体内移行，偶见成虫寄生于人肺。

二、流行病学

（一）传染源

患者及隐性感染者是主要传染源。因四川并殖吸虫一般不能在人体内发育为成虫，故病畜、病兽是其主要传染源。鼠类、野猪、兔等动物是并殖吸虫的不适宜宿主，其体内可携带童虫，称为转续宿主，也是重要的传染源。另外，虎、豹等因捕食体内带童虫的野猪、兔等转续宿主而被感染，也可是传染源。

（二）传播途径

生食或半生食含囊蚴的溪蟹或蝲蛄是人体主要的感染途径。也可因饮用含囊蚴的生水、食用含活囊蚴的转续宿主的肉而被感染。

（三）易感人群

普遍易感，流行区人群感染率约20%，其中隐性感染者占30%。儿童与青少年感染率较高。

（四）流行特征

在全世界均有流行，主要分布于中国、日本、菲律宾、美国、加拿大、墨西哥、巴西、喀麦隆等亚洲、美洲和非洲国家。我国江苏、浙江、福建、广东、广西、江西、贵州、河南、湖北、湖南、四川、吉林、辽宁、黑龙江、陕西、安徽、甘肃、山东、台湾、山西、云南及上海等24个省、自治区、直辖市均有病例报道。以夏秋季感染为主，喜食醉蟹的地区四季均可发病。

三、发病机制与病理解剖

成虫、童虫游走及虫卵均可造成机械性损伤，虫体代谢产物等抗原物质可引起机体的免疫病理反应。

（一）童虫引起的病变

虫体可分泌酸性、碱性物质引起机体免疫反应，破坏组织。尾蚴穿过肠黏膜、肠壁浆膜及腹膜可引起局部炎症与出血，导致纤维素性炎症和组织粘连，并出现内含大量嗜酸性粒细胞的混浊或血性积液。童虫穿过膈肌游动于胸腔，引起胸膜炎或胸腔积液；进入肺可产生窦道，形成囊肿。四川并殖吸虫童虫常在寄生部位形成嗜酸性肉芽肿，极少入肺形成囊肿，而以游走性皮下包块与渗出性胸膜炎较为多见，也可有肝脏、脊髓等损害。

（二）成虫引起的病变

卫氏并殖吸虫常固定于肺，或沿疏松组织游走，病变波及多个脏器。虫体进入颅内侵犯脑组织，产生相互沟通的囊肿，其周围因纤维包膜形成和神经胶质细胞增生形成结节状肿块，多侵犯脑基底结、内囊和视丘，也可侵犯侧脑室引起偏瘫或脑疝。成虫的基本病变可分为脓肿期、囊肿期、纤维瘢痕期三期，三期病变可并存。

（三）虫卵引起的病变

虫卵存在于囊肿间的隧道内及成虫穿行经过的各种组织中，引起组织反应轻微，属于机械性或异物刺激型肉芽肿反应。

四、临床表现

潜伏期多为3～6个月，可短至数日，长达10年以上。多起病缓慢，临床表现复杂多样。大量感染者可表现为急性并殖吸虫病。

（一）急性并殖吸虫病

因大量感染引起，起病急骤。初期表现为腹痛、腹泻、稀便或黏液脓血便等，稍后出现胸痛、胸闷、气促咳嗽等症状。全身症状明显，如食欲缺乏，低热，少数为弛张热，反复出现荨麻疹。

（二）慢性并殖吸虫病

早期症状多不明显，发现时已为慢性期。卫氏并殖吸虫病表现以咳嗽、胸痛、咯血等呼吸道症状为主，可侵犯脑及脊髓、肝脏、皮下而出现相应症状；四川并殖吸虫病表现则以游走性皮下结节为主，侵犯肝脏、心包、眼、脊髓也可出现相应症状。按被侵及的主要器官可分为下列几型。

1. 胸肺型 最常见，主要由卫氏并殖吸虫感染所致。病初表现为干咳，继之咳嗽加剧，痰量逐渐增多，痰中可混少量血丝，或为铁锈色或烂桃样血痰。痰中可查见虫卵及夏科－莱登晶体。累及胸膜可引起渗出性胸膜炎、胸腔积液、胸膜增厚粘连。

2. 腹型 约占30%，多见于感染早期。表现为全腹或右下腹隐痛，每日2～4次黄色或淡黄色稀便样腹泻，伴恶心、呕吐等症状。侵犯肝脏可导致嗜酸性肝脓肿，出现肝功能受损表现。体检时在腹部偶可触及结节及包块。

3. 皮肤型 主要为皮下结节或包块。可在腹部、胸部、腰背及四肢的皮下深层肌肉内触及直径1～6cm的结节或包块，有触痛或痒感，活检可见童虫。四川并殖吸虫病皮肤型占50%～80%，游走性为主要特点；卫氏并殖吸虫病皮肤型占10%，一般不游走。

4. 脑脊髓型 多见于儿童患者，又分为脑型及脊髓型。脑型常有颅内占位病变表现，颅内压增高，出现反复癫痫发作、瘫痪、失语、偏盲、视幻觉、肢体感觉异常等症状，四川并殖吸虫病可表现为蛛网膜下隙出血。脊髓型可有下肢麻木或刺痛、瘫痪，大小便失禁等。

5. 其他类型 如可出现阴囊肿块，局部轻微疼痛，肿块内可检出虫卵或成虫。

五、实验室及其他检查

（一）一般检查

急性患者外周血白细胞计数增多，嗜酸性粒细胞比例可高达30%～40%。痰液中可见夏科－莱登晶体。脑脊液、胸腔积液、腹水及痰中嗜酸性粒细胞也可增高，亦可见夏科－莱登晶体。红细胞沉降率明显加快。

（二）病原学检查

1. 痰液 卫氏并殖吸虫病患者清晨痰涂片或经10%氢氧化钾溶液消化浓集后，镜检可见并殖吸虫虫卵。

2. 粪便 15%～40%患者粪便中可查见并殖吸虫虫卵。

3. 体液 脑脊液等各种体液可查见并殖吸虫虫卵。

4. 组织活检 皮下结节或包块病理检查可见并殖吸虫虫卵、童虫或成虫。四川并殖吸虫引起的皮下包块可见典型的嗜酸性肉芽肿。

（三）免疫学检查

对于早期或轻度感染的亚临床型及异位损害病例可根据特异性免疫学方法诊断，常用方法如下。①皮内试验：简便易行，阳性率可达95%，常用于现场流行病学调查，但与华支睾吸虫、血吸虫等吸虫有部分交叉反应。②后尾蚴膜试验：阳性率较高，特异性较强，具有早期诊断价值，但与其他吸虫亦有部分交叉反应。③ELISA检测：阳性率达95%以上，特异性较强，可作为诊断参考。④免疫印迹试验：具有高度特异性及敏感性，可以开展应用。

（四）影像学检查

胸肺型者X线胸片早期可见中下肺野大小不等、边缘不清的类圆形浸润影，后期可见囊肿及胸腔积液，可伴胸膜粘连或增厚，有重要的参考价值。CT或MRI检查可显示胸膜、肺、腹部、脑、脊髓等部位病变及阻塞病变部位等。

六、诊断与鉴别诊断

（一）诊断

1. 流行病学资料 生活在或进入流行区的人员，有生食或半生食溪蟹、蝲蛄或饮用河溪、湖溏生水史等。

2. 临床表现 表现为腹泻、腹痛，咳嗽、咳铁锈色痰、胸腔积液，或有皮下结节或包块。

3. 实验室检查 在痰、粪及体液中可查到并殖吸虫卵，或皮下结节查到虫体是确诊的依据。血清学、免疫学及影像学检查有相应的改变，具有辅助诊断意义。

（二）鉴别诊断

胸肺型应与肺结核鉴别，后者低热、盗汗等症状常较明显；结核菌素试验阳性；胸片显示病变多位于上肺，可见空洞；痰抗酸杆菌检查等有助于鉴别。脑型要与颅内肿瘤及原发性癫痫相鉴别，脑型有并殖吸虫感染史、发热、肺部病变、痰虫卵阳性、脑脊液嗜酸性粒细胞增多、免疫学检查阳性等特点均以资鉴别。腹型要与肝脓肿、病毒性肝炎鉴别，并殖吸虫病患者血嗜酸性粒细胞显著升高、肝炎病毒标志物阴性及驱虫治疗后病情可迅速缓解等有助于诊断。

七、预后

一般病例预后较好，脑型可致残或死于脑疝。四川并殖吸虫病侵犯脑组织较卫氏并殖吸虫病轻，较易恢复，后遗症少，预后较好。

八、治疗

（一）病原治疗

常用药物如下。①吡喹酮：首选药物，具有良疗效好、不良反应少而轻、疗程短、服用方便等优点，每天剂量25～30mg/kg，分3次服，疗程为2～3天。脑型患者完成1个疗程后，间隔1周，应再重复1个疗程。②三氯苯哒唑：每天剂量5mg/kg，顿服，疗程3天。疗效与吡喹酮相似，不良反应亦轻微。③硫氯酚：成人剂量每天3g，儿童剂量每天50mg/kg，分3次口服，连续服10～15天，或间日服用（20～30天为1个疗程），脑脊髓型常需2～3个疗程。可因虫体杀死后释放大量异体蛋白而出现赫氏反应，应立即停用，并给予肾上腺皮质激素等对症治疗。不良反应为腹泻、恶心、呕吐等，孕妇慎用。

（二）对症治疗

颅内高压者使用脱水剂；咳嗽、胸痛者酌情给予镇咳、镇痛药；癫痫发作可给予苯妥英钠或地西泮等治疗。

（三）外科治疗

脑脊髓型出现压迫症状，经积极内科治疗无效者可考虑手术治疗；皮下包块可手术切除；胸膜粘连明显时可行胸膜剥离术等。

九、预防

（一）管理传染源

彻底治疗患者、隐性感染者及患病的家畜；加强管理动物传染源，捕杀保虫宿主及转续宿主的动物；不用生溪蟹、生蝲蛄喂猫和犬等。

（二）切断传播途径

加强水水源、粪便管理。不随地吐痰、排便；不在河、溪边建厕所；禁止用粪便喂鱼、蟹等。

（三）保护易感人群

流行区人群及到深山密林、荒野地区等自然疫源地的人群，要警惕患此病。应积极开展卫生宣教工作，改变不良饮食习惯，不食生的或半生的溪蟹、蝲蛄等，做到生、熟食的餐具分开，不饮用生河溪、湖溏生水。

第四节　华支睾吸虫病

案例导入

【案例】

患者，男，27岁，公司职员。主诉腹胀、腹痛、食欲缺乏2个月。患者于2个月前饮少量啤酒后出现腹胀不适及右上腹轻度疼痛，伴食欲缺乏、乏力、腹泻等表现，腹泻每天4～5次，为黄色稀软便。曾自服"健胃消食片、保和丸"等中成药，症状可稍有好转。以后上述症状时轻时重，近几天患者自觉腹痛加重，消瘦，体重减轻3kg，遂来就诊。患者平素喜食生河鱼片，很少喝酒。查体：体温37℃，脉搏72次/分，呼吸18次/分，血压95/65mmHg，神志清，全身浅表淋巴结未触及肿大，皮肤黏膜无黄染，无皮下结节；咽无充血，扁桃体无肿大；心肺检查无明显异常。腹部稍膨隆，肝区有压痛，肝于肋缘下未触及，剑突下4cm可触及，质软，有触痛；脊柱、四肢及神经系统检查未见明显异常。血常规：红细胞数$4.3×10^{12}$/L，血红蛋白125g/L，白细胞计数$18.3×10^9$/L，中性粒细胞占48%，淋巴细胞占28%，嗜酸性粒细胞占24%。肝功能：ALT 112U/L，AST 68U/L，ALP 165U/L。B超检查：肝脏增大，肝实质回声普遍粗糙，肝内胆管轻度扩张，肝区未见占位性病变，腹腔未见积液。粪便集卵法检查：经三次检查查到华支睾吸虫卵。

【问题】

1. 患者诊断是什么？请列出诊断依据。
2. 根据该病的流行病学特点制定预防方案。

华支睾吸虫病（clonorchiasis sinensis）俗称肝吸虫病，是由华支睾吸虫寄生在人体肝内胆管引起的寄生虫病。主要由于进食未煮熟含有华支睾吸虫囊蚴的淡水鱼、虾而感染。其主要临床表现为精神不振、上腹隐痛、腹泻、肝大等，严重者可发生胆管炎、胆石症及肝硬化等，感染严重的儿童常引起营养不良和发育障碍。

一、病原学

成虫外形狭长而扁平，前端较窄，后端钝圆，形似葵花籽仁，大小为（10～25）mm×（3～5）mm，有口、腹两个吸盘。雌雄同体，雄性生殖器官有一对分支状睾丸，前后排列在虫体后1/3处；雌性生殖器官有一个分叶状的卵巢，位于睾丸之前。其虫卵大小为（27.3～35.1）μm×（11.7～19.5）μm，形似灯泡状，是寄生人体最小的蠕虫卵，卵前端的卵盖周缘隆起呈肩峰状，后端有一逗点状突起，卵壳厚，内含发育基本成熟的毛蚴。

成虫寄生于人或哺乳动物（如猫、犬、鼠等）肝胆管内，可移居较大胆管或胆总管。成虫产出的虫卵沿胆道进入肠道，随粪便排出体外。虫卵入水后被第一中间宿主（淡水螺，如纹沼螺、赤豆螺等）吞食，在螺消化道内孵出毛蚴，经胞蚴、雷蚴的无性增殖阶段发育成大量尾蚴。成熟的尾蚴自螺体逸出，在水中侵入第二中间宿主（淡水鱼、虾）体内，经30～40天发育为囊蚴。终宿主（人或哺乳动物）因食入未煮熟的含有活囊蚴的淡水鱼、虾而感染，在终宿主的胃肠内经消化液的作用下，幼虫在十二指肠内脱囊逸出，经胆道或穿过肠壁经腹腔进入肝脏，在肝内的中、小胆管内发育为成虫。从感染囊蚴到成虫成熟产卵约需1个月，成虫在人体内的寿命可长达2～30年。

二、流行病学

（一）传染源

感染华支睾吸虫的人及猫、犬、鼠、猪等哺乳动物为主要传染源。

（二）传播途径

多由于人或哺乳动物生食或半生食含有华支睾吸虫活囊蚴的淡水鱼、虾而感染。也可因食用烤烧、炒、煎小型鱼类不熟而感染。此外，也有用切生鱼肉的刀及砧板切熟食，用盛生鱼的器皿盛熟食，甚至饮用囊蚴污染的生水而受染。

（三）易感人群

人群普遍易感。感染率与居民的生活习惯、饮食卫生及嗜好有关，无年龄、性别、种族的区别。

（四）流行特征

本病主要分布于中国、朝鲜半岛、日本、越南等东亚和东南亚地区，其中约85%病例在我国。我国除青海、宁夏、新疆、内蒙古等尚无病例报道，已有27个省、自治区、直辖市有本病的发生或流行，其中以广东、广西最为严重，与当地人喜食鱼生及生鱼粥有关。根据2005年全国人体重要寄生虫病现状调查报道，我国华支睾吸虫流行区平均感染率为2.40%，推算流行区感染人数为12.49万人。其中广东感染率最高，可达16.4%。

三、发病机制与病理解剖

（一）发病机制

本病发病与虫体的机械性阻塞及宿主的年龄、营养、抵抗力以及其他疾病的并存等有关。华支睾吸虫主要寄生在人肝内中、小胆管，虫数一般为十条至数百条。成虫以胆管的上皮细胞为食并且吸血，以及虫体及代谢产物的刺激，导致胆管的局部损害和黏膜脱落，引起局部胆管的炎症、继发性细菌感染。感染较重者，虫数可超过数千条，使肝内胆管及其分支充满虫体和虫卵，引起胆管阻塞、胆汁淤积等病变。

（二）病理

主要病变部位在肝内中、小胆管。轻度感染或早期可无明显病理变化，感染较重时胆管出现扩张，管壁可增厚，胆管周围淋巴细胞浸润及纤维组织增生。感染严重时，管腔内充满虫体导致胆汁淤积。可继发细菌性胆管炎、胆囊炎及胆结石等。可能由于肝左叶胆管较平直，易于童虫侵入，故肝左叶病变较明显。本病一般不引起肝硬化，但是慢性重复感染严重者，肝细胞可发生变性坏死，可导致肝硬化。

四、临床表现

潜伏期一般1～2个月，多缓慢起病。

轻度感染者多无明显症状，仅少数出现在进食后上腹部饱胀不适、食欲缺乏或有轻度腹痛等表现。

普通感染者常有不同程度腹部不适、食欲缺乏、肝区隐痛及腹痛、腹泻等，伴乏力。24%～96%的患者出现肝大，表面不平，有压痛和叩击痛，以左叶明显。部分患者可出现贫血、营养不良和水肿等全身症状。感染较重者可伴有头晕、失眠、精神不振、记忆力减退等神经衰弱症状，常伴有心悸、疲乏等，个别患者可而出现梗阻性黄疸。

严重感染者常可呈急性起病，潜伏期短。患者在1个月内出现寒战、高热，多为弛张热。伴有食欲缺乏、厌油腻食物，有轻度黄疸，肝大伴压痛，少数可见脾大。一般于数周后急性症状消失而进入慢性期，表现为疲乏、消化不良等。

慢性重复感染严重者可发展为肝硬化，出现黄疸及腹壁静脉曲张、脾大、腹水等门静脉高压表现。儿童严重感染者可引起营养不良及生长发育不良，甚至导致侏儒症。

五、实验室及其他检查

（一）血常规

白细胞计数及嗜酸性粒细胞轻、中度增加，嗜酸性粒细胞常在10%～40%。可有轻度贫血。

（二）肝功能检查

多为肝功能轻度损害。转移酶轻度至中度升高，黄疸少见。严重感染者及出现肝、胆并发症者，γ-谷氨酰基转移酶、碱性磷酸酶可升高。

（三）虫卵检查

粪便和十二指肠引流胆汁检查发现虫卵是确诊本病的直接依据。因虫卵较小，直接粪便镜检阳性率较低，临床多用集卵法检查，应至少每天检查1次，连续3天。十二指肠引流胆汁发现虫卵机会多于粪检，对粪检阴性的疑似患者可采用，但操作较为困难。

（四）免疫学检查

常用的方法有成虫纯C抗原皮内试验、间接细胞凝集试验、酶联免疫吸附试验。因不能排除既往感染，存在假阳，不应仅根据抗体阳性诊断为现症感染，主要用于感染程度较轻者及流行病学调查。

（五）其他检查

超声检查、CT和磁共振可显示肝内中、小胆管多处扩张，胆管内有虫体及胆管炎症表现。影像学改变常缺乏特异性，故不作为确诊的依据。

六、并发症

急性胆管炎和胆囊炎为最常见的并发症。虫卵、死亡的虫体、脱落的胆管上皮细胞可作为结石的核心而引起胆石症。成虫可阻塞胰管而引起胰腺炎，少数患者伴有糖尿病。长期成虫寄生可诱发肝癌及胆管癌。

七、诊断与鉴别诊断

（一）诊断

1. 流行病学资料 居住或到过流行区，有生食或食未煮熟淡水鱼、虾史。

2. 临床表现 有食欲缺乏及腹胀、腹泻等消化道症状，以及头晕、失眠等神经衰弱的症状，并伴有肝大或胆囊胆管炎、胆石症等其他肝胆系统表现。

3. 实验室检查 确诊有赖于粪便或十二指肠引流液中找到虫卵。间接细胞凝集试验、酶联免疫吸附试验等免疫学检查可辅助诊断。

（二）鉴别诊断

1. 异形吸虫病 由异形吸虫或横川后殖吸虫等引起，也是通过生食或半生食的淡水鱼而感染，虫卵与华支睾吸虫卵极相似，可通过粪检虫卵鉴别。临床上，当反复驱虫治疗后，虫卵仍不转阴时，可考虑进行十二指肠液引流检查，如未获得虫卵，应考虑异形吸虫感染。

2. 病毒性肝炎、肝炎后肝硬化 一般消化道症状及肝功能损害明显，病毒性肝炎血清标志物阳性，粪检找不到华支睾吸虫卵可鉴别。

3. 胆囊炎、胆石症 应与华支睾吸虫所引起的胆囊炎、胆石症相鉴别，但胆石症合并细菌感染导致的胆囊炎的感染中毒症状多较明显。粪便检查虫卵是最重要的鉴别手段。

4. 单纯性消化不良 常用进食后胃部不适、轻度腹泻等表现，但多无肝大、影像学检查无异常、粪中无虫卵，以资鉴别。

八、预后

轻症患者经过治疗，预后良好。合并病毒性肝炎者，可加重肝炎的症状、延长病程，肝功能不易恢复正常。重度感染和病程较长的重症患者、出现肝硬化、腹水或伴有病毒性肝炎时，治疗比较困难，但经驱虫治疗后，一般情况和肝脏病变也可有所间接细胞凝集试验、酶联免疫吸附试验好转。

九、治疗

（一）病原治疗

1. 吡喹酮　是治疗本病的首选药物，具有疗效好、疗程短、使用方便、吸收代谢快、不良反应轻而短暂等优势。常用治疗剂量为每次20mg/kg，每天3次，连服2～3天。虫卵阴转率几乎达100%。但当大量杀灭胆管内虫体时，有引起胆绞痛或慢性胆囊炎急性发作的可能。

2. 阿苯达唑　又名肠虫清。常用治疗剂量为每天10～20mg/kg，分2次服，7天为1个疗程。虫卵阴转率可达95%以上。

（二）一般治疗和对症治疗

对重症感染并伴有肝硬化及明显营养不良的患者，应先给予支持治疗，加强营养、保护肝脏、纠正贫血等，待全身情况好转时再予以驱虫治疗。若并发胆囊炎、胆石症或胆道梗阻者，可手术治疗，若继发细菌感染者，应同时加用抗生素，术后应继续给予病原治疗。

十、预防

（一）管理传染源

对流行区的人、畜开展流行病学调查，及时发现粪便虫卵阳性者并进行驱虫治疗，必要时可捕杀病畜，以控制或消灭传染源。

（二）切断传播途径

加强人、畜粪便管理，不使用未经处理的新鲜粪便施肥，不在鱼塘上或河旁建厕所，不随地排便，禁止用粪便喂鱼、吓。加强水源的保护及管理，防止虫卵污染水源。

（三）保护易感人群

积极开展卫生宣教工作，改变不良饮食习惯，不食生的或未熟透的淡水鱼、虾，做到生、熟食的餐具分开。这些是预防该病既有效又简单的方法。

第五节 丝 虫 病

案例导入

【案例】

患者，女，43岁，农民。主诉右下肢肿痛1年余，加重2个月，排乳白色尿1周。患者于1年多前无明显原因出现右小腿肿胀伴疼痛，按压肿胀部位可出现凹陷，活动后肿胀加重，抬高右下肢有所缓解。未引起患者重视。此后右下肢肿胀反复出现并逐渐加重，2月前患者发现右下腿明显较左侧粗，肿胀明显且皮肤变得粗糙，抬高右下肢后肿胀不缓解。1周前患者发现其尿液为乳白色，遂来就诊。患者家住农村，旁边有小水沟，周围蚊子较多，经常被蚊子叮咬。月经史无异常。查体：体温36.5℃，脉搏76次/分，呼吸19次/分，血压110/80mmHg，神志清，皮肤黏膜无黄染及发绀，无皮疹及皮下结节，腹股沟可触及数个肿大淋巴结；心肺、腹部及脊柱检查未见异常；右下肢较左下肢粗，尤以膝关节以下明显，右小腿明显肿胀，呈非凹陷性，局部皮肤增厚粗糙，皮皱加深；神经系统检查未见异常。血常规：红细胞$4.6×10^{12}$/L，血红蛋白95g/L，白细胞$15.8×10^9$/L，嗜酸性粒细胞占27%。周围血厚血片法可查见丝虫微丝蚴。

【问题】

1. 患者诊断是什么？请列出诊断依据。
2. 如何预防该病？

丝虫病（flariasis）是由丝虫寄生于人体的淋巴组织、皮下组织或腹腔、胸腔等浆膜腔所引起的寄生虫病。目前，已知能寄生于人体的丝虫有八种，虫种不同寄生于人体的部位有所不同，我国以寄生于人体淋巴系统的班氏丝虫、马来丝虫为主。临床特征是早期主要为淋巴管炎与淋巴结炎，晚期为淋巴管阻塞及其产生的系列症状。

一、病原学

（一）成虫

班氏丝虫和马来丝虫成虫形态相似，呈乳白细长形，雌雄常缠绕在一起。班氏雄虫（28.2～42.0）mm×0.1mm，马来雌虫（80～100）mm×（0.24～0.30）mm，两种雄虫的结构相似，差别甚微。成虫估计可活10～15年。

（二）微丝蚴

丝虫为胎生，雌虫直接产微丝蚴。微丝蚴从宿主淋巴系统进入血液循环后，有明显的夜现周期性，即白天多藏匿于肺的微血管内，夜间进入周围血液循环。微丝蚴在人体内一般可存活2～3个月，长者可达数年。

（三）生活史

分为在人（终宿主）体内及在蚊虫（中间宿主）体内两个阶段。①在人体内：丝状蚴（感染期幼虫）经蚊虫叮咬侵入人体，部分幼虫移行达淋巴管或淋巴结，发育为成虫。班氏丝虫除了寄生在浅表淋巴系统外还寄生在下肢、阴囊、精索、腹股沟、腹腔等处的深部淋巴系统；马来丝虫多寄生于上、下肢浅表淋巴系统。发育成熟雌虫直接产微丝蚴，微丝蚴可从淋巴系统进入入血液循环。②在蚊体内：蚊虫叮咬血中含有微丝蚴的人时，微丝蚴随人血被吸入蚊胃内，微丝蚴脱鞘后，穿过胃壁经腹腔进入胸肌发育为寄生期幼虫，再经两次蜕皮，发育为丝状蚴。丝状蚴移行到蚊下唇，再通过叮咬人时侵入人体。

二、流行病学

（一）传染源

班氏丝虫只感染人，患者和无症状带虫者，即微丝蚴血症者为唯一传染源。马来丝虫除感染人外还可感染猴、猫等多种哺乳动物，故除过患者和无症状带虫者外，感染的动物亦可成为传染源。

（二）传播途径

通过蚊虫叮咬传播。班氏丝虫病以库蚊、按蚊传播，马来丝虫病以按蚊传播为主。

（三）易感人群

人群普遍易感。以20～25岁的感染率与发病率最高，1岁以下极少。感染丝虫后可产生低水平的免疫力，不能阻止再次感染。

（四）流行特征

丝虫病呈世界分布，尤其以班氏丝虫病分布广泛，流行于亚洲、非洲、大洋洲及美洲，马来丝虫病仅流行于亚洲。我国流行范围北至山东省乐陵市，南至海南省三亚市，西至四川省雅安市，东至沿海，遍及中南部的16个省、自治区、直辖市。我国曾是丝虫病发病率居世界第一位的国家，威胁几亿人的健康，通过40多年的努力防治，至1994年我国已达到基本消灭丝虫病的标准，2007年经世界卫生组织审核认可，中国成为全球第一个消除丝虫病的国家。

夏秋季节适于蚊虫繁殖及微丝蚴在蚊体内发育，故发病率以每年5—11月为高，具有家庭聚集性。

┌─ **知识拓展** ─

丝虫病

丝虫病是一种严重危害人类健康的寄生虫病，被世界卫生组织列为全球第二位致残性疾病。我国在丝虫病防治领域取得了令世界瞩目的成果，最著名的是我国科学家提出的"传播阈值理论"，即消除丝虫病并不是要把病原、蚊虫完全消灭，而是把病原控制到一个极低的临界水平，就足以阻断传播，这个临界水平就是"阈值"。我国专家本着"理论与实践结合，科研为防治服务"的精神，深入防治一线，实事求是，勇于创新。专家们分析了大量的数据后得出结论：当人群微丝蚴感染率约为1%时，丝虫病传播已无流行病学意义。根据这一结论，通过多年的努力，1994年，我国实现基本消灭丝虫病目标；2007年5月9日，经世界卫生组织审核认可：中国成为全球第一个消除丝虫病的国家。

三、发病机制与病理解剖

丝虫病的发病机制至今尚未完全清楚，但普遍认为免疫机制是主要原因。发病和病变主要是丝虫的成虫引起，感染期幼虫也起一定作用，微丝蚴的作用不大。成虫和感染期幼虫分泌及代谢产物引发的局部淋巴系统的组织反应与全身变态反应，导致周期性的丝虫热、淋巴结炎和淋巴管炎，后期则表现为淋巴管阻塞性病变及继发感染。

丝虫病的病理变化主要在淋巴管和淋巴结。急性期表现为渗出性炎症，淋巴结充血、淋巴管壁水肿，嗜酸性粒细胞浸润，纤维蛋白沉积。继之逐渐形成增生性肉芽肿，肉芽中心为变性的成虫和嗜酸性粒细胞，周以纤维组织和上皮样细胞围绕，病变严重者出现组织坏死、液化及大量嗜酸性粒细胞浸润形成嗜酸性脓肿。慢性期因淋巴管内皮细胞增生，内膜增厚及纤维化，管腔内有息肉或纤维栓子，导致闭塞性淋巴管内膜炎。淋巴管和淋巴结的阻塞导致淋巴管曲张和破裂，淋巴液侵入周围组织及器官持续刺激局部组织，使纤维组织大量增生，皮下组织增厚、变粗皱褶、变硬，形成象皮肿。由于局部血液循环障碍，易继发细菌感染，使象皮肿加重及恶化，甚至形成溃疡。

四、临床表现

潜伏期为4个月至1年不等，本病的临床表现轻重不一。无症状感染者约占半数。

（一）急性期

1. 淋巴结炎和淋巴管炎 好发于四肢，以下肢多见，可出现淋巴管炎伴有淋巴结炎，或单独淋巴结炎。临床表现为不定时周期性发作的腹股沟和腹部淋巴结肿大、疼痛，继之出现大腿内侧淋巴管由上向下蔓延形成离心性发展的红线，伴肿胀、疼痛，称"逆行性淋巴管炎"。

每月或数月发作一次，一般持续1～3天。当炎症波及皮内微细淋巴管时，局部皮肤出现弥漫性红肿，有灼热及压痛，类似丹毒，称"丹毒样性皮炎"，俗称"流火"，持续约1周消退。此外，尚有乏力、食欲缺乏、肌肉关节酸痛、四肢痛及头痛等全身症状。

2. 丝虫热 表现为周期性高热，可达40℃，伴畏寒、寒战，部分患者可仅有发热，一般于2～3天缓解。

3. 精囊炎、附睾炎、睾丸炎 主要见于班氏丝虫病。表现为一侧腹股沟疼痛，向下蔓延至阴囊，可向大腿内侧放射。睾丸及附睾肿大，有压痛；精索上可触及压痛明显的一个或多个结节，炎症消退后缩小变硬，反复发作后可逐渐增大。丝虫病一般很少引起不育。

4. 肺嗜酸性粒细胞浸润综合征 又称丝虫性嗜酸性粒细胞增多症。表现畏寒、发热、咳嗽、哮喘、淋巴结肿大等。肺部有游走性浸润灶，胸片可见肺纹理增粗和广泛粟粒样斑点状阴影，痰中有嗜酸性粒细胞和夏科-莱登晶体。外周血嗜酸性粒细胞增多，占白细胞计数20%～80%。血中有时可查到微丝蚴。

（二）慢性期

多为淋巴系统增生、阻塞所引起的症状，往往炎症与阻塞的症状交叉或同时出现。

1. 淋巴结肿大和淋巴管曲张 淋巴结肿大多发生于一侧或两侧腹股沟和股部，触诊似海绵状包囊，中央较硬；穿刺可抽出淋巴液，有时可找到微丝蚴。淋巴管曲张常见于精索、阴囊及大腿内侧，精索淋巴管曲张常相互粘连成索状，不易与精索静脉鉴别，且两者可并存。

2. 鞘膜腔积液　因淋巴管阻塞致淋巴液淤滞于鞘膜腔内所致，多见于班氏丝虫病。积液以草绿色多见，也可为乳白色，穿刺液可找到微丝蚴。积液多时可有重垂或下坠感，阴囊体积增大，皱褶消失，透光试验阳性。

3. 乳糜尿　为班氏丝虫病晚期的主要表现之一。系肠干淋巴管阻塞，从小肠吸收的乳糜液经侧支流入肾淋巴管，经肾乳头黏膜破损处流入肾盂导致。临床上常突然出现乳糜尿，部分患者出现乳糜尿前有发热及腰部、盆腔及腹股沟处疼痛表现。乳糜尿呈乳白色，混有血液时呈粉红色，静置可分三层：上层为脂肪；中层为较清的液体，混有小凝块；下层为粉红色沉淀物，含红细胞、淋巴细胞等，有时能找到微丝蚴。乳糜尿易凝固，故可堵塞尿道引起排尿困难，甚至出现肾绞痛。

4. 淋巴水肿与象皮肿　两者常同时存在且不易鉴别。可分为三度。①一度淋巴液肿：以凹陷性水肿为主，少许纤维化，抬高患肢能自然恢复。②二度淋巴液肿：以非凹陷性水肿为主，纤维化多，抬高患肢不能自然恢复。③三度淋巴液肿（象皮肿）：在二度的基础上肢体增粗、皮肤增厚、皮皱加深及出现疣状增生。象皮肿最多见于下肢，极少超过膝部，易继发细菌或真菌感染而发生小腿溃疡。

5. 其他表现　可引起乳房丝虫性结节及丝虫性心包炎等而出现相应的临床表现。

五、实验室及其他检查

（一）血常规

白细胞计数增高，常在（10～20）×10^9/L，嗜酸性粒细胞比例显著增高，可达20%以上。若继发细菌感染，中性粒细胞亦显著增高。

（二）病原学检查

1. 微丝蚴检查
（1）周围血检查微丝蚴：血液中找到微丝蚴是诊断早期丝虫病唯一可靠的方法，于22时至次晨2时采集标本阳性率最高。常用方法包括厚血片法、鲜血片法、离心浓集法、薄膜过滤法。
（2）体液检查微丝蚴：可在鞘膜积液、淋巴液、乳糜尿、乳糜腹水、乳糜胸腔积液、心包积液及骨髓等标本中检查微丝蚴。

2. 成虫检查　可对皮下结节、浅表淋巴结、附睾结节等处进行活组织检查，查找成虫，并观察相应的病理变化。

（三）免疫学检查

方法包括皮内试验、间接免疫荧光抗体检查、补体结合试验、酶联免疫吸附试验等。可与其他线虫有交叉反应，故特异性不高。

（四）分子生物学检查

DNA杂交试验及PCR等技术可用于丝虫病的诊断。

（五）淋巴管造影

可显示淋巴结实质缺损显影，输入淋巴管扩张，输出淋巴管狭小。

六、并发症

主要为继发细菌感染。表现畏寒、寒战、高热、毒血症症状等。

七、诊断与鉴别诊断

（一）诊断

有蚊虫叮咬史，且有典型的周期性发热、离心性淋巴管炎、淋巴结肿痛、乳糜尿、精索炎、象皮肿等症状和体征者，应考虑为丝虫病。若外周血中可找到微丝蚴即可确诊。对于疑似病例而血中找不到微丝蚴者，可试服乙胺嗪诊断性治疗，如在 2 ～ 14 天后出现淋巴系统反应和淋巴结结节者有助于丝虫病的诊断。

（二）鉴别诊断

丝虫性淋巴管炎及淋巴结炎应与细菌感染相鉴别。丝虫性附睾炎、鞘膜积液应与结核病相鉴别。丝虫病晚期出现的腹股沟肿块要与腹股沟疝相鉴别。淋巴象皮肿应与局部损伤、肿瘤压迫、手术切除淋巴组织后引起的象皮肿相鉴别。丝虫性乳糜尿需与结核、肿瘤等引起者鉴别。

八、预后

本病早期一般不危及生命，及时诊断，早期治疗，预后良好。晚期对患者的劳动力影响较大，若继发严重感染可危及生命，预后相对较差。

九、治疗

（一）病原治疗

1. 乙胺嗪 又名海群生，为首选药物，对微丝蚴及成虫均有杀灭作用。一般需在数年内多次反复治疗才能达到治愈。常用方法如下。①短程疗法：每日 1.0 ～ 1.5g，顿服或分 2 次服，3 ～ 5 天为 1 个疗程。只适用于马来丝虫病的大规模治疗，对重症感染者疗效较差。②中程疗法：每日 0.6g，分 3 次服，7 ～ 12 天为 1 个疗程。用 3 个疗程，每个疗程间隔 1 个月以上，对微丝蚴未转阴者则继续治疗直至转阴。本法适用于微丝蚴数量大的重感染者及班氏丝虫病。③长程疗法：每次 0.5g，每周 1 次，连服 7 周。④间歇疗法：每次 0.3g，每月 1 次，12 次为 1 个疗程。另外，在流行区可对全民服用乙胺嗪进行普治，目前多使用乙胺嗪药盐（乙胺嗪为 0.3%），每人服乙胺嗪的总剂量为 4.5 ～ 12.0g，疗程为 3 ～ 6 个月，可取得满意的预防效果。本药毒性较小，偶有食欲缺乏、恶心、呕吐、头晕、失眠等。成虫或微丝蚴死亡可引起变态反应，表现为寒战、高热、皮疹等，以马来丝虫病反应为重。

2. 呋喃嘧酮 对班氏丝虫与马来丝虫成虫和微丝蚴均有杀灭作用。方法为每日 20mg/kg，分 3 次口服，7 天为 1 个疗程。可作为乙胺嗪的补充药物使用。

3. 伊维菌素 对班氏丝虫及马来丝虫均有相当的疗效。方法为成人 100 ～ 200μg/kg，单剂或连续服用 2 天。本药不良反应明显较轻。

4. 多西环素　每天200mg，治疗8周可抑制班氏微丝蚴产生达14个月，可减少但不能清除成虫。

（二）对症治疗

淋巴水肿与象皮肿可采用电热烘绑及远红外线烘绑、微波透热等软化组织；肢体加压；口服不抗凝的香豆素每天400mg/d，连服1年；手术治疗等方法。乳糜尿者在发作期间应卧床休息，多饮水，少食脂肪类食物，反复发作者可试用20%碘化钠或1%～2%硝酸银进行肾盂内冲洗。鞘膜积液少于500ml者可注射硬化剂，较多者可施行睾丸鞘膜翻转术。淋巴管炎及淋巴结炎可服糖皮质激素抗炎治疗。继发感染者应抗感染治疗。

十、预防

（一）管理传染源

对微丝蚴血症者应积极给予治疗。在流行区进行群众性普查，可全民服用乙胺嗪药盐进行普治。

（二）切断传播途径

主要为防蚊灭蚊。做好环境卫生，减少蚊虫滋生，应用有效或高效杀蚊剂，加强个人防蚊措施。

（三）保护易感人群

通过服用乙胺嗪药盐普治进行药物预防。做好个人防蚊。

第六节　钩　虫　病

案例导入

【案例】

患者，女，37岁，四川省某地农民。主诉腹痛、食欲缺乏、消瘦1年，头晕、乏力半年。患者于1年前出现上腹部隐隐作痛、饱胀不适、食欲缺乏等表现，逐渐出现身体消瘦。未引起重视。半年前出现头晕、乏力，并逐渐加重，近2个月来自觉面色发白。1月半前在当地乡卫生院诊疗，诊断为"慢性胃炎"，治疗效果不佳遂来就诊。追问病史，患者为菜农，常用粪水施肥，1年前患者曾赤足下地浇菜。此后不久患者手足出现红色疹子，奇痒，后又出现咳嗽、咳痰、低热等表现。患者未予治疗，数天后自行好转。月经史无异常。查体：体温36.2℃，脉搏92次/分，呼吸22次/分，血压115/80mmHg，神志清，全身浅表淋巴结未触及肿大，皮肤微黄，黏膜苍白，无皮疹及皮下结节；心肺检查无明显异常；腹部平软，脐周有轻压痛，未触及肝、脾大，未触及包块；脊柱、四肢及神经系统检查未见明显异常。血常规：红细胞$2.6×10^{12}$/L，血红蛋白82g/L，白细胞$6.5×10^9$/L，嗜酸性粒细胞占15%。血清铁浓度4.8μmol/L。粪便饱和盐水漂浮法镜检可见钩虫卵，潜血试验（＋）。

【问题】

1. 患者诊断是什么？请列出诊断依据。

2. 如何预防该病？

钩虫病（ancylostomiasis）是由钩虫寄生人体小肠所致的疾病。临床主要表现为缺铁性贫血、肠功能紊乱、营养不良、乏力等。轻症者可无症状，仅可在粪便中发现虫卵。重者可导致心功能不全及发育障碍。

一、病原学

寄生于人体的钩虫主要有十二指肠钩口线虫（简称十二指肠钩虫）和美洲板口线虫（简称美洲钩虫）。虫体细长约1cm，头端向背面仰曲形成钩状，故名钩虫。雌虫较粗长，雄虫细短，尾部有交合伞。十二指肠钩虫雌虫每日可产卵1万～3万个，美洲钩虫0.5万～1.0万个。虫卵呈无色透明的椭圆形，内含数个细胞。虫卵随粪便排出，在温暖、潮湿的疏松土壤中经24～48小时发育为杆状蚴，再经5～7天发育为感染期丝状蚴，当接触人体皮肤、黏膜时，丝状蚴可侵入人体。侵入人体的丝状蚴可进入微血管随血流经右心至肺，进入肺泡，再沿支气管上行至咽部，大部分随吞咽进入消化道，在小肠内经3～4周发育为成虫。成虫附着于肠黏膜，寄生在小肠上段。成虫存活可长达5～7年，但大多数在1～2年内排出体外。

二、流行病学

（一）传染源

主要为钩虫病患者及钩虫感染者，因患者排出的虫卵数量较多，作为传染源的意义更大。

（二）传播途径

主要经皮肤直接接触而感染。使用未经无害化处理的新鲜粪便施肥而污染土壤和农作物，因此，农田成为重要的感染场所。亦可生食含丝状蚴的蔬菜、瓜果经口腔黏膜感染。若住宅附近地面被丝状蚴污染，也可引起儿童感染。

（三）易感人群

人群普遍易感。感染者多数为农民，其次为砖瓦厂及矿厂工人。儿童较少，男性高于女性。可重复感染。

（四）流行特征

钩虫病遍及全球，以热带和亚热带地区多见。感染区一般感染率为5%～30%，高度感染区感染率在达80%以上，估计全球钩虫感染者达10亿人。我国除黑龙江、青海、西藏、新疆、内蒙古等地外，其他地区均有流行，尤以四川、浙江、湖南、福建、广西、广东等较重。农村感染率明显高于城市。

三、发病机制与病理解剖

（一）皮肤损害

丝状蚴侵入皮肤数分钟至1小时后可引起的皮炎，表现为局部皮肤出现红色丘疹，1～2天出现水泡、充血、水肿等，以及细胞浸润等炎症反应。感染后24小时，大多数幼虫仍滞留在真皮层及皮下组织内，然后经淋巴管或微血管到达肺部。

（二）肺部病变

钩虫幼虫移行到肺及穿过肺部毛细血管进入肺泡时，可引起肺间质和肺泡点状出血和炎症。感染严重者可产生支气管肺炎。当幼虫沿支气管向上移行至咽部时，可引起支气管炎与哮喘。

（三）小肠病变

钩虫咬附于小肠黏膜绒毛上皮，以摄取黏膜上皮与血液为食，并分泌抗凝血物质。钩虫不断更换吸附部位，引起黏膜多处新旧伤口持续渗血，在小肠黏膜上产生散在的点状或斑点状出血，出血量远较钩虫吸血量为多。严重者黏膜下层可出现片状出血性瘀斑，甚至引起消化道大出血。

（四）贫血的形成与危害

慢性失血是钩虫病贫血的主要原因。长期小量失血可使体内铁质贮存不足，导致缺铁性贫血（低色素性小红细胞性）。贫血程度与感染的虫种、虫数、感染期的长短及体内铁贮存量、铁摄入量有关。长期严重缺铁性贫血可引起心肌脂肪变性、心脏扩大、长骨骨髓显著增生、脾骨髓化、食管与胃黏膜萎缩等病理改变。儿童严重感染可引起生长发育障碍。

四、临床表现

轻度感染大多数无临床症状，感染较重者可出现轻重不一的临床表现。

（一）幼虫引起的临床表现

主要是钩蚴性皮炎和呼吸道症状。①钩蚴性皮炎：俗称"粪毒""粪疙瘩"或"地痒疹"等，多发生于手指和足趾间、足背、下肢皮肤或臀部，出现红色点状、奇痒的疱丘疹，3～4天后炎症消退，7～10天后皮损可自行愈合。重复感染可再次发生，继发细菌感染可形成脓疱。②呼吸道症状：感染后1周左右大量钩蚴移行至肺部，患者可出现咳嗽、咳痰、痰中带血、阵发性哮喘等症状与低热，夜间较甚，查体可闻及干啰音或哮鸣音。症状多持续数天可自行缓解。

（二）成虫引起的临床表现

主要是消化道症状及慢性失血所致贫血的表现。

1. 消化道症状　多于感染后1～2个月出现上腹隐痛或不适、食欲缺乏、消化不良、腹泻、消瘦乏力等症状。严重者出现异嗜癖，偶可发生消化道出血，出现持续黑便。

2. 失血所致贫血　为钩虫对人体产生的严重危害。感染较重者常于3～5个月后逐渐出现进行性贫血，表现为头晕、目眩、耳鸣、乏力，劳动后心悸与气促等。患者脸色蜡黄，表情淡漠，重症贫血伴低蛋白血症者，可出现下肢水肿，甚至全身水肿及腹水。血压可偏低，心前区可闻及收缩期杂音，脉压增大等。可引起心脏扩大，心力衰竭。

孕妇患钩虫病，由于需铁量增加更易发生缺铁性贫血，易并发妊娠期高血压病，可导致流产、早产或死胎及新生儿病死率增高。

五、实验室及其他检查

（一）一般检查

血常规常示不同程度的小细胞低色素性贫血，白细胞计数多正常，但嗜酸性粒细胞比例增高，严重贫血患者嗜酸性粒细胞数常不增多。网织红细胞数量正常或稍高。血清铁浓度显著降低，常在 9μmol/L 以下。粪便潜血试验可呈阳性。

（二）骨髓象

呈造血旺盛象，红细胞系增生活跃，但发育受阻于幼红细胞阶段，以中幼红细胞为主。骨髓游离含铁血黄素与铁粒细胞减少或消失。当骨髓内贮铁耗尽，血清铁显著降低时，才出现周围血中血红蛋白明显减少。

（三）病原学检查

主要通过粪便查到钩虫卵。①直接涂片和饱和盐水漂浮法：可查到钩虫卵，因钩虫卵的比重低于饱和盐水，故盐水漂浮法可提高检出率。②虫卵计数：用 Stoll 稀释虫卵计数法和改良加藤（Kato-Katz）法测定钩虫感染度，以每克粪虫卵数（EPG）表示，EPG ≤ 3000 为轻度感染，3000 < EPG ≤ 10 000 为中度感染，EPG ≥ 10 000 为重度感染。③钩蚴培养法：将定量的粪便涂在滤纸上，然后置于含 20 ～ 30℃水的试管中培养 3 ～ 5 天，对孵出丝状蚴进行虫种鉴别和计数，因耗时较长，不能用于快速诊断，已很少应用。④淘虫法：在驱虫治疗后收集 24 ～ 48 小时内全部粪便，用水冲洗淘虫并按虫种计数，主要用于新药驱虫疗效评估。

（四）内镜及影像学物理检查

胃肠镜检查在十二指肠、盲肠等有时可见长为 1.0 ～ 1.5cm、粗为 0.05 ～ 0.10cm 的细长线条状活虫体，一端吸咬于肠黏膜，呈 C 形弯曲，游离部分可见蠕动。胃肠道钡餐 X 线检查有时可见十二指肠下段和空肠上段黏膜纹理紊乱增厚、蠕动增加，被激惹而呈节段性收缩现象等。幼虫引起肺部病变肺 X 线检查可见肺纹增粗或点片状浸润阴影，数天后自行消退。

六、诊断与鉴别诊断

（一）诊断

在流行区有接触史，出现钩蚴性皮炎、上腹隐痛、胃肠功能紊乱，以及不同程度贫血等临床表现，粪检有钩虫卵者即可确诊。

（二）鉴别诊断

钩虫病患者有上腹隐痛，尤其有黑便时应与十二指肠溃疡、慢性胃炎等相鉴别，粪便虫卵检查、胃肠钡餐与胃镜检查有助于鉴别诊断。钩虫病贫血需与其他原因引起的贫血相鉴别，凡是失血程度与粪便虫卵不相称时，应寻找其他原因。

七、预后

及时治疗者可获得满意疗效。

八、治疗

（一）钩蚴皮炎治疗

在感染后24小时内可用左旋咪唑涂肤剂或15%阿苯达唑软膏于局部皮肤涂抹，1天2～3次，重者连续2天。皮炎广泛者可按每天10～15mg/kg（分2次）口服阿苯达唑，连服3天，有止痒、消炎及杀死皮内钩虫、阻止或预防呼吸道症状发生的作用。

（二）驱虫治疗

国内外广泛使用的广谱驱肠道线虫的药物有阿苯达唑和甲苯达唑，但其驱虫作用较缓慢，用药3～4天后才排出钩虫。少数患者出现头晕、腹痛、恶心等不良反应，轻而短暂。

1. 阿苯达唑 剂量为400mg，每天1次，连服2～3天。

2. 甲苯达唑 剂量为200mg，每天1次，连续3天。2岁以上儿童同成人剂量相，1～2岁儿童剂量减半。感染较重者需多次反复治疗。

3. 复方甲苯达唑 每片含甲苯达唑100mg，盐酸左旋咪唑25mg。成人每天2片，连服2天。4岁以下儿童的剂量减半。孕妇忌用。治后15天复查，钩虫卵阴转率93%。

4. 复方阿苯达唑 每片含阿苯达唑67mg，噻嘧啶250mg。成人和7岁以上儿童2片，顿服，治疗后2周复查钩虫卵阴转率69.91%。

（三）对症治疗

补充铁剂纠正贫血。孕妇和婴幼儿钩虫病贫血严重者，给予小量输血，滴速要慢，以免发生心力衰竭与肺水肿。贫血严重者应予高蛋白、高维生素等营养丰富的饮食。

九、预防

（一）管理传染源

积极对钩虫病患者及钩虫感染者进行驱虫治疗，特别是群体性治疗能快速降低人群感染率，可有效控制钩虫病。

（二）切断传播途径

加强粪便管理是切断传播途径的重要手段。建造无害化厕所，勿随地大便，不用未经无害化处理的新鲜粪便施肥。

（三）保护易感人群

广泛宣传普及钩虫病防治知识，养成良好的卫生习惯，饭前便后洗手，不生吃或吃不洁净的瓜果、蔬菜，不饮生水，不赤手赤脚下田干活。这些是预防钩虫病最经济、有效的措施。

第七节 蛔 虫 病

案例导入

【案例】

患儿，女，10岁，小学生。以突发性哮喘为主诉就诊。其母讲述患儿多于白天出现呼吸短促、干咳，夜间哮喘加重，甚至出现端坐呼吸。患儿皮肤上有时出现发痒性荨麻疹。

2年前曾有过排蛔虫史。查体：体温正常，两肺均闻及哮鸣音。X线胸片见肺纹理增粗。血常规：嗜酸性粒细胞65%。痰液检查也发现有大量嗜酸性粒细胞。粪检中发现有某种寄生虫卵。

【问题】

1. 该患儿可能患有什么病？
2. 如确诊该病应如何治疗？

蛔虫病（ascariasis）是由蛔虫寄生于人体小肠或其他器官所引起的一组疾病。本病流行广泛，儿童发病率高。临床表现因寄生或侵入部位、感染程度不同而异，包括蛔蚴移行引起的过敏症状，肠蛔虫症、胆道蛔虫症、蛔虫性肠梗阻等。

一、病原学

蛔虫寄生于小肠上段，成虫形似蚯蚓，呈乳白色或淡红色，头尾两端较细。雄虫较小，长15～30cm，雌虫较大长20～35cm。每条雌虫每日产卵13～30万，随粪便排出。虫卵分为受精卵和未受精卵，只有受精卵具有感染能力，在外界适宜的温度和湿度发育成为含胚胎虫卵的感染期虫卵，此时被吞食后即可感染。人经口吞食感染期虫卵后，在小肠上段孵出幼虫，侵入肠壁末梢静脉→门静脉→肝→下腔静脉→右心房→肺动脉→肺微血管→肺泡→细支气管。在感染后8～10日向上移行至气管及咽部，再被吞下，在小肠内发育成为成虫产卵。从吞食感染期虫卵到成虫产卵需10～11周。成虫寿命为10～12个月。

二、流行病学

本病是最常见的蠕虫病，分布于世界各地。发展中国家发病率高，农村发病高于城市，儿童发病高于成人，学龄前儿童和学龄儿童感染率最高。常为散发，也可发生集体感染。

（一）传染源

蛔虫病患者及感染者粪便含受精卵，是主要传染源。猪、犬、鸡、猫、鼠等动物，以及苍蝇等昆虫，可携带虫卵或吞食后排出存活的虫卵，也可成为传染源。

（二）传播途径

感染性虫卵主要经口吞入而感染，也可随灰尘飞扬被吸入咽部吞下而感染。生食带活虫卵的蔬菜、瓜果等容易感染，污染的手指也易将虫卵带入口内。

（三）易感人群

人群普遍易感。儿童喜好地上爬行、吸吮手指等易感染，儿童期儿童感染率尤其高。生食蔬菜、瓜果者易感染。使用未经无害化处理的人粪施肥的农村，人群感染率可高达50%。

三、发病机制与病理解剖

（一）幼虫致病作用

当幼虫在体内移行时，其代谢产物和幼虫死亡可诱发人体炎症反应。蛔虫幼虫损伤肺微血管可引起出血、嗜酸性细胞和中性粒细胞浸润。严重感染者肺部病变可融合成斑片状，支气管黏膜嗜酸性粒细胞浸润、炎性渗出及分泌物增多，导致支气管痉挛与哮喘。

（二）成虫致病作用

成虫主要寄生在空肠和回肠上段，可分泌消化物质损伤人体肠黏膜，引起上皮细胞脱落或轻度炎症。严重感染者，肠腔内大量虫体可引起部分性肠梗阻、肠坏死、肠套叠、肠扭转等。蛔虫有钻孔的习性，当环境发生变化时可离开肠腔钻入胆总管、胰管、阑尾等处，引起胆道蛔虫病，或并发急慢性胰腺炎。胆道中的虫卵、虫体的碎片可作为胆结石形成的核心。

四、临床表现

（一）蛔蚴移行症

短期内吞食大量的感染性虫卵者，短期内出现发热、阵发性咳嗽、咳痰或痰中带血。少数患者伴有荨麻疹或皮疹。重症患者可有哮喘样发作和呼吸困难。双肺有干啰音。胸片可见两侧肺门阴影增粗，肺纹理增多及点片状、絮状阴影，一般于2～3周内消失。

（二）蛔虫病

多数病例无症状。少数有腹痛与脐周钝痛或绞痛，不定时反复发作。严重者可有食欲缺乏、体重下降及贫血等。时而便秘或腹泻，可呕出蛔虫或从粪便排出蛔虫。部分儿童有时可出现惊厥、夜惊、磨牙、失眠等。

（三）异位蛔虫病

蛔虫离开寄生部位移行至其他器官引起相应病变及临床表现称为异位蛔虫病。除了常见的胆道蛔虫病及其并发的急慢性胰腺炎以外，蛔虫还钻入脑、眼、耳鼻喉、气管、支气管、胸腔、腹腔、泌尿生殖道等。蛔虫某些分泌物作用于神经系统还可引起头痛、失眠、智力发育障碍，严重时出现癫痫、脑膜刺激征或昏迷。蛔虫性脑病多见于学龄前期儿童，经驱虫治疗后病情多迅速好转。

五、并发症

（一）胆道蛔虫症

是最常见的并发症，起病急骤，以剑突偏右阵发性、钻孔性绞痛为特点，可放射至右侧肩背部，常伴有恶心、呕吐，约半数患者可呕出蛔虫。腹痛间歇期无症状。若蛔虫完全钻入胆总管，甚至钻入胆囊，疼痛可有所缓解。绝大多数患者在24小时内因蛔虫自行退出胆道而疼痛自行缓解。

（二）蛔虫性肠梗阻

多见于6～8岁的儿童。突发起病，以中腹部阵发性绞痛、呕吐、腹胀、便秘等为主要症状。有时可吐出蛔虫。约半数儿童可见肠型和蠕动波。触诊可扪及条索状的肿块，有活动性绳索感，为缠结成团的蛔虫所致，是本病的特征。

六、实验室检查

（一）血常规

蛔虫移行症、异位蛔虫病及并发感染时白细胞和嗜酸性粒细胞增多。

（二）病原学检查

采用生理盐水进行粪便涂片容易查到虫卵，饱和盐水漂浮法能提高蛔虫卵检出率。超声检查及逆行弹道造影有助于胆道、胰腺及阑尾蛔虫病的诊断。

（三）影像学检查

胆道蛔虫病患者，腹部彩超可显示蛔虫位于扩张的胆总管内，或胆总管内见一至数条2～5mm宽的双线状强回声带。蛔虫病患者胃X线钡餐检查，可见胃内有可变性圆条状阴影。十二指蛔虫病患者X线检查可见弧形、环形、弹簧形或"8"字形影像等。

（四）内镜检查

近期也有胶囊内镜发现蛔虫感染的报道。

七、诊断与鉴别诊断

肠蛔虫症诊断是患者出现腹痛，伴近期有排虫或吐虫史，粪便检查发现蛔虫卵即可确诊。蛔虫移行症诊断依据近期有生食蔬菜或瓜果等，呼吸道症状，尤其伴有哮喘，胸部X线检查有短暂游走性肺部浸润，血中嗜酸性粒细胞增多。蛔虫性肠梗阻诊断依据是腹部有条索状肿块，影像学发现蛔虫阴影。

八、治疗

（一）驱虫治疗

1. 苯咪唑类　包括阿苯达唑与甲苯达唑，均为广谱驱虫药，通过抑制蛔虫摄取葡萄糖而使虫体麻痹。阿苯达唑400mg，一次顿服。甲苯达唑500mg，一次顿服，有效率达90%以上。一般无明显副作用，偶有头痛、恶心、呕吐、轻度腹泻等。

2. 噻嘧啶 为广谱驱虫药，可阻断虫体神经肌肉传导，引起虫体收缩后麻痹而死亡，驱虫作用快。儿童剂量10mg/kg，成人为500mg，一次顿服。可伴有头痛、呕吐等副作用。孕妇、肝、肾、心脏等疾病患者慎用。

3. 左旋咪唑 具有抑制蛔虫肌肉中琥珀酸脱氢酶的作用，使虫体麻痹而排出体外。儿童剂量2.5mg/kg，成人150～200mg，一次顿服。偶可引起中毒性脑病，故应慎用。

（二）并发症治疗

1. 胆道蛔虫症 以解痉镇痛、驱虫、抗感染治疗为主。

2. 蛔虫性肠梗阻 可服豆油或花生油，蛔虫团松解后再驱虫，无效者及早手术。

3. 其他 蛔虫所致阑尾炎、急性化脓性胆管炎、肝脓肿、出血性坏死性胰腺炎等均需尽早手术治疗。

九、预防

（一）控制传染源

驱除人体肠道内的蛔虫是控制传染源的重要措施，应积极发现、治疗肠蛔虫病患者，对易感者定期查治，尤其是幼儿园，小学及农村居民等，可集体服用驱虫药物，驱出的虫和粪便应及时处理，避免其污染环境。

（二）注意个人卫生

养成良好个人卫生习惯，饭前便后洗手，不饮生水，不食不清洁的瓜果；勤剪指甲，不随地大便等，对餐馆及饮食店等，应定期进行卫生标准化检查，禁止生水制作饮料等。

（三）加强粪便管理

做好环境卫生，对粪便进行无害化处理，不用生粪便施肥，不放牧猪等，使用无害化人粪做肥料，防止粪便污染环境是切断蛔虫传播途径的重要措施。

知识拓展

眼弓蛔虫病

眼弓蛔虫病是由犬弓蛔虫或猫弓蛔虫的幼虫侵犯眼内组织引起的感染性疾病。人类感染是因吞食被感染犬的受精卵所污染的食物，特别是密切接触犬、猫，又不注意卫生的人更容易引起感染。

此病可通过直接侵犯眼内组织和/或通过引起免疫应答而引起葡萄膜炎。侵犯至眼内组织的幼虫常引起慢性玻璃体炎、局灶性坏死性肉芽肿性炎症。全身表现为发热、乏力、体重减轻、咳嗽、喘鸣、肝大、躯干和下肢瘙痒、皮疹和结节等。眼部症状可有眼前黑影、视力下降等，视力下降的程度在不同患者可有很大不同。一些患者由于年龄较小，往往难以表述确切的临床症状。

第八节　蛲　虫　病

案例导入

【案例】

患儿，女，9岁，小学生。以下腹部疼痛为主诉就诊。患儿自述会阴部及肛周瘙痒，伴食欲缺乏、恶心。查体可见会阴部及肛周有抓伤，阴道分泌物多；体温正常，一般情况尚可，心肺未见异常，全身无淋巴结肿大。清晨便前棉签拭子发现虫卵。

【问题】

1. 该患儿可能患有什么病？

2. 如确诊该病应如何治疗？

蛲虫病（enterobiasis）是由蠕形住肠线虫寄生于人体回盲部而引起的传染病。该病全球广泛分布，估计有2亿多患者，患者和感染人群多见于儿童。临床症状以肛周和会阴瘙痒为主。

一、病原学

蛲虫虫体细小如乳白色线头，雌虫长8～13mm，宽0.3～0.5mm；雄虫较小，约是雌虫的1/3。虫卵呈椭圆形，无色透明，两侧不对称，一侧稍扁，一侧微凸。刚排出的虫卵内常有蝌蚪性胚胎，在适宜环境下可发育为含幼虫的虫卵，即感染性虫卵。

虫卵在体外抵抗力强，一般消毒剂很难将其致死。阴湿环境更适宜其存活，可成活2～3周以上。煮沸、5%苯酚、10%来苏液及10%煤酚皂可杀死虫卵。

成虫雌雄异体，主要寄生于人体回盲部。雄虫交配后即死亡，雌虫在盲肠发育成熟后沿升结肠下行，夜间可爬出肛门，在肛门周围、会阴部皱褶处产卵，一条雌虫一日产卵万枚左右，产卵后雌虫死亡，少数可再回到肛门。无中间宿主。刚排出的虫卵，在宿主体温条件下，6小时内即可发育为含杆状蚴的感染性虫卵，经污染手指、衣被等进入人体肠道并发育为成虫。这种自身感染是蛲虫病的特征，也是需要多次治疗方可治愈的原因。虫卵也可在肛周孵化，幼虫经肛门逆行进入肠内并发育为成虫，成为逆行感染。

二、流行病学

蛲虫病为世界性疾病，发展中国家的发病率高于发达国家；温带、寒带地区的感染率高于热带，居住拥挤、卫生条件差的地区尤为多见。儿童是主要的感染人群，根据流行病学调查，幼儿园儿童的感染率为40%左右，有的高达60%。

（一）传染源

人是唯一自然宿主，患者是唯一的传染源，排出体外的虫卵极具有传染性。

（二）传播途径

蛲虫主要通过消化道传播。

1. **直接感染** 虫卵多通过肛门－手－口感染，为自身感染的一种类型。
2. **间接感染** 虫卵污染生活用品及食物，经手、口感染。
3. **吸入感染** 虫卵经尘埃飞扬，从口鼻吸入咽下经呼吸道而感染。
4. **逆行感染** 虫卵在肛门周围孵化，幼虫从肛门逆行入肠而感染。

（三）易感人群

人群普遍易感，但儿童感染率高，集体儿童机构中传播率更高。成人多从与儿童接触中感染，可呈家庭聚集性。男女感染率无明显差异。

三、发病机制与病理解剖

蛲虫头部钻入肠黏膜吸取营养，偶尔可深达黏膜下层，可引起炎症和细小溃疡。偶尔可穿破肠壁，侵入腹腔或阑尾，诱发急性或亚急性炎症反应。极少数女性患者产生异位损害，如侵入阴道、子宫等，引起相应部位的炎症。雌虫在肛周产卵，刺激皮肤，引起瘙痒。长期慢性刺激可产生皮肤皮损、出血和继发感染。

四、临床表现

主要症状为肛周和会阴部瘙痒和虫爬行感，夜间更甚。轻度感染者一般无症状。由于搔抓可致破溃、疼痛及局部炎症。患儿常有睡眠不安，夜惊、烦躁、磨牙等，个别患者出现恶心、呕吐、腹痛等消化道症状。长期睡眠不佳，可使小儿白天注意力不集中、好咬指甲等心理行为偏异。

五、并发症

蛲虫病病变多轻微，并发症少见。偶可引起异位并发症，如刺激尿道引起尿频、尿急、尿痛；侵入生殖道引起阴道分泌物增多和下腹疼痛；侵入阑尾或腹膜，引起阑尾炎和腹膜炎；经子宫和输卵管侵入盆腔，形成肉芽肿，易误诊为肿瘤。

六、实验室检查

（一）成虫检查

根据雌虫的生活习惯，在患者入睡 1～3 小时后，检查肛门皮肤皱褶处、会阴处及内衣，找到白线头状蛲虫，反复检查多可确诊。

（二）虫卵检查

最常用棉签拭子法和透明胶纸粘贴法。多于清晨便前检查，连续检查 3～5 次，检出率可达 100%。由于雌虫多不在肠道内产卵，故粪便虫卵检出率较低，一般低于 50%。

七、诊断与鉴别诊断

有肛周及会阴部瘙痒者均应怀疑本病。家庭成员曾有蛲虫感染的疑似异位损害患者，也应考虑蛲虫病。查到虫卵即可确诊。

本病需与其他寄生虫病相鉴别，女性患者需与妇科炎症等相鉴别。

八、治疗

驱虫治疗可有效治愈，由于蛲虫感染途径和生活史的特性，治疗需重复1～2次。

（一）口服药物

可选用以下药物之一进行治疗。

1. 苯咪唑类 阿苯达唑100mg或200mg，顿服，或甲苯达唑100mg/d，连服3天。成人剂量与儿童剂量相同。两周后再服一次防复发。副作用轻，可有头晕、腹痛、腹泻。

2. 恩波吡维铵 5mg/kg，顿服。该药服后大便染成红色，嘱家长不必惊慌。副作用少，偶有恶心、呕吐、腹痛和感觉过敏。

3. 噻嘧啶、双羟苯酸噻嘧啶（抗虫灵） 为广谱抗虫药，小儿30mg/kg，成人每次1.2～1.5g，睡前顿服，两周后复治一次。副作用少，可有轻度头痛、恶心、腹部不适。

（二）外用药物

如用蛲虫膏、2%氯化氨基汞（白降汞）软膏涂于肛周，有杀虫和止痒双重作用。

九、预防

（一）控制传染源

驱除人体肠道内的蛲虫是控制传染源的重要措施，应积极发现，治疗蛲虫病患者，对易感者定期查治。

（二）切断传播途径

养成良好的卫生习惯，勤剪指甲，勤洗手，勤换洗内裤，不吸吮手指。换下的内裤应煮沸消毒。

（三）加强卫生宣教

加强宣传，使儿童家长了解本病的传播方式。集体儿童机构和家庭感染率高时，可集体普治。

知识拓展

蛲虫病

我国蛲虫感染率总体较低，但地域间差异较大。我国南部和西南部地区为蛲虫病主要流行区。这些地区温度、湿度及土壤构成较适合蛲虫生长发育；并且留守儿童较多，多由老人抚养，比较难养成良好的卫生习惯。不同年龄组儿童感染率差异较大，4～7岁组感染率较高。

蛲虫病分布具有儿童集体机构（如幼儿园等）及家庭聚集性特点。蛲虫卵生命力顽强，一般可存活2～3周，此期间小朋友一起玩耍，或者自己家人共同生活，共同接触很多，因此相互感染的机会更多。而蛲虫病易治难防，蛲虫容易反复感染，严重危害儿童身心健康。

第九节 旋毛虫病

案例导入

【案例】

患者，女，20岁，在校大学生。因发热、头痛、恶心、呕吐、腹痛、腹泻就诊。患者于3天前与同学从市场购2.6kg瘦猪肉，切成厚度为0.5cm肉块，炭火烤吃。同食者有集体发病。入院查体：体温38.5℃，脉搏95次/分，呼吸22次/分，血压100/70mmHg，一般情况稍差，心、肺（－），脐周有轻微压痛，腓肠肌压痛。检查吃剩的猪肉，发现旋毛虫包囊。

【问题】

1. 该患者可能患有什么病？
2. 如确诊该病应如何治疗？

旋毛虫病（trichinosis）是由旋毛虫引起的动物源性人兽共患寄生虫病。流行于多种哺乳动物之间。人主要因生食或半生食含有旋毛虫包囊的猪肉或其他动物肉类而感染。临床特征主要为胃肠道症状、发热、肌肉剧烈疼痛及嗜酸性粒细胞增多等。幼虫移行至心、脑、肺时，可引起心肌炎、脑炎、肺炎等。

一、病原学

旋毛虫属于线形动物门，系胎生，线虫纲，旋毛线虫属。成虫雌雄异体，白色，雄虫较小，长约1.5mm；雌虫较大，长3～4mm。常寄生于十二指肠及空肠上段肠壁，在宿主体内发育为成虫、脱囊期幼虫、移行期幼虫和成虫囊期幼虫四个阶段。

人或动物食带有活旋毛虫包囊的肉后，包囊被胃液溶化，幼虫逸出后侵入小肠黏膜绒毛上皮吞食血浆及细胞液，经4次蜕皮变为成虫。雌雄交配后，雄虫即死亡，雌虫于交配后5～7天产出幼虫。少数有虫从肠腔排出体外，多数幼虫经血液循环到达全身，此为移行期幼虫。但只有到达横纹肌的幼虫才能继续发育。横纹肌中的幼虫穿破微血管侵入肌肉纤维内，逐渐长大并螺旋状卷曲，4周左右形成梭形包囊，此为囊虫期幼虫。包囊内含有2条以上幼虫，6～18个月内钙化，幼虫死亡，包囊内幼虫平均寿命5～10年。

旋毛虫包囊对外界的抵抗力较强。猪肉中的包囊在-15℃环境中仍能生存20日，在-12℃可存活57日；熏烤、腌制、暴晒、风干等加工肉类不能杀死旋毛虫幼虫，但在70℃时，包囊内幼虫可迅速死亡。

二、流行病学

本病全球广泛分布，西欧及北美发病率较高。我国云南、西藏、广东、湖南、福建、河北、四川等地有吃生猪肉习惯的地区均有发生和流行。一年四季均可发病，以青壮年多见。

（一）传染源

宿主包括家畜与100余种野生动物。家畜中以猪为主，鼠也是重要的传染源。散养猪如吞食含幼虫包囊的肉屑则可感染，犬感染率较高，野猪、熊、狼、狐、猫等是保虫宿主。患者作为传染源的意义不大。

（二）传播途径

1. 多因生食含旋毛虫幼虫的动物肉类而感染，其中生食猪肉感染者超过90%。
2. 食用熏烤、腌制、暴晒、风干等未能将幼虫杀死的动物肉类而感染。
3. 带旋毛虫幼虫或包囊的粪便污染食物或饮水，被人进食后也可导致感染。

（三）易感人群

人群普遍易感，主要与生食肉类的饮食习惯有关。感染后可获得一定的免疫力，再感染可无或仅有轻度症状。

三、发病机制与病理解剖

旋毛虫对人体致病作用的强弱，与人体摄入幼虫、包囊数量、发育阶段及人体对旋毛虫的免疫状态有关。仅吞食10～20个包囊者可不发病，若吞食数千个者则可发生严重感染，甚至危及生命。

旋毛虫寄生在十二指肠及空肠，可引起肠黏膜充血、水肿、出血及浅表溃疡，但病变一般轻微。主要病变发生于幼虫移行阶段，幼虫的毒性代谢产物可引起全身中毒及变态反应症状，如发热、荨麻疹、血管神经性水肿、血嗜酸性粒细胞增高等，幼虫的机械性穿透作用可穿破所经之处毛细血管，导致相应器官、组织发生急性炎症及间质水肿，如横纹肌炎、心肌炎、心包积液、肺灶状出血、肺炎、脑膜脑炎等。心肌炎并发心力衰竭是本病死亡的主要原因。重度感染者幼虫可侵入中枢神经系统，引起脑膜炎，脑脊液中偶见幼虫。

感染2～3周后幼虫定居于骨骼肌引起旋毛虫病肌炎，常侵犯膈肌、舌肌、咀嚼肌、肋间肌、颈肌、肱二头肌及腓肠肌等。

四、临床表现

轻者感染后可无症状，重者可致死。潜伏期一般为2～45日，多为10～15日。症状轻重与感染虫量成正比。临床症状按病程分为以下三期。

（一）早期（侵入期）

为成虫侵入小肠的阶段，以胃肠道症状为主，起病第1周可有腹泻、腹痛、恶性等表现，腹痛以上腹部和脐周为主，呈隐痛和烧灼感；腹泻多为水样便，无里急后重和脓血。本期症状轻微、短暂。

（二）急性期（幼虫移行期）

持续2周至2个月，主要由幼虫移行引起，表现为中毒及过敏症状。

1. **发热**　体温在38～40℃，为弛张热或不规则热。伴畏寒、头痛、出汗、极度乏力等。
2. **肌痛**　为本病最突出的症状。呈全身性，尤以腓肠肌及四肢肌为甚。患者可因疼痛而呈强迫屈曲位。常伴肌肉肿胀，有硬结感，压痛及触痛明显。严重者咀嚼、吞咽、呼吸和动眼均感疼痛，可出现声嘶，眼部症状可有视物模糊、复视甚至失明。
3. **水肿**　多数患者合并眼睑及面部水肿，严重者下肢水肿。部分患者可出现眼结膜充血、出血及视网膜出血。
4. **皮疹**　部分患者出现皮疹，多见于胸、背及四肢。皮疹多样，可为斑丘疹、荨麻疹、猩红热样皮疹等。

重症患者可出现心脏、中枢神经系统与肺部损害症状，患者可因心力衰竭而突然死亡。

（三）恢复期（包囊形成期）

随着肌肉包囊形成，急性期症状逐渐消退，但乏力、肌痛仍可持续数月。少数患者仍可并发心力衰竭与神经系统后遗症。

五、并发症

重度感染者肺、心肌和中枢神经系统亦被累及，相应产生灶性（或广泛性）肺出血，肺水肿，支气管肺炎甚至胸腔积液；心肌，心内膜充血，水肿，间质性炎症甚至心肌坏死，心包积液；非化脓性脑膜脑炎和颅内压增高等，血嗜酸性粒细胞常显著增多（除极重型病例外），因虫体毒素和其代谢物以及肌纤维破坏所产生有毒物质对人体的影响，可出现中毒性心肌炎，肝细胞脂肪性变及肾细胞混浊肿胀。

六、实验室检查

（一）血常规

白细胞计数增多，多在（10～20）×10^9/L。嗜酸性粒细胞增多，可达20%～40%或以上。重症患者可因免疫功能低下或并发细菌感染而嗜酸性粒细胞无明显增高。

（二）病原学检查

病程10日后，可取患者三角肌、腓肠肌或水肿、压痛最明显处米粒大小的肌肉，用两玻片压紧，于低倍镜下检查到旋毛虫包囊即可确诊。镜检阴性者，可用1%胃蛋白酶和1%稀盐酸消化肌片，离心后取沉淀检查幼虫，可提高阳性率。

（三）免疫学检查

1. 特异性抗原检查　利用旋毛虫单克隆抗体或多克隆抗体，可检查到血清中循环抗原，可作为早期诊断、有无活虫及疗效判断的指标。

2. 特异性抗体检测　病程早期IgM抗体阳性，后期或恢复期IgG抗体阳性。IgG抗体可存在较长时间，不能区分现症患者和既往感染患者。

（四）病原体核酸检测

用PCR法检测血中或肌肉中的旋毛虫DNA，有较高的特异性和敏感性。

（五）血生化检查

患者血清中肌酸磷酸激酶（creatine phosphokinase，CKP）及醛缩酶活性均明显升高。

七、诊断与鉴别诊断

病前1～2周有生食或半生食感染动物肉类和典型临床症状者，即可考虑本病。病原学检查阳性即可确诊。

本病早期应与食物中毒、菌痢、伤寒、钩端螺旋体病等鉴别；肌肉疼痛需与血管神经性水肿、皮肌炎相鉴别。

八、治疗

（一）一般治疗

急性期应卧床休息，加强营养，维持水、电解质平衡。肌肉疼痛明显者，可给予镇痛药。对高热、中毒症状严重者，或发生心肌炎、脑炎、肺水肿及赫氏反应者，可用糖皮质激素。注意预防及处理心力衰竭。

（二）病原治疗

阿苯达唑为首选药物，对各期旋毛虫均有较好的杀虫作用。成人剂量为400～500mg，每日2～3次；小儿剂量为20mg/（kg·d），每日2次，连续5～7日为1个疗程。一般于用后2天体温下降，用后4天体温恢复，水肿消失，肌痛减轻。副作用少而轻，少数患者于用药后2～3天，体温反而升高，发生类赫氏反应，为虫体大量死亡引起变态反应所致。须慎重，必要时与糖皮质激素合用。

九、预防

（一）管理传染源

提倡生猪圈养，饲料加热防猪感染；隔离治疗病猪。做好防鼠、灭鼠工作，避免其污染猪圈。

（二）切断传播途径

有关机构应加强对屠宰场的检验检疫工作，未经检验的肉类禁止出售，避免私宰猪肉。

（三）保护易感人群

加强卫生宣教，提倡熟食，不生食或半生食猪肉及其他动物肉及肉制品。

知识拓展

旋毛虫和猪肉绦虫

旋毛虫和猪肉绦虫都是常见的寄生性线形动物，它们在宿主选择和生活史上有一些相似之处，都是猪肉中常见的寄生虫，但也存在明显的区别。

（1）宿主选择：猪肉绦虫主要寄生于猪的肠道内。旋毛虫则一般寄生于家畜和野生动物体内。

（2）生活史：猪肉绦虫的生命周期包括成虫期和幼虫期的阶段，人类通过摄入被猪肉绦虫污染的生肉或水而可能受到感染。旋毛虫的生命周期包括成虫、脱囊期幼虫、移行期幼虫和成虫囊期幼虫四个阶段，人类主要通过生食或半生食含旋毛虫的动物肉类而感染。

（3）症状与影响：感染猪肉绦虫可能导致的症状包括肠胃不适、腹泻、腹部肿块、肠完全性梗阻以及家族性多发性息肉病等。旋毛虫感染后的症状可能包括腹痛、腹泻、头痛、手足麻木，严重时可危及生命。

第十节 肠绦虫病

案例导入

【案例】

患者，男，36岁。家住福建省仙游县榜头镇。平时喜食外卖的肉包、云吞。半年前粪便中见有能伸缩活动的白色虫体，于福建省疾病预防控制中心就诊。粪检发现带虫卵及节片。

【问题】

1. 该患者可能患有什么病？
2. 如确诊该病应如何治疗？

肠绦虫病（intestinal cestodiasis）是由各种绦虫成虫寄生于人体小肠所引起的一类肠道寄生虫病。我国以猪肉绦虫和牛肉绦虫最为常见。人因生食或进食含活囊尾蚴的猪肉或牛肉而感染。临床表现以轻微的胃肠症状及大便中排出白色带状节片为特征。

一、病原学

绦虫属扁平动物门的绦虫纲，寄生于人体中的绦虫属于多节绦虫亚纲中的圆叶目和假叶目。人是猪带绦虫、牛带绦虫和短膜壳绦虫的终宿主。在我国常见的长绦虫有猪肉绦虫、牛肉绦虫，其次为短膜壳绦虫、长膜壳绦虫。

猪肉绦虫和牛肉绦虫为雌、雄同体，乳白色，虫体扁平如带状，无口和消化道，缺体腔，猪肉绦虫长2～4m，牛肉绦虫长4～8m，由头节、颈节和体节三部分组成。头节为其吸附器，上有四个吸盘，猪带绦虫头节上还有两排小钩；颈部为生长部分；体节分为未成熟、成熟和妊娠三种节片。

成虫寄生于人体小肠上部，头节多固定于十二指肠或空肠，妊娠节片内充满虫卵，虫卵和妊娠节片经常随粪便排出体外。虫卵被猪或牛吞食后，在消化液和胆汁的作用下，卵内六钩蚴逸出，钻入肠壁随血液循环和淋巴循环到达全身多个组织器官，主要在骨骼肌内发育为囊尾蚴，含囊尾蚴的猪肉称为"米猪肉"。人食含活囊尾蚴的猪肉或牛肉后，囊尾蚴在人体内经2～3个月发育为成虫。猪肉绦虫成虫在人体内可存活25年以上，牛肉绦虫成虫在人体内有的可存活30～60年。

二、流行病学

呈世界性分布，在我国分布较广，猪肉绦虫病散发于华北、东北、西北一带，地方性流行仅见于云南；牛肉绦虫病于西南各省及西藏、内蒙古、新疆等地均有地方性流行；短膜壳绦虫主要分布于华北和东北地区。肠绦虫有家庭聚集现象。

（一）传染源

人是猪肉绦虫和牛肉绦虫的终末宿主，故绦虫患者是猪肉绦虫病和牛肉绦虫病的传染源。从粪便中排出的虫卵分别使猪与牛感染而患囊尾蚴病，鼠是短膜壳绦虫的保虫宿主，也是短膜壳绦虫病的传染源。

（二）传播途径

人因进食未煮熟的含囊尾蚴的猪肉和牛肉而感染，或因生尝肉馅、生肉、未熟透肉片而感染。生、熟食炊具不分也可致熟食被活囊尾蚴污染而使人感染。短膜壳绦虫可因手或饮食污染而传播。

（三）易感人群

人群普遍易感。猪带绦虫或牛带绦虫以青壮年居多，男性多于女性；短膜壳绦虫多见于儿童。

三、发病机制与病理解剖

猪肉绦虫成虫以头节上的吸盘和小沟附着在肠黏膜上，可造成肠壁损伤和溃疡，严重时，可穿破肠壁引起腹膜炎。成虫移行可致异位寄生。牛肉绦虫仅以吸盘附着在肠黏膜上，局部有轻度亚急性炎症反应。多条绦虫寄生偶可因虫体结团而造成部分性肠梗阻。短膜壳绦虫寄生于人体小肠，其头节吸盘、小钩及体表的微毛对肠黏膜均有明显损伤，成虫可致肠黏膜坏死、出血及浅表溃疡，幼虫可致肠微绒毛肿胀引起小肠吸收与运动功能障碍，本病可致反复自身感染，故感染严重。

四、临床表现

各绦虫病潜伏期各不相同，猪或牛带绦虫病潜伏期2～3个月，短膜壳绦虫病2～4周。猪肉绦虫病与牛肉绦虫病的症状轻微，患者不自觉发现粪便中白色带状妊娠节片为最常见和唯一的症状。常在内裤、被褥或粪便中发现白色节片，或伴肛周瘙痒。

绦虫病初期，由于成虫居于肠道内，可有上腹部或脐周疼痛，常伴恶心、呕吐、消化不良、腹泻、食欲改变等消化道症状，偶见神经过敏、失眠、磨牙、癫痫样发作与晕厥等神经精神系统症状。

牛肉绦虫的节片蠕动能力较强，常可自动从肛门脱出，在肛周短时间蠕虫，滑落至会阴及大腿部，几乎患者均有肛周瘙痒不适感。牛带绦虫最重要的并发症是肠梗阻与阑尾炎，多因链体或节片堵塞所致。牛带绦虫的囊尾蚴不在人体内寄生，故牛带绦虫感染不会引起囊尾蚴病。猪肉绦虫患者因自体感染而同时患有囊虫病者可占2.3%～25.0%，感染期越长危险性就越大。短膜壳绦虫症状较轻微，但严重时尤其是儿童患者，除以上消化道症状外，还可伴有头晕、失眠、烦躁、易激惹、腹痛、腹泻、恶心、食欲下降、乏力等症状。

五、并发症

阑尾炎可能为其并发症，在阑尾中可以发现虫卵或大量节片，一般常见于肥胖带绦虫者。

六、实验室检查

（一）血常规

白细胞计数大多正常，嗜酸性粒细胞可轻度增高，多出现在病程早期。

（二）妊娠节片检查

以粪检见有排出绦虫节片为主要依据。采用压片法检查绦虫妊娠节片内子宫的分支数目及形状，可用于鉴别虫种，猪带绦虫为7～13个，呈树枝状，牛带绦虫为15～30个，呈对分支状。

（三）虫卵检查

粪便或肛门试纸检测阳性率较低，不能鉴别虫种。

（四）头节检查

驱虫治疗后24小时后，留取全部粪便检查头节可用于考核疗效和鉴别虫种，头节被驱出表明治疗彻底，根据头节形状及有无小钩可区分虫种。

（五）免疫学检查

用虫体匀浆或虫体蛋白质作抗原进行皮内试验、环状沉淀试验、补体结合试验或乳胶凝集试验可检测出体内抗体；用酶联免疫吸附试验可检测宿主粪便中特异性抗原，敏感性达100%，且具有高度特异性。

（六）分子生物学检查

DNA-DNA斑点印迹法可用于检测绦虫卵。

七、诊断与鉴别诊断

有进食生或不熟的猪肉或牛肉史，尤其是来自流行地区者应注意，呕吐或粪便排出白色带状节片者，即可诊断。粪便或肛拭涂片检查发现绦虫卵时即可确诊为绦虫病。

本病需与其他类型的绦虫病相鉴别，免疫学检查及分子生物学检查有助于明确绦虫类型。

八、治疗

主要是驱虫治疗。驱虫药物种类较多，经治疗绝大多数能迅速排出虫体而痊愈。

1. **吡喹酮** 为首选药物。本品为广谱驱虫药物，对各种绦虫疗效均较好，杀虫机制主要是损伤破坏虫体表层表面细胞，使其体表膜对钙离子通透性增加，引起虫体肌肉麻痹与痉挛，颈部表皮损伤，进而破溃死亡。吡喹酮治疗猪或牛带绦虫的剂量为15～20mg/kg，短膜壳绦虫为25mg/kg，清晨空腹顿服，疗效达95%以上。服药后偶有头晕、眩晕、乏力等不适，但数日内可自行消失。

2. **甲苯达唑** 能直接抑制线虫对葡萄糖的摄入，导致糖原耗竭，使它无法生存，具有显著的杀灭幼虫、抑制虫卵发育的作用，但不影响人体内血糖水平。剂量为300mg，2次/日，疗程3日，疗效好，副作用少。但动物实验表明该类药物有致畸作用，故孕妇慎用。

3. **氯硝柳胺** 即灭绦灵，抑制绦虫线粒体氧化磷酸化，直接口服不易吸收，成人2g，清晨空腹服用1次，儿童1g，嚼碎后小量开水送服用，服药后2～3小时服硫酸镁导泻，使死亡节片在未被消化前即迅速排出，连用2天。氯硝柳胺对孕妇的安全性尚不明确，故孕妇慎用。

驱虫注意事项：驱虫后应留24小时内全部粪便，以便寻找头节确认疗效；治疗猪肉绦虫病时，先服镇吐药，以免虫卵反流入胃，进入小肠，孵化成为六钩蚴，进入肠壁血管，随血液分布全身，发育为囊虫，形成各部位的囊虫病；如治疗后6个月无节片排出，虫卵转阴，则认为痊愈；对于排节片或虫卵者则应复治。

九、预防

（一）控制传染源

在流行区开展普查普治，对绦虫病患者进行早期和彻底驱虫治疗，加强人粪管理和猪牛管理，防止猪牛感染。

（二）切断传播途径

严格进行肉类检疫，带囊尾蚴的肉类禁止上市。改变生食或进食未熟肉类的不良习惯，生、熟食厨具应分开。在绦虫病地方性流行区，可对猪和牛采用氯硝柳胺进行预防性治疗，化学预防效果显著。

（三）加强卫生宣教

加强卫生宣教，提倡熟食饮食，避免食用未煮熟的猪肉和牛肉。

知识拓展

米猪肉

"米猪肉"即猪带绦虫的幼虫寄生于猪肌肉中所形成的特有米粒样囊包的猪肉的俗称。人是终末宿主，猪为主要中间宿主。人如果吃了米猪肉即可感染囊虫病。囊尾蚴在胃中囊壁很快被消化，在肌肉里长出一个个像"米心猪肉"一样的囊虫。囊虫可以寄生在人的心脏、大脑、眼睛等重要器官，如长在眼部，可影响视力或失明，如长在大脑，可引发癫痫，所以囊虫病比绦虫病的危害要大得多，治疗起来也比较麻烦。

识别"米猪肉"主要是"看"，"米猪肉"一般不鲜亮，肥肉瘦肉及五脏、器官上都有或多或少米粒状的囊包。用刀子在肌肉上切，每隔1cm切一刀，切4～5刀后，在切面上仔细看，如发现肌肉上附有石榴籽一般大小的水泡，即是囊包虫。这种猪肉即是"米猪肉"。

本章小结

教学课件

执考知识点总结

本章涉及的2019版及2024版公共卫生执业助理医师资格考试考点对比见表7-1。

表7-1　2019版及2024版公共卫生执业助理医师资格考试考点对比

单元	细目	知识点	2024版	2019版
蠕虫感染性疾病	日本血吸虫病	（1）急性血吸虫病的临床表现	√	√
		（2）诊断依据	√	√
		（3）主要预防措施	√	√
		（4）病原治疗	删减	√
	广州圆线虫病	—		
	并殖吸虫病	—		
	华支睾吸虫病	—		
	丝虫病	—		
	钩虫病	—		
	蛔虫病	—		
	蛲虫病	—		
	旋毛虫病	—		
	肠绦虫病	—		

拓展练习及参考答案

（符勤怀　王文娟）

第八章　医院感染

学 习 目 标

素质目标： 建立"预防患者医院感染"的责任心，深刻认识医院感染的严重性，关注医院感染的危险因素及保护因素，并积极参与医院感染防控工作中，根据数据监测和新技术探索，不断优化医院感染防控措施和水平，努力使自己具有医务人员职业暴露防护和处置能力，为维护患者的健康作出自己的贡献。

知识目标： 掌握医院感染的基本概念，医院感染病原体的特点，医院感染流行病学特点，降低医院感染的有效措施；熟悉医院感染的管理和控制策略，抗菌药物的使用原则和医院消毒灭菌技术，医院感染的控制技术；了解医疗废物处理。

能力目标： 具备识别患者是否存在医院感染风险的能力；能够评估患者医院感染风险，制定并执行医院感染防控计划；能够运用医院感染防控知识，提高医疗质量，保障患者生命安全。

案例导入

【案例】

患者，女，38岁。急性阑尾炎手术后5天，低热，伤口敷料潮湿，换药时发现伤口有黄色脓液流出，无恶臭，无咳嗽咳痰，大小便正常。查体：一般情况良好，心肺无异常，腹部平软，手术部位敷料潮湿带黄色，去除敷料见切口有黄色脓液覆盖。血常规提示白细胞计数 5.69×10^9/L，中性粒细胞比例86%。尿常规正常。二次脓液培养阴性。血培养阴性。

【问题】

1. 如何判断该患者感染情况？
2. 该如何处理此情况？

核心知识拆解

第一节　医院感染概述

随着医学科学的进步，各种慢性病患者不断增多，免疫抑制剂、广谱抗菌药物以及侵袭性医疗措施被广泛应用，医院感染已成为当今世界重大的公共卫生问题及社会问题。医院感染在我国发生率偏高，不仅是我国重要的公共卫生问题，也是医院管理的迫切任务。中国地区医院感染的发生率为1.6% ～ 3.9%，每年医院感染带来的直接经济负担高达15亿～ 33亿美元。医院感染一方面增加患者医疗支出，延长住院天数，给患者及其家庭带来沉重的经济负担和心理压力；另一方面，增加医疗系统的负担和管理难度。医院感染与医护人员职业安全息息相关，提升医院感染管理工作，预防与控制医院感染，对促进医疗卫生事业的健康发展具有重要作用。

一、医院感染定义

医院感染（hospital infection）又称医院获得性感染，包括在住院期间发生的感染和在医院内获得却在出院后48小时内发生的感染，但不包括入院前已经感染或者入院时已处于潜伏期的感染，医院工作人员在医院内获得的感染也属于医院感染（图8-1）。

医院感染暴发是在医疗机构或科室的患者中在短时间内发生3例以上同种同源感染病例的现象。其中同种同源是指易感人群同时或先后暴露于同一感染来源（同种医疗护理操作，使用相同批号的一次性物品、同一批血液/输液制品，使用同一种消毒灭菌方法的物品、经同一医师或护士治疗的患者，同种微生物感染怀疑同一来源等）。

医院感染特征如下。

（1）发生医院感染的时间：多发生在患者住院后48 ～ 72小时，与患者在医院接受治疗期间发生的交叉感染有关。门诊患者或访视者因在医院逗留时间短，且不易诊断，故医院感染的主要研究对象是住院患者和医院工作人员。

（2）判断是否医院感染：需根据潜伏期和住院时间推断，如传染病通常有明确的潜伏期，自入院时起超过平均潜伏期后发生的感染为医院感染。但出现第2例时，诊断是否医院感染则要结合流行病学调查。

（3）医院感染的多样性：医院感染可以涉及多个部位和系统，包括手术切口、呼吸道、泌尿道、血液等，而且可能由多种不同的病原体引起。

（4）高风险人群：老年人、儿童、孕妇、免疫系统受损的患者及接受手术或重症监护的患者更容易受到医院感染的影响。

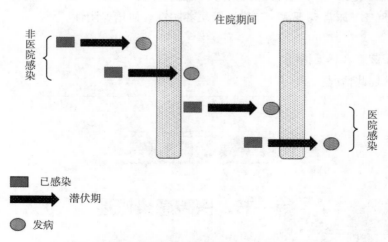

图8-1 医院感染（根据潜伏期和住院时间推断）

二、医院感染分类

医院感染可以按照感染来源的不同进行分类，通常可以分为内源性感染和外源性感染。

（一）内源性感染

内源性感染（endogenous infection）亦称为自身感染，是指患者自身体内正常菌群（如细菌、病毒、真菌等）失调或免疫功能下降等原因导致的感染。其因素包括患病、外科手术、抗菌药物的应用、抗肿瘤化疗、激素治疗等致使机体免疫系统受损或身体内部环境发生变化的情况。例如，患者体内的正常微生物由于长期使用抗生素而失衡，导致耐药菌的产生，从而引发内源性感染。

（二）外源性感染

外源性感染（exogenous infection）亦称为交叉感染，是指病原体来自外部环境，包括其他住院患者、医院工作人员、陪护家属、探望者，患者也可受到医院环境中细菌的感染和寄植。例如，病房内患者之间通过空气传播，或医务人员在没有更换手术服的情况下为不同患者服务等。

（三）内源性感染与外源性感染的危险因素

1. 内源性感染的危险因素

（1）长期使用抗生素或免疫抑制剂：长期使用抗生素或免疫抑制剂的患者，容易导致正常微生物菌群失衡，从而引发内源性感染。

（2）医疗操作：如手术、导尿管、呼吸机等医疗操作可能会破坏人体的防御屏障，增加内源性感染的风险。

（3）免疫系统功能受损：免疫系统功能受损的人群，如免疫缺陷患者、接受器官移植或化疗的患者，更容易发生内源性感染。

（4）长期卧床或行动不便：长期卧床或行动不便的患者，容易出现皮肤溃疡、压疮等，增加内源性感染的风险。

（5）糖尿病：糖尿病患者因为体内糖代谢紊乱，容易引起细菌、真菌感染。

（6）长期使用导尿管或静脉置管：长期使用导尿管或静脉置管的患者，因为这些管路容易成为感染的来源，增加了内源性感染的风险。

对于存在上述危险因素的人群，需要特别注意个人卫生，增强免疫力，避免不必要的使用抗生素或免疫抑制剂，并且在医疗操作过程中严格执行感染控制和预防措施，以降低内源性感染的发生风险。

2. 外源性感染的危险因素

（1）医疗操作：医疗操作中未严格执行无菌操作或者使用受污染的医疗器械，增加了外源性感染的风险。

（2）接触感染源：接触感染源，如接触患者，接触受污染的水、食物或物品等，增加了外源性感染的风险。

（3）空气传播：暴露在空气传播的病原体环境中，如呼吸道疾病的传播。

对于存在上述危险因素的人群，需要加强个人卫生，避免接触受污染的物品，严格执行医疗操作的感染控制措施，以降低外源性感染的发生风险。

（四）医院感染的主要类型

1. 医院感染与相关社区获得性感染（community acquired infection）

两者临床表现基本相似，但存在以下不同点。

（1）病原体感染类型不同。医院感染通常涉及医院环境中的病原体，所分离的菌株对抗菌药物敏感性较社区感染分离菌株差，如多重耐药菌、医院内感染的特定病原体。社区获得性感染包括社区环境中常见的病原体，如流感病毒、肺结核分枝杆菌等。故医院感染与社区获得性感染的病原体构成不同。

（2）感染风险人群不同。住院患者多合并导致免疫功能低下的基础性疾病或接受影响机体免疫力的治疗，尤其是重症患者、接受手术的患者等，医院感染导致病情更加危重、难治、病死率高。社区获得性感染可能影响社区中的各个人群，尤其是儿童、老年人、孕妇等高危人群。

（3）由于患者基础疾病的掩盖，不同治疗措施的干预，医院感染的临床表现常较隐蔽且非典型。

（4）预后影响不同。医院感染通常由于患者病情本身较重，且易受其他病原体感染，预后影响可能较大。社区获得性感染的预后通常较好，除非是某些严重传染病。

2. 常见感染类型

（1）肺部感染：引起医院肺部感染病原菌主要为革兰阴性杆菌和金黄色葡萄球菌，其中革兰阴性杆菌占50%～60%，如肺炎克雷伯菌、铜绿假单胞菌等。金黄色葡萄球菌也是引起医院内肺部感染较常见的病原菌，占19%～27%。部分重症患者需要接受机械通气治疗，治疗本身会增加肺部感染的风险，尤其是在长时间使用呼吸机的情况下。

（2）尿路感染：尿路感染为常见的医院感染，与导尿或尿路器械操作有关。感染发生率随导尿管放置时长而增加，每放置一日出现菌尿症的概率增加5%～10%，其主要病原体以革兰阴性杆菌为主，如大肠埃希菌、假单胞菌属等。革兰阳性球菌主要是D组链球菌及金黄色葡萄球菌等。长期应用抗菌药物者真菌性尿路感染也常见，以白念珠菌为主。

（3）手术切口感染：手术切口感染占医院感染的10%～20%，指在手术后，切口处出现细菌感染的情况。这种感染可能导致疼痛、肿胀、红肿、脓液渗出等症状，严重的情况下可能导致发热、感染性休克甚至危及生命。感染的原因包括手术过程中未能有效消毒切口、手术器械或环境不洁净、术后切口护理不当。外科手术切口感染主要通过直接接触传播，即手术人员手、皮肤、衣物上细菌直接进入伤后。

手术切口感染主要致病菌为金黄色葡萄球菌、铜绿假单胞菌、大肠埃希菌等。金黄色葡萄球菌是最常见的引起伤口感染的细菌之一，能够产生各种毒素，引起伤口炎症或组织损伤，铜绿假单胞菌是一种革兰阴性杆菌，具有很强的耐药性和致病性，在伤口感染中，铜绿假单胞菌常是继发感染的细菌。大肠埃希菌属革兰阴性杆菌，若身体抗力低下患者，一旦伤口接触到大肠埃希菌，就可能会引起感染。

（4）消化系统感染：消化系统感染主要是由口服抗菌药物所导致的抗菌药物相关性肠炎，在使用抗生素后出现腹泻症状。这种腹泻通常是由于抗生素对肠道内正常菌群的破坏，导致肠道菌群失衡，从而使病原微生物（如产气荚膜梭菌等）有机会繁殖并引起腹泻。其主要临床表现包括腹泻、腹痛、腹胀、恶心、呕吐等。

常见的引起抗菌药物相关性肠炎的抗生素包括广谱抗生素，如头孢菌素、克拉霉素、氟喹诺酮类抗生素等。

（5）血流感染：原发性是由静脉输液、血管内检测装置及血液透析引起的感染，约占血流感染的一半，其主要侵入途径为插管局部感染沿导管侵入或病原体随着被污染的输液或导管侵入。继发性血流感染则来源于尿路、外科伤口、下呼吸道、皮肤和腹腔、盆腔等感染。

医院血流感染最常见的病原菌是革兰阴性杆菌，其次是革兰阳性菌。革兰阴性杆菌血流感染主要为大肠埃希菌、克雷伯菌属，革兰阳性菌以金黄色葡萄球菌最常见。

三、医院感染诊断标准

为加强医院感染管理，提高医院感染诊断水平和监测的准确率，帮助医务人员准确判断患者是否患有医院感染。通过明确的标准，可以避免主观判断和误诊，提高诊断的准确性和一致性。卫生部制定了《医院感染诊断标准（试行）》，并于2001年1月3日正式发布（卫医发〔2001〕2号）。

（一）属于医院感染的情况

1. 无明确潜伏期的感染，规定入院48小时后发生的感染为医院感染；有明确潜伏期的感染，自入院时起超过平均潜伏期后发生的感染为医院感染。

2. 本次感染直接与上次住院有关。如手术切口感染，表浅手术切口出现红、肿、热、痛，或有脓性分泌物。深部手术切口无植入物手术后30天内、有植入物（如人工心脏瓣膜、人造血管、机械心脏、人工关节等）术后1年内发生的与手术有关并涉及切口深部软组织（深筋膜和肌肉）的感染。

3. 在原有感染基础上出现其他部位新的感染（除外脓毒血症迁徙灶），或在原感染已知病原体基础上又分离出新的病原体（排除污染和原来的混合感染）的感染。例如脑梗死患者长期卧床，意识障碍，呼吸道分泌物难以排出，导致铜绿假单胞菌引起的肺部感染。铜绿假单胞菌可广泛定植于医院内各种潮湿物体表面（如氧气湿化瓶、门把手等）。

4. 新生儿在分娩过程中和产后获得的感染。例如新生儿脐部有红肿或有脓性渗出物。

5. 由于诊疗措施激活的潜在性感染，如疱疹病毒、结核分枝杆菌等的感染。细菌或病毒在体内潜伏下来，当免疫功能低下或某些诱因得激发下，如创伤、放射治疗、使用激素等，病原体重新活动起来，引起机体组织损伤。

6. 医务人员在医院工作期间获得的感染。

（二）不属于医院感染的情况

1. 皮肤黏膜开放性伤口只有细菌定植而无炎症表现。

2. 由于创伤或非生物性因子刺激而产生的炎症表现。非生物因子主要包括物理性质和化学性质因素，如创伤、烧伤、冻伤物理刺进引起的红肿热痛。化学物质的暴露可能导致皮肤、眼睛、呼吸道等组织的炎症反应。

3. 新生儿经胎盘获得（出生后48小时内发病）的感染，如单纯疱疹、弓形体病、水痘等。

4. 患者原有的慢性感染在医院内急性发作，如慢性阑尾炎、慢性胆囊炎、慢性阴道炎等。

四、医院感染管理职责

（一）医院感染管理的定义

为加强医院感染管理，有效预防和控制医院感染，提高医疗质量，保证医疗安全，根据《中华人民共和国传染病防治法》《医疗机构管理条例》和《突发公共卫生事件应急条例》等法律、行政法规的规定，卫生部于2006年7月6日发布《医院感染管理办法》。该办法强调各级各类医疗机构应当建立医院感染管理责任制，制定并落实医院感染管理的规章制度和工作规范，严格执行有关技术操作规范和工作标准，有效预防和控制医院感染，防止传染病病原体、耐药菌、机会致病菌及其他病原微生物的传播。

（二）医院感染管理组织架构和职责

1. 医院感染管理部门 负责医院感染管理工作的策划、组织、协调和监督，制定和实施医院感染管理的相关政策和措施，开展感染监测和报告工作，提供感染管理的技术支持和培训。

2. 医务管理部门 负责医院感染管理工作的整体协调和指导，制定相关工作计划和目标，提供必要的资源支持，评估和监督工作进展，并定期向上级主管部门报告。

3. 临床科室 负责医院临床感染的预防和控制工作，制定和实施相应的感染控制措施，培训医务人员，监测和报告感染病例，医院感染管理科密切合作。

4. 护理部门 负责医院感染管理中与护理有关的工作，包括制定和实施感染控制措施，培训护理人员，监测和报告感染病例，与医院感染管理科密切合作。

5. 医院感染控制委员会 负责医院感染管理工作的全面协调和决策，制定相关政策和指导原则，评估和监督工作进展，提出改进建议，定期召开会议并记录会议纪要。

（三）医院感染管理部门基本要求

1. 对有关预防和控制医院感染管理规章制度的落实情况进行检查和指导。
2. 对医院感染及其相关危险因素进行监测、分析和反馈，针对问题提出控制措施并指导实施。
3. 对医院感染发生状况进行调查、统计分析，并向医院感染管理部门或者医疗机构负责人报告。
4. 对医院的清洁、消毒灭菌与隔离、无菌操作技术、医疗废物管理等工作提供指导。
5. 对医务人员有关预防医院感染的职业卫生安全防护工作提供指导。
6. 对医院感染暴发事件进行报告和调查分析，提出控制措施并协调、组织有关部门进行处理。
7. 对医务人员进行预防和控制医院感染的培训工作。
8. 参与抗菌药物临床应用的管理工作。
9. 对消毒药械和一次性使用医疗器械、器具的相关证明进行审核。

第二节 医院感染病原学及流行病学

一、医院感染病原体分类

医院感染病原学是研究医院内感染病原微生物的学科，它主要关注医院环境中引起感染的病原微生物的种类、特性、传播途径、耐药性等方面的知识。医院感染病原微生物的种类包括细菌、真菌和病毒等。

（一）细菌

引起医院感染的病原体主要以细菌为主，其中在重症监护病房和普通病房均以革兰阴性菌占首位，主要包括鲍曼不动杆菌、肺炎克雷伯菌、大肠埃希菌和铜绿假单胞菌。革兰阳性菌次之，以金黄色葡萄球菌最常见，凝固酶阴性葡萄球菌和肠球菌属也是医院感染常见的病原菌。

血液感染最主要的致病菌是大肠埃希菌、肺炎克雷伯菌和金黄色葡萄球菌，腹腔感染最主要的致病菌是大肠埃希菌、屎肠球菌和肺炎克雷伯菌，肺部感染最主要的致病菌是鲍曼不动杆菌、铜绿假单胞菌和肺炎克雷伯菌。

值得重视的是超级细菌感染是未来医院感染的重大挑战，耐青霉素酶的半合成青霉素－甲氧西林在1959年有效地控制了金黄色葡萄球菌的感染。在1961年首次发现了抗甲氧西林金黄色葡萄球菌（methicillin resistant Staphylococcus aureus，MRSA）。有超级病菌之称的耐甲氧西林金黄色葡萄球菌从发现至今感染几乎遍及全球，是引起全球性医院内感染的重要致病菌之一。2022年，碳青霉烯类耐药肺炎克雷伯菌占肺炎克雷伯菌的比例约为27%，碳青霉烯类抗生素具有强大的抵抗力，被称为"人类抵抗细菌的最后一道防线"。其耐药性较前比例显著增加，细菌的耐药性与抗菌药物滥用密切相关。

（二）真菌

医院感染真菌可分离于痰、尿液，主要引起呼吸道感染，其次为尿路感染。随着年龄增长真菌感染比率随之增大，患者多属于长期基础病比较重、长期使用广谱和超广谱抗生素、体质虚弱者。肺通气功能及支气管的黏液清除功能降低、实施了气管插管或尿液插管均可导致真菌院内感染检查出增高。

医院感染真菌感染分布具有季节性差异，6—12月较常见，以白念珠菌感染为主，但近几年白念珠菌感染率继续下降，非白念珠菌感染率明显上升，如光滑念珠菌感染呈上升趋势，该菌易引起血行感染，且具有较高的耐药性。

（三）病毒

近几年国内医院感染暴发事件中，病原体为病毒感染占的比例高，其中引起感染的病毒包括腺病毒、肝炎病毒、流感病毒、呼吸道合胞病毒。

二、影响医院感染的四个因素

（一）病原学变迁

1. 以机会致病菌和革兰阴性杆菌为主，其耐药比例逐年上升。
2. 真菌感染的比例在不断上升，而且随着各种介入性诊疗措施的增加，免疫抑制剂、放射治疗和化学药物治疗的应用及患者自身免疫力的下降，一些非致病菌已成为医院感染的病原菌，如高龄、免疫功能低下及严重创伤患者在住院期间发生毛霉菌的皮肤、肺、肠道感染，且病死率极高。
3. 如HBV、HCV、HGV、HEV、HIV等病毒，也给医院感染带来新的威胁。

（二）患者因素

1. 皮肤黏膜屏障损伤或炎症。
2. 老年人免疫功能降低或新生儿与婴幼儿的免疫功能发育不全。
3. 某些重要疾病影响全身健康和免疫功能不全者，如营养不良、贫血、糖尿病，心、肺、肝、脾或骨髓等器官组织的功能异常。
4. 原发或继发的免疫缺陷病。
5. 白血病、恶性淋巴瘤等恶性肿瘤。

（三）医疗环境因素

1. 患者在医院内直接或间接接触病原菌的机会较多。如住院时间越长，接触病原体的机会越多，医院感染的风险也越大。

2. 病原菌侵入的机会较多，如各种诊疗技术操作可损伤皮肤黏膜，而让非正常菌群进入体内。

3. 各种手术治疗、手术器械的影响，如浸泡刀片和剪刀的戊二醛配制错误而未达到灭菌效果，导致分枝杆菌引起的医院感染。

4. 免疫抑制治疗和抗菌药物使用的影响。

（四）社会因素

1. 社会经济发展水平较低的地区，缺乏足够的医疗资源，包括医疗设施、医疗器械、药品和人员。存在卫生设施条件差，缺乏清洁卫生的医疗环境、不完善的医疗废物处理设施，从而导致医院感染防控能力较弱。

2. 社会医疗卫生政策不完善，使医疗机构缺乏明确的指导和约束，没有足够的监督和检查，导致医院感染防控措施不到位。如发生医院感染后，不在规定时间内进行上报。

3. 不同的社会文化背景可能影响人们对医院感染的认知和重视程度。中国传统医学很早即认为脏水或死水会带来疫病。宋代名医陈言就出"疫之所兴，或沟渠不泄，畜其秽恶，熏蒸而成者"。这个想法促使宋代以来都会订立法规管理垃圾、粪便、污水等弃置问题。政府也会注意定期疏浚渠道的工作。

三、医院感染流行病学

医院感染的感染过程包括三个环节，即感染源、感染途径和易感人群，缺少或中断其中一个环节，将不会发生医院感染。

（一）感染源

外源性：主要包括患者、病原携带者、陪护的家属、感染的医务人员、污染的医院疗器械、污染的血液及血液制品、环境储源和动物感染源，但动物感染源少见。

内源性：病原菌为患者皮肤、口腔、咽部和胃肠道的条件致病菌、正常菌群或住院期间新的定植菌。

（二）感染途径

感染途径主要由多个因素组成，如金黄色葡萄球菌可经接触、医疗器械或生物媒介感染。医院感染的感染途径主要有以下几种。

（1）接触感染：是医院感染最常见也是最重要的感染方式之一，主要包括直接接触感染和间接接触感染。

直接接触感染是指不经外界任何媒介，病原体从感染源直接传播给接触者，如患者之间、医务人员与患者之间直接接触患者的体液、伤口、呼吸道分泌物等，导致病原体传播。患者的自身感染也可认为是自身直接接触感染，如病原体从已感染的切口传递至身体其他部位，粪便中的革兰阴性杆菌传递到鼻咽部等。

间接接触感染是指感染源排出病原体污染传播至医务人员手、医疗仪器设备、病室内的物品等媒介，随后再经被污染媒介传播到患者。在间接接触感染中，医务人员的手在传播病原体上起着重要作用。因为医务人员与患者接触频繁，手经常接触各种感染性物质及其污染物品，很易再经接触将病原体传播给患者、其他医务人员或物品。

（2）医源性感染：是指开展各种诊疗活动所致的医院感染。未经正确消毒或无菌处理的医疗器械、输液制品等而发生感染。铜绿假单胞菌、肺炎克雷伯君、嗜肺军团菌等可通过雾化吸入器和氧化湿化瓶等散播。侵袭性操作时医疗器械不仅可导致外源性感染，还可将患者自体细菌带入其他器官导致内源性感染，如导尿时可将会阴部细菌带到膀胱。

（3）空气传播：是以空气为媒介，在空气中带有病原微生物的微粒子，随气流流动，当患者吸入这种带微生物的气溶胶后而发生感染。多见于流感病毒、结核分枝杆菌等呼吸道传播疾病，但较接触感染为少。

（4）血液传播：与输注血液、血制品和血液透析有关。乙型和丙型肝炎病毒、巨细胞病毒和弓形虫等通过血液和血制品传播，是近年来引起重视的一种传播方式。

（三）易感人群

病原体感染机体后，是否引起感染主要取决于病原体的毒力和机体的免疫抵抗力。医院感染的主要易感人群如下。

（1）机体免疫功能不全者或严重受损者：如糖尿病、恶性肿瘤、慢性肾病或肝病、艾滋病患者或接受免疫抑制剂或激素治疗的患者等，此类患者的体液免疫和细胞免疫均有明显影响，使患者对病原微生物易感。

（2）长期使用广谱抗菌药物者：广谱高效抗菌药物的长期使用，可使患者产生菌群失调导致二重感染，同时细菌产生耐药性，从而对病原微生物易感，因此临床上应加强抗菌药物的合理使用及其管理。

（3）住院和手术时间长的患者：住院时间越长，病原体在患者体内定植的概率就越大，手术时间越长，切口中污染的微生物数量增加，感染的危险性就增高，所以缩短住院时间和手术时长，有利于降低医院感染发生。

（4）婴幼儿及老年患者：婴幼儿免疫机能的发育尚未成熟，尤其是低体重儿、超体重儿容易发生医院感染，而老年人生理防御功能减退。

（5）营养不良者：患者营养不足会影响皮肤黏膜的防御功能、抗体生成能力及免疫细胞的吞噬能力，从而使患者易发生医院感染。

四、医院感染发生的地理特征

1. 医院感染发病率随科室不同而有所差异，我国医院感染发病率以重症加护理病房及内科最高，其次为外科与儿科，以五官科发病率最低。其主要原因为，重症加护理病房患者卧床时间长，侵入性操作多，如气管插管、使用呼吸机、反复吸痰、气管插管容易造成黏膜的损伤，患者咳痰反射及排痰功能丧失，容易造成感染增加；内科以老年人居多，住院时间长容易导致医院感染。

2. 医院感染发病率与医院级别、性质及床位数有关。医院等级越高，床位数越多，医院感染发病率越高。教学医院高于非教学医院，大医院（＞1000张病床）高于小医院（＜500张病床），主要原因是级别高的医院、教学医院与大医院收治的患者病情重，病情复杂，有较多的危险因素和侵袭性操作所致。

3. 我国的医院感染报告发病率在5%～10%。全国医院感染在各地区的发病率不同，这与当地的经济、医疗水平有关，也与医院感染的预防与控制是否落实到位有关。

五、医院感染的控制

医院感染的控制有赖于可靠的医院感染控制政策和指南，全面、系统地进行管理和监控，并配合医院感染积极、合理的治疗。

（一）建立医院感染监测和防治结构

在医院内设立专门的感染控制科或部门，负责医院感染的监测、预防和控制工作。该科室应该由专业的感染科医生、流行病学专家、微生物专家以及管理人员，并配备专业的医护人员。

1. 根据医院特点制定医院感染控制政策和指南。
2. 开展感染监测和报告。
3. 推广感染控制知识，组织培训和教育活动，提高医务人员的意识和能力。
4. 定期评估和改进。

（二）预防措施

目前尚无法完全避免医院感染，特别是内源性医院感染，但有效的预防措施可以明显降低医院感染的发生率。因此，通过控制感染源、感染途径及易感因素3个方面来降低医院感染发生率有着重要作用。

1. 控制感染源 主要措施包括：①积极治疗医院感染患者。②严格消毒医院内环境措施。③严格消毒或集中处理患者的排泄物、呕吐物以及污染的医疗器械。④对医务人员做好全面体检，避免医务人员传播疾病，如结核、肝炎等疾病。

2. 切断感染途径 主要措施包括：①对不同传播途径的疾病做好相应的隔离措施。②医务人员应严格执行手卫生规范，从事医疗操作前应洗手。③严格无菌手术的操作。④医院病区合理布置，减少医院感染传播机会。⑤严格血液、血制品和器官移植的筛选，确保供应者无感染各类病毒性肝炎、HIV等病原体。⑥对适应证者给予抗生素进行预防用药。

3. 避免医院感染 易感因素主要包括：①缩短患者住院时间和入住重症病房时间。②避免无必要的侵袭性操作。③按需服用抗生素，避免滥用抗生素。④减少各类导管或缩短应用时间，如气管插管。⑤及时改善患者免疫缺陷状态。

第三节　医院感染监测

一、医院感染监测定义

医院感染监测（nosocomial infection surveillance）是指长期、系统、连续地收集和分析医院感染在一定人群中的发生、分布及其影响因素，并将监测结果报送和反馈给有关部门和科室，为医院感染的预防、控制和管理提供科学依据。

建立可信的医院感染发病率基线和培养医务人员积极参与医院感染监测的意识。

二、医院感染监测目的

1. 及时发现医院感染事件，降低医院感染发病率，及时发现医院感染事件有助于采取控制措施，减少医院感染危险因素，防止感染蔓延。

2. 监测数据可以建立医院的医院感染发病率基线，为医院提供信息支持，帮助医院改进医院感染控制措施。

3. 利用监测调查数据说服医务人员遵守感染控制规范与指南，用于医护人员的培训和教育，提高其对感染控制的认识和意识。

4. 为制定医院感染控制政策提供监测数据。

5. 减少医院感染及其造成的损失，保证医疗安全，是医院感染监测的最终目标。

三、医院感染情况监测

通过对医院感染发生和分布及其他因素的分析，为医院感染的控制提供依据。

（一）医院感染的监测内容

（1）医院感染总的发生率、各科室的发生率、不同部位感染发生率，以及高危人群和高危科室发生率。

（2）医护人员手部卫生效果监测。

（3）消毒灭菌的效能监测。

（4）发生医院感染病原体的构成情况。

（5）医院感染的漏报率。

（6）细菌耐药性的监测。

（7）医院环境的监测。

（8）医院感染暴发流行情况。

由于单个医院监测资料有限，我国建立了医院感染监测网络，以统一医院感染的诊断标准，同时对医院监测的内容资料进行汇总，积累医院感染发生、分布、危险因素、细菌耐药性构成等资料。该工作为医院感染的预防和治疗方案的制定奠定了扎实的基础。

（二）医院感染监测的类型

依据监测内容不同将医院感染监测分为全院综合性监测和目标性监测（表8-1）。

1. 全院综合性监测（hospital-wide surveillance）　是指连续不断地对所有临床科室的全部住院患者和医务人员进行医院感染及其有关危险因素的监测。其意义在于及时了解医院感染发病率基线、及时发现医院感染的暴发流行、评价控制措施的效果、为开展医院感染的目标性监测和相关的研究工作提供依据和方向。

2. 目标性监测（targeted surveillance）　是指以全院综合性监测为基础，对高危人群、高发感染部位等开展的医院感染及其危险因素的监测。其内容主要包括ICU患者监测、高危新生儿监测、外科手术患者监测、呼吸机相关性肺炎监测、导管相关性感染监测、器官移植相关性感染的监测、微生物耐药性监测、医务人员伤害和感染监测。

表8-1　全院综合性监测和目标性监测的优缺点

	优点	缺点
全院综合性监测	1. 全面性　能够覆盖医院内所有病区和科室，对感染事件进行全面监测，有助于全面了解医院感染的发生情况 2. 数据比较准确　因为全院范围内的监测，所以数据的准确性相对较高 3. 发现潜在问题　可以发现医院感染的潜在问题和规律，为感染控制工作提供全面的数据支持	1. 需要大量资源　全院范围的监测需要耗费大量的人力和物力资源 2. 时间周期长　全院综合性监测需要长时间的数据积累才能进行分析，不适合紧急情况下的监测和控制
目标性监测	1. 高效　能够针对特定的感染类型或特定的病房、科室进行监测，更加高效 2. 节约资源　相对于全院综合性监测，目标性监测需要的资源较少 3. 及时性　能够针对特定问题进行快速监测，及时发现问题并采取控制措施	1. 局限性　可能会忽略其他部分的感染情况，无法全面了解医院感染的整体情况 2. 数据不全面　只针对特定问题进行监测，可能会忽略其他潜在的感染问题

（三）医院感染监测方法

1. 前瞻性监测　是指患者入院后就由医院感染专职或兼职人员进行系统性、定期的监测，以发现患者发生感染的早期迹象或风险因素。旨在预防和控制医院内感染的发生。

2. 回顾性监测　是指患者出院后对过去一段时间内患者资料、医疗操作记录、实验室检查结果等资料进行系统性的分析和评估，以了解感染的发生情况、感染类型、感染原因和影响因素等（表8-2）。

表8-2　前瞻性监测和回顾性监测的优缺点

	优点	缺点
前瞻性监测	1. 主动性监测　及早发现感染问题，通过对患者和医疗环境的监测，有助于及早发现患者感染的迹象和医院内感染的风险 2. 有针对性的干预　通过监测结果，可以有针对性地采取控制措施，降低患者感染的风险 3. 提高医院感染控制水平　通过系统性的监测，有助于提高医院感染控制工作的水平，降低感染的发生率	主要在于需要投入大量的人力物力资源，而且需要医护人员对监测结果进行及时分析和处理
回顾性监测	1. 发现感染问题的规律和特点　通过对过去感染情况的回顾性分析，可以发现感染问题的规律和特点 2. 评估感染控制措施的有效性　通过对感染控制措施的回顾性评估，可以了解过去措施的有效性和不足之处，为改进措施提供经验和教训 3. 提高医院感染控制水平　通过回顾性监测，可以总结经验教训，提高医院感染控制工作的水平，降低感染的发生率	1. 处于被动位置　依赖医务人员记录的病历 2. 资料的滞后性　其资料的准确性依靠记录者，不是临床的调查，不能及时发现问题和解决问题

（四）医院感染监测的统计指标

1. 医院感染现患率　是指在特定时间内医院感染事件的发生率。

$$医院感染现患率 = \frac{指定时间段内存在的医院感染数}{同期实际调查的住院患者人数} \times 100\%$$

2. 医院感染发病率　是指在一定时间内危险人数中新发医院感染病率的频率。

$$医院感染发病率 = \frac{指定时间段内医院感染新发病例数}{同期住院患者总数} \times 100\%$$

3. 医院感染漏报率 是指在医院感染监测中未被发现或未被报告的感染事件的比例。

$$医院感染漏报率 = \frac{（指定时间段内实际发生医院感染病例数 - 同期报告的医院感染病例数）}{同期实际发生医院感染病例总数} \times 100\%$$

4. 医院感染日发病率 是一种累计暴露时间内的发病密度，即每位患者每天发生医院感染的概率。

$$医院感染日发病率 = \frac{指定时间段内医院感染新发病例数}{同期住院病人住院总日数} \times 1000‰$$

结果以"每1000患者日"的单位来表示医院感染日发病率。

医院感染日发病率是医院感染控制中一个重要的指标，它反映了医院感染的发生频率，有助于评估医院感染控制工作的效果。高的医院感染日发病率可能表明医院感染控制措施需要改进，而低的发病率则可能表明医院感染控制工作取得了良好的效果。

（五）临床抗菌药物使用监测

临床抗菌药物使用监测指对医院内抗菌药物的使用情况进行系统监测和评估，以确保抗菌药物的合理使用，减少抗菌药物滥用和耐药菌株的产生。

1. 监测对象 住院或出院患者病历。

2. 监测内容

（1）基本情况：包括监测日期、住院号、科室、床号、患者姓名、性别、年龄、疾病诊断、切口类型（清洁切口、清洁-污染切口、污染切口、感染切口）。

（2）使用抗菌药物资料：感染（全身感染、局部感染、无感染），全身用药方式，用药目的（治疗用药、预防用药、预防加治疗用药），联合用药（单用、二联、三联、四联及以上），细菌培养结果，使用抗菌药物名称，使用日剂量，用药天数，给药途径（口服、肌内注射、静脉注射或静脉滴注、其他），抗菌药物敏感性和不良反应监测。

3. 监测方法 采用普查或抽样调查方法，调查某日或某时间段住院或出院患者抗菌药物使用情况。医院感染管理专职人员宜与临床医师或临床药师共同调查出院病历，查看病历抗菌药物使用情况。

4. 抗菌药物使用情况监测指标

（1）住院患者抗菌药物使用率

$$住院患者抗菌药物使用率 = \frac{指定时间段内使用抗菌药物住院患者数}{同期住院患者总数} \times 100\%$$

（2）抗菌药物使用强度

$$抗菌药物使用强度 = \frac{\sum 所有抗菌药物 DDD 数（累计 DDD 数）}{同期收治患者人数 \times 同期平均住院天数} \times 100\%$$

限定日剂量，又称DDD（defined daily dose），用于表示药物的使用频率，分析患者平均药物的日剂量。

$$某药物累计 DDD = \frac{某药累计消耗量（g）}{某药 DDD}$$

（3）Ⅰ类切口手术抗菌药物预防使用率

$$Ⅰ类切口手术抗菌药物预防使用率 = \frac{指定时间段内Ⅰ类切口预防性使用抗菌药物患者数}{同期Ⅰ类切口手术患者总数} \times 100\%$$

（4）抗菌药物治疗前病原学送检率

$$抗菌药物治疗前病原学送检率 = \frac{指定时间段内使用抗菌药物前病原学检验标本送检患者人数}{同期使用抗菌药物治疗患者总数} \times 100\%$$

抗菌药物治疗前病原学送检是指使用抗菌药物治疗前开具病原学检验项目并完成相关标本采集、送检。

5. 细菌耐药性监测　细菌耐药性监测是指细菌对抗菌药物的耐药情况进行系统监测和评估的过程，包括临床上一些重要的耐药细菌的分离率，如抗碳青霉烯肠杆菌、抗碳青霉烯铜绿假单胞菌、抗甲氧西林金黄色葡萄球菌、抗万古霉素肠球菌等。

细菌耐药性监测指标如下：

（1）某（类）细菌的构成比

$$某（类）细菌构成比 = \frac{指定时间段内该（类）细菌检出数}{同期检出细菌总数} \times 100\%$$

（2）某（类）细菌对某抗菌药物的耐药率

$$某（类）细菌对某抗菌药物的耐药率 = \frac{指定时间段内该（类）细菌对某抗菌药物耐药数}{同期该（类）细菌检出总数} \times 100\%$$

多重耐药菌（multidrug-resistant organism，MDRO），主要是指对临床使用的三类或三类以上抗菌药物同时呈现耐药的细菌。

（3）多重耐药菌检出率

$$多重耐药菌检出率 = \frac{指定时间段内该耐药菌检出数}{同期该病原体检出菌株总数} \times 100\%$$

（4）某多重耐药菌医院感染发生率

$$某多重耐药菌医院感染发生率 = \frac{指定时间段内该耐药菌医院感染患者数}{同期住院患者总数} \times 100\%$$

（六）医院感染监测的管理与要求

按照国家卫生健康委员会2024年2月1日颁布实施的卫生行业标准《医院感染监测标准》WS/T 312—2023开展具体工作。

1. 医院应建立有效的医院感染监测与报告制度，制定感染监测的标准和流程，明确监测的对象、内容、方法和频率，及时诊断医院感染病例，定期分析发生医院感染的危险因素，采取针对性的预防与控制措施。应将医院感染监测的质量控制纳入医疗质量管理考核体系。

2. 医院应增强医院感染管理专职人员和临床医务人员识别医院感染暴发的意识与能力。对从事感染监测工作的人员进行培训，包括监测方法、数据分析、报告编制等，疑似医学感染暴发或聚集情况应按《医院感染暴发控制指南》执行。

3. 一旦发现医院发生的医院感染散发病例和医院感染暴发病例属于法定传染病时，还应当按照《中华人民共和国传染病防治法》和《国家突发公共卫生事件应急预案》的规定进行报告。

4. 医院应根据风险评估结果制定切实可行的医院感染监测计划，如年度计划、季度计划等。监测计划内容主要包括感染事件监测、感染率监测、耐药菌监测、医院内感染病原体分布监测、手卫生和设施清洁消毒监测等。

5. 医院应按以下要求开展医院感染监测。

（1）新建或未开展过医院感染监测的医院，应先开展全院综合性监测，监测时间应不少于2年。其他医院可充分利用信息化手段开展全院综合性监测。

（2）已经开展2年以上全院综合性监测的医院应开展目标性监测，目标性监测持续时间应连续12个月以上。

（3）医院感染现患率调查应每年至少开展一次。

6. 评估医院感染发病率监测的质量时，确保感染发病率监测工作的科学性、有效性和持续性，应使用漏报率作为评估指标。

7. 在医院时间超过48小时的急诊患者（如急诊抢救室、急诊监护病房的患者），以及日间手术患者（如拔牙、内窥镜检查等）可参照住院患者进行监测。

8. 医院感染管理专职人员要求：医院应按每150～200张实际使用病床，至少配备1名医院感染管理专职人员，专职人员应定期接受监测与感染管理知识、技能的培训并熟练掌握。

9. 完善医院感染信息化监测系统，提高感染控制工作的效率和准确性，能够更加全面、准确地监测和管理医院内的感染病例，提高感染控制工作的科学性和有效性，有助于保障医院内患者和医护人员的健康安全。

（七）医院感染监测能力的提升

1. 提升医院感染监测系统建设　建立健全的医院感染监测是提高感染监测能力的基础。医疗机构应积极推进感染监测的政策和条例，确保医务人员掌握感染监测的重要性和必要性。

2. 完善医院感染监测的技术手段　医疗机构可以利用现代化的设备进行感染监测，及时掌握患者病情和感染病原体的变化情况。同时，医疗机构还可以应用现代信息技术，建立感染监测数据库，方便医生和护士随时查阅感染监测数据。

3. 加强医务人员的培训和教育　加强医务人员对医院感染的监测能力，是提高监测能力的重要保障。定期开展医院感染的学术交流，能提高医务人员的感染监测知识和技能水平。

4. 加强医疗机构内部的感染防控措施　医院应建立完善的预防医院感染明细，加强日常环境的消毒和清洁工作。确保医务人员和患者的洗手环节得到严格执行。此外，医疗机构还应加强患者感染风险评估工作，对高风险患者采取相应的隔离和防控措施。

5. 加强患者教育和参与　患者是医院感染防控工作的直接受益者，他们的积极配合和参与是提高医院感染监测能力其中一个重要方面。医疗机构应加强对患者的教育，增强他们的感染防控意识，使其意识到预防医院感染的重要性而主动参与。

第四节　医院消毒灭菌技术

一、医院消毒灭菌作用水平

根据消毒因子适当剂量（浓度）或强度和作用时间、种类及其对微生物杀灭能力，可分为两个水平等级。

（一）灭菌（sterilization）

杀灭或清除医疗器械、器具和物品上一切微生物化学和物理方法，杀灭一切微生物包括细菌芽孢，达到无菌保证水平。达到灭菌水平常用的方法包括热力灭菌、辐射灭菌等物理灭菌方法，以及采用环氧乙烷、过氧化氢、甲醛、戊二醛、过氧乙酸等化学灭菌剂在规定条件下，以合适的浓度和有效的作用时间进行灭菌的方法。

（二）消毒（disinfection）

杀灭或消除传播媒介上病原微生物，使其达到无害化的处理。根据消毒水平不同，分成三个水平。

1. 高水平消毒（high level disinfection） 杀灭一切细菌繁殖体包括分枝杆菌、病毒、真菌及其孢子和绝大部分细菌芽孢。达到高水平消毒常用的方法包括采用含氯制剂、过氧化氢、过氧乙酸、臭氧、碘酊等以及能达到灭菌效果的化学消毒剂在规定的条件下，以合适的浓度和有效的作用时间进行消毒的方法。

2. 中水平消毒（middle level disinfection） 杀灭除细菌芽孢以外的各种病原微生物包括分枝杆菌。达到中水平消毒常用的方法包括采用碘类消毒剂（碘伏、氯己定碘等）、醇类和氯己定的复方、醇类和季铵盐类化合物的复方、酚类等消毒剂，在规定条件下，以合适的浓度和有效的作用时间进行消毒的方法。

3. 低水平消毒（low level disinfection） 能杀灭细菌繁殖体（分枝杆菌除外）和亲脂病毒的化学消毒方法及通风换气、冲洗等机械除菌法。如采用季铵盐类消毒剂（苯扎溴铵等）、双胍类消毒剂（氯己定）等，在规定的条件下，以合适的浓度和有效的作用时间进行消毒的方法。

二、医院用品的危险度分类及消毒灭菌方法的原则

根据斯波尔丁分类法，将医疗器械污染后使用所致感染的危险性大小及在患者使用过程的消毒或灭菌要求，将医疗器械分为三类：高度危险性物品、中度危险性物品和低度危险性物品。

（一）高度危险性物品

此类物品在使用过程中会穿过皮肤或黏膜直接接触到体液进入体内，或与破损的组织、皮肤、黏膜密切接触的器材和用品，一旦被感染，具有极高的感染风险。例如，手术器械和用品、穿刺针、输血器材、输液器材、注射的药物和液体、透析器、血液和血液制品等。

对于高度危险性物品，需要进行严格的灭菌过程。

（二）中度危险性物品

这类物品仅与完整的皮肤黏膜相接触而不接触破损的皮肤或组织，不进入无菌组织之内。例如，体温表、呼吸机管道、胃肠道内窥镜、气管镜、压舌板口罩等。

对于中度危险性物品，一般情况下达到消毒即可，根据物品不同的消毒要求，可选用中水平消毒法和高水平消毒法。

（三）低度危险性物品

与完整皮肤接触而不与黏膜接触的器材用品，存在微生物污染，但一般情况下无害。例如，诊疗

用品（听诊器、听筒、血压计）、痰盂、便器和病床围栏等。

对于低度危险性物品，一般可用低水平消毒法或只作一般清洁处理即可，不需要灭菌处理，仅在特殊情况下才做消毒要求。例如，在有病原微生物污染时，必须针对所污染病原微生物的种类选用有效的消毒方法。

三、医院消毒灭菌的种类

（一）自然消毒法

利用自然因素来进行消毒，以减少细菌、病毒和其他病原体的数量，从而降低医院环境和设施导致的医院感染风险。

1. 自然通风法 通过开窗、通风设备等方式，利用自然的空气流动来减少室内空气中的微生物数量，从而达到预防感染的效果。如病房、药房和治疗室等每天应通风半小时。

2. 日光暴晒法 是一种利用日光的热、干燥和紫外线作用来进行物品消毒的方法。在医院环境中，日光暴晒法用于消毒一些非临床用途的物品，如床单、毛巾、衣物等。具体操作是将物品放置在阳光下直接照射，暴晒时间应持续6小时以上以达到消毒效果。在暴晒过程中，每隔2小时需要翻动一次物品，以确保消毒均匀且有效。

（二）物理消毒灭菌法

物理灭菌法是指利用物理方法对医疗器械、器皿等进行消毒灭菌的过程。其方法主要包括干热灭菌法、湿热灭菌法、紫外线消毒法等。

1. 干热灭菌法 用于高温下不损坏、不变性、不蒸发物品的灭菌。用于不耐湿热器械的灭菌、蒸汽或气体不能穿透物品的灭菌，如玻璃、油脂、手术器械、粉剂和金属等制品的消毒。

注意事项：进行干热灭菌操作前需要对该物品进行清洁和去除残留物，适当的包装和设定灭菌的温度和持续时间，常用温度是160℃，持续2小时。灭菌后要使温度降到40℃以下再开箱，防止炸裂。

2. 湿热灭菌法 湿热灭菌法也称为蒸汽灭菌，是通过高温高压的蒸汽对医疗器械和器皿进行消毒的方法。如陶瓷类、金属类、注射器、针头、橡胶类及耐高温的塑料用品都可用此法消毒。

在湿热灭菌设备中，医疗器械被置于密封的容器中，然后利用高压蒸汽来提高温度，通常在121～134℃。在一定时间内（通常为15～30分钟）进行灭菌，高温高压的蒸汽能够有效地杀灭物体表面以及内部的细菌、真菌、孢子和病毒，不能用于油类和粉剂的灭菌。根据排放冷空气方式和程度不同，分为下排气式压力蒸汽灭菌器和预真空压力蒸汽灭菌器两大类。

3. 紫外线消毒法 紫外线消毒法利用紫外线辐射对空气、水和器械表面进行消毒的方法。紫外线消毒主要通过紫外线的照射，破坏微生物的DNA和RNA，从而使其失去致病能力，达到杀灭微生物的目的。

对物体表面消毒时，紫外线灯管应距离物体表面1m，消毒有效区域在灯管周围1.5～2.0m，消毒时间为30～60分钟。对室内空气消毒时，有效距离不少于2m，时间不少于30分钟。对水体或液体消毒时，可采用水内照射和水外照射，两种方法消毒时，水层厚度均应小于2cm。

（三）化学消毒灭菌法

化学消毒灭菌法利用化学物质使病原微生物蛋白质和核酸变形、细胞膜的破坏、氧化作用和酶的抑制等方面，从而杀灭或抑制微生物的生长。其消毒灭菌方式主要包括擦拭法、浸泡法、喷雾法和熏蒸发。

化学消毒剂的种类如下。

1. 戊二醛 戊二醛作为一种化学消毒剂，具有广谱杀菌（对细菌、真菌、病毒和孢子多种微生物起到杀灭作用）、低温消毒、残留稳定性等优点。需要注意的是，戊二醛具有一定的刺激性和毒性，对人体和环境有一定的危害，因此在使用过程中需要注意通风和排放，以减少其对环境和操作人员的影响。

使用方法：常用浸泡法，将洗涤、干燥的待灭菌处理的医疗器械、器具及物品完全浸没于装有2%碱性戊二醛的容器中，并除去器械表明的气泡，容器加盖，温度控制在20～25℃，消毒浸泡时长只需按照产品使用说明的规定时间即可，若起到灭菌作用需浸泡10小时。无菌操作取出，用灭菌水反复冲洗干净，并无菌纱布擦干后使用。

2. 过氧乙酸 过氧乙酸具有广谱杀菌、高效、低毒等特点，适用于耐腐蚀性物品、环境及皮肤的消毒与灭菌。过氧乙酸性质不稳定，极易分解，故需要现用现配，配制后的消毒液存放在塑料容器中，使用时限≤24小时。故过氧乙酸一般以二元包装形式进行存放。二元包装通常指将过氧乙酸和活性成分分开包装，使用时混合激活，以确保消毒效果和安全性。

使用方法如下：

（1）浸泡法：将待消毒的物品浸没于装有过氧乙酸的容器中加盖，无菌操作取出后用无菌水冲洗干净，无菌纱布擦干后使用。对于一般物体表面消毒，用浓度为0.1%～0.2%过氧乙酸溶液浸泡30分钟。对耐腐蚀医疗器械的采用浓度为0.5%过氧乙酸浸泡10分钟。

（2）擦拭法：主要针对大件物品或其他不适合浸泡法消毒的物品进行擦拭消毒。其浓度和作用时间与浸泡法相同。

（3）喷雾法：用于环境消毒时，用0.2%～0.4%浓度过氧乙酸溶液进行喷洒，按照20～30ml/m³的用量进行喷雾消毒，作用时长为60分钟。

3. 过氧化氢 过氧化氢是一种无色液体，通常作为强氧化剂和消毒剂使用。其特性包括：强氧化性在消毒和漂白方面非常有用，能够有效地杀灭病原微生物；不稳定性，在高温或阳光照射下，容易分解成水和氧气，因此需要在避光、低温、密封的条件下储存。适用于不耐热、塑料制品餐具等消毒和外科伤口、皮肤黏膜冲洗消毒。

使用方法：

（1）擦拭法：伤口、皮肤黏膜和大件物品消毒时，采用浓度为3%过氧化氢溶液擦拭，时长为3～5分钟。

（2）喷雾法：对室内空气进行消毒，采用气溶胶喷雾器，采用浓度为3%过氧化氢溶液按照20～30ml/m³的用量喷雾消毒，作用时长为60分钟。

4. 环氧乙烷气体 环氧乙烷蒸气压力大、对包装和灭菌物体穿透性强，且具有很强的氧化性能，杀菌力强、杀菌谱广，可杀灭各种微生物，包括细菌芽孢，属灭菌剂，是目前最主要的低温灭菌方法之一。适用于不耐热不耐湿物品，如电子仪器、光学仪器、医疗器械、塑料制品及金属制品、内镜、透析器和一次性使用的诊疗用品等。

使用方法：由于环氧乙烷易燃、易爆，且对人体有毒，所以必须在密闭的环氧乙烷灭菌器内进行。根据不同大小类型的灭菌器，采取不同的药量浓度，温度一般设置为55～60℃，相对湿度60%～80%，作用时间6小时。需灭菌的物品必须彻底清洗干净，注意不能用生理盐水清洗，灭菌物品上不能有水滴太多，以免造成环氧乙烷稀释和水解，同时物品装载量不应超过柜内总体积的80%。

四、医院消毒灭菌及环境卫生学监测技术

根据《医院感染管理规范》规定，医院必须对消毒、灭菌效果定期进行监测，灭菌合格率必须达到100%，不合格物品不得进入临床使用部门。

（一）医院消毒灭菌效果监测目的

1. 消毒灭菌监测是预防医院感染的重要措施。

2. 消毒灭菌监测是评价消毒设备运转是否正常、消毒药剂是否有效、消毒方法是否合理、消毒效果是否达标的措施。

3. 消毒灭菌监测是无菌操作及隔离技术的基础。

因此，消毒灭菌效果监测是保证医院消毒灭菌质量和防止医院感染的重要措施。

（二）消毒及灭菌效果监测标准

1. 消毒剂、灭菌剂的监测

（1）化学指示卡监测：根据颜色变化或其他指示方式来显示消毒或灭菌条件是否得到满足。根据不同的消毒剂或灭菌剂定期监测，如过氧乙酸、含氯消毒剂每日监测，戊二醛消毒剂每周监测。消毒物品不得检出致病性微生物，灭菌物品不得检出任何微生物。

（2）生物监测：消毒剂每季度监测一次，其细菌含量必须＜100cfu/ml，不得检出致病性微生物。灭菌剂每月监测一次，不得检出任何微生物。

2. 干热灭菌的监测

（1）物理监测：将多点温度检测仪的多个探头分别置于灭菌器各层内、中、外各点，关好柜门，由记录仪中观察温度上升与持续时间。温度在设定时间内均达到预置温度，则物理监测合格。

（2）化学监测：每一灭菌包根据包外和包内分别使用包外化学指示物和包内指示物。经过一个灭菌周期后取出，据其颜色的改变判断是否达到灭菌要求。

（3）生物监测：应每周监测一次，采用枯草杆菌黑色变种芽孢菌片作为标准生物测试包，对灭菌器的灭菌质量进行生物监测，并设阳性对照和阴性对照。若每个指示菌片接种的肉汤均澄清，判断为灭菌合格，指示菌接种的肉汤管为混浊，判断为灭菌不合格。

3. 压力蒸汽灭菌的监测

（1）工艺监测法：每次灭菌应连续监测并记录灭菌时的温度、时间压力、灭菌物品和灭菌操作者等灭菌参数。每次灭菌的温度波动范围在±3℃以内，时间满足灭菌时间的最低要求，同时应监测所有记录的时间、温度与压力值，结果应符合灭菌的要求。

（2）化学监测法：应进行包外、包内化学指示物监测。具体要求为灭菌包包外应有化学指示物，高度危险性物品包内应放置包内化学指示物，并置于最难灭菌的部位。指示剂由米色变成黑色，表示达到灭菌条件。包外指示剂根据颜色变化情况，只能代表物品是否已经进行灭菌操作，不能代表灭菌是否彻底。包内指示剂可以准确反映灭菌的时间、压力和温度是否满足灭菌效果，用以鉴定每一个包裹内部的情况。指示剂颜色变化符合，则表示灭菌彻底。

对于预真空压力蒸汽灭菌器应每日进行B-D试验。B-D试验中使用的生物指示菌通常含有枯草芽孢杆菌等高抵抗力微生物，能够更准确地评估蒸汽灭菌器的消毒效果。

（3）生物监测法：应每周进行一次，采用由嗜热脂肪杆菌芽孢菌制成的标准生物测试包，对灭菌器的灭菌质量进行生物监测。试验组培养阴性，判定为灭菌合格，试验组培养阳性，则灭菌不合格。

4. 紫外线消毒效果监测

（1）日常监测：登记新灯管启用日期、灯管每次使用照射时间、累计照射时间和使用人签名。

（2）强度监测：每6个月监测一次，主要监测使用中灯管的照射强度。新灯管要进行抽样检测。紫外线强度照射指示卡检测法：开启紫外线灯5分钟后，将指示卡置于紫外线灯下垂直距离1米处，有图案面朝上。照射1分钟后，关掉紫外线灯，图案中光敏色块由乳白色变成不同程度的淡紫色，观察指示卡色块的颜色，将其与标准色块比较，读出照射强度。紫外线灯照射强度结果≥70uW/cm为合格。监测结果不合格的紫外线灯管，应立即更换。

5. 医学环境卫生监测

（1）医学环境卫生监测包括医院室内空气、物体表面、医护人员手监测等。

（2）每月对重点科室（手术室、产房、重症监护室、新生儿病房等）环境卫生监测一次。对普通科室每季度监测一次。

（3）不同类型环境卫生标准

1）Ⅰ类环境为采用空气洁净技术的治疗场所，分为层流洁净手术室、层流洁净病房。卫生学标准为空气≤4cfu/m^2（30分钟的平板采集法），物体表面≤5cfu/cm^2，医护人员的手≤5cfu/cm^2。

2）Ⅱ类环境为非洁净手术部，分为普通手术室、产房、新生儿室、烧伤病房、重症监护室、血液透析室。卫生学标准为空气≤4cfu/m^2（15分钟的平板采集法），物体表面≤5cfu/cm^2，医护人员手≤5cfu/cm^2。

3）Ⅲ类环境包括儿科病房、妇产科检查室、治疗室、注射室、换药室、供应室清洁区、急诊抢救室、化验室、各类普通病房。卫生学标准为空气≤4cfu/m^2（5分钟的平板采集法），物体表面≤10cfu/cm^2，医护人员手≤10cfu/cm^2。

4）Ⅳ类环境包括感染性疾病门诊、普通门诊及其检查、治疗室及病房等。卫生标准为物体表面≤4cfu/m^2（5分钟的平板采集法），医护人员≤10cfu/cm^2。

另外，以上环境不得检出致病性微生物。

（三）消毒灭菌质量控制过程的记录与可追溯要求

1. 应建立清洗、消毒、灭菌操作的过程记录，内容包括：①应存储清洗消毒和灭菌运行参数打印材料或记录。②应记录每次灭菌仪器运行状况，包括灭菌日期、灭菌器编号、批次号、装载的主要物品、灭菌程序、主要运行参数、操作人员签名及灭菌质量的监测结果等。

2. 应对清洗、消毒、灭菌质量的日常监测和定期监测进行记录。

3. 相关记录应具有可追溯性，清洗、消毒监测资料和记录的保存时间应≥6个月，灭菌质量监测资料和记录的保存时间应≥3年。确保在需要时能够追溯和检查相关的灭菌质量监测信息，以确保设备或物品的消毒灭菌过程符合标准和要求。

4. 灭菌标识的要求如下。①灭菌包外应有标识，包括物品名称、检查打包者姓名或编号、灭菌器编号、批次号、灭菌日期和失效日期。②使用者应检查并确认包内化学指示物是否合格、器械干燥、洁净等，确认符合要求后方可使用。同时将包外标识留存或记录于手术护理记录单上。

5. 应建立质量改进制度及措施，发现问题及时处理，并应建立灭菌物品召回制度。

（1）生物监测不合格时，应通知使用部门停止使用，并召回上次监测合格以来尚未使用的所有灭菌物品。同时应书面报告相关管理部门，说明召回的原因。

（2）相关管理部门应通知使用部门对已使用该批次无菌物品的患者进行密切观察。

（3）检查灭菌过程的各个环节，检查灭菌失败的可能原因，并采取相应的改进措施后，重新进行生物监测，合格后该灭菌器方可正常使用。

（4）应对该事件的处理情况进行总结，并向相关管理部门汇报。

第五节　医院隔离技术

医院隔离技术规范是指医疗机构在处理传染性疾病患者或潜在感染源时应遵循的一系列操作规范和措施，旨在有效隔离和控制传染病的传播，保护医护人员和其他患者的安全。

一、相关概念

1. 标准预防　针对医院所有患者和医务人员采取的一组预防感染的措施。基于患者的体液、分泌物（不包括汗液）、非完整皮肤和黏膜均可能含有感染性因子的原则，具体措施包括手卫生、根据预期可能发生的暴露风险选用手套、防护服、口罩、护目镜、防护面屏、安全注射装置、安全注射、被动和主动免疫及环境清洁等。

2. 空气传播　由悬浮于空气中、能在空气中远距离传播（＞1m），并长时间保持带有病原体的飞沫核（≤5μm）导致的传播。如麻疹、水痘、肺结核、非典型肺炎。

3. 飞沫传播　带有病原体的飞沫核（＞5μm），在空气中短距离（≤1m）移动到易感人群的口、鼻黏膜或眼结膜等导致的传播。如百日咳、白喉、流行性感冒、流行性脑脊髓膜炎等。

4. 接触传播　病原体通过手、物体表面等媒介物直接或间接接触导致的传播。如肠道感染、多重耐药菌感染、皮肤感染等。

5. 个人防护用品（PPE）　用于防止医护人员接触感染性因子的各种屏障用品。包括口罩（纱布口罩、外科口罩、医用防护口罩）、手套、隔离衣、防护服和防护面罩等。

6. 隔离技术　采用适宜的技术和方法，防止病原体从患者及携带者传播给他人的措施。包括屏障隔离、个人防护用品的使用、病原微生物控制技术如通风、灭菌、消毒、环境管理、医疗废物处置等。

7. 屏障隔离　是指通过物理隔离措施来阻止病原体在医疗环境中传播的一种感染控制措施。如对患者进行单独隔离或隔离病房等措施。

8. 安全注射　对接受注射者做到无害，使实施注射操作的医务人员不暴露于可避免的危险，注射后的废弃物不对环境和他人造成危害。包括使用一次性注射器和针头、正确选择注射部位、遵守消毒规范、正确处置锐器废弃物等。

9. 清洁区　进行呼吸道传染病诊治的病区中，不易受到患者或病原携带者的体液（血液、组织液等）和病原体等物质污染，及传染病患者不应进入的区域。如医务人员的值班室、卫生间、储物间及配餐间等。

10. 潜在污染区　进行呼吸道传染病诊治的病区中，位于清洁区与污染区之间，有可能被患者或病原携带者的体液（血液、组织液等）和病原体等物质污染的区域。如医务人员的办公室、治疗准备室、护士站等。

11. 污染区　进行呼吸道传染病诊治的病区中，传染病患者和疑似传染病患者接受诊疗的区域，以及被其体液（血液、组织液等）、分泌物、排泄物污染物品暂存和处理的场所。包括病房、患者使用过的物品和医疗器械等的处置室、污物间及患者使用的卫生间等。

12. 两通道　进行呼吸道传染病诊治的病区中的医务人员通道和患者通道。医务人员通道、出入口设在清洁区一端，患者通道，出人口设在污染区一端。

13. 两缓冲间 进行呼吸道传染病诊治的病区中清洁区与潜在污染区之间、潜在污染区与污染区之间设立的两侧均有门的小室，为医务人员的准备间。

14. 负压病区（房） 通过专门的通风系统和空气流动设计，使病房内的空气压力低于室外压力（病房的气压一般为 $-30Pa$，缓冲间的气压一般为 $-15Pa$），保证空气从清洁区域流向污染区域的单向流动，防止空气中的病原体外泄到其他区域，从而减少交叉感染的风险。通风系统会对空气进行过滤，去除悬浮的微生物和颗粒物，保证排出空气对环境无害（图8-2）。

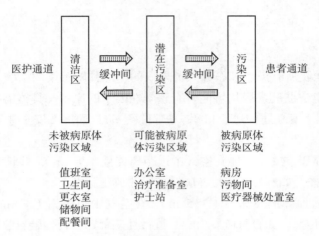

图8-2 清洁区到污染区的划分

二、医务人员个人防护用品的使用

医务人员应根据标准预防原则、具体工作场景和风险评估，结合不同疾病的传播途径与危害性，选择适宜的个人防护用品预防。

1. 口罩的使用

（1）使用原则：根据不同的操作环境选择不同类型的口罩。保护呼吸道免受有害粉尘、气溶胶、微生物及灰尘危害的可选用纱布口罩；医护人员在有创伤性操作过程中，能阻止体液和飞溅物传播可选用医用外科口罩；接触经空气传播传染病患者、近距离（≤1m）接触飞沫传播的疾病或进行气溶胶操作时，应选用医用防护口罩。

（2）注意事项

1）佩戴医用外科口罩时，应先检查口罩有无破损，区分上下内外，有金属鼻夹的一侧朝上，鼻夹明显的一侧朝外，佩戴时口罩应罩住鼻、口及下巴。系带式口罩下方带系于颈后，上方带系于头顶中部，而挂耳式口罩直接将两侧系带直接挂于耳后。将双手指尖放在鼻夹上，从中间位置开始向内按压，并逐步向两侧移动，根据鼻梁形状塑造鼻夹，不应一只手捏鼻夹。最后调整系带的松紧度。

2）佩戴医用防护口罩时，检查口罩是否完整，一手托住口罩，有鼻夹的一面朝下，将防护面罩罩住鼻、口及下巴，用另一只手将下方系带拉过头顶，放在颈后双耳下，再将上方系带拉至头顶中部，用双手指尖放在金属鼻夹上，从中间位置开始，用双手直接按压鼻夹，由内向外两侧移动和按压，根据鼻梁的形状塑造鼻夹。每次佩戴医用防护口罩进入工作区域之前，应做佩戴气密性检查。将双手完全盖住防护口罩，快速的呼气，若鼻夹附近有漏气应调整鼻夹；若四周有漏气，应调整到不漏气为止。

3）纱布口罩、医用外科口罩和医用防护口罩均只能一次性使用，当出现潮湿或受到患者体液（血液、组织液等）污染后，应及时更换。

4）摘医用外科口罩时，不用接触口罩外表（污染面），系带式口罩先解开下面的系带，再解开上面的系带，挂耳式口罩双手直接取下耳后系带，用手捏住系带放入废物容器内；摘医用防护口罩时，先将颈部双耳下的系带从脑后拉过头顶，接着拉上头系带摘除口罩，全程不应用手接触口罩外表（污染面），捏住上下系带放入医疗废物容器内。

2. 护目镜、防护面罩的使用

（1）使用原则

1）在诊疗或者护理操作中，出现患者体液（血液、组织液）、分泌物、排泄物等喷溅或近距离接触飞沫传播的传染病患者时，应使用护目镜或防护面罩。

2）为呼吸道传染病患者进行近距离的气管插管或气管切开时，有可能出现体液喷溅现象，应佩戴全面型防护面罩。

（2）注意事项：佩戴前检查有无破损，佩戴时有无松脱，每次使用后应清洁和消毒。摘护目镜或防护面罩时，捏住靠近耳朵或头部一边摘掉，放入回收或医疗废物容器内。

3. 帽子的使用

（1）使用原则：进行无菌操作、进入污染区和洁净环境前应佩戴好帽子。

（2）注意事项：佩戴帽子需把全部头发遮盖；被患者体液或分泌物污染时，应立即更换；布质帽子应每天更换和清洁，一次性帽子不得复用。

4. 手套的使用

（1）使用原则：接触患者体液、分泌物、排泄物、呕吐物及污染物品时，应戴一次性使用医用橡胶检查手套。进行手术、换药等无菌操作或接触患者黏膜、有损皮肤时，应戴一次性灭菌橡胶手套。

（2）注意事项

1）不同患者之间需要更换手套，操作时若发现手套有破损，需及时更换。

2）操作完成后脱去手套，应及时清洗双手，清洗完毕后才能进行下一个患者治疗，不能以戴手套替代洗手。

3）正确穿脱一次性灭菌橡胶手套，防止手套污染。

5. 鞋套的使用

（1）使用原则：从潜在污染区进入污染区时、从缓冲间进入负压隔离病室时和进入洁净医疗用房应穿鞋套。在非典型肺炎、人感染高致病性禽流感、霍乱规定的区域内，需穿戴鞋套，离开该区域时应及时脱掉。

（2）注意事项：鞋套应具有良好的防水性能，并一次性使用。发现破损时，及时更换。

6. 隔离衣、防护服的使用

（1）隔离衣的使用原则

1）经由接触传播的感染性疾病患者，如肠道传染病患者、多重耐药菌感染患者等时。

2）对患者实施保护性隔离时，如大面积烧伤、骨髓移植等患者。

3）可能受到患者体液、分泌物、排泄物喷溅时。

（2）防护服的使用原则

1）医务人员在接触甲类或按甲类传染病管理的传染病患者时。

2）接触传播途径不明的新发传染病患者时。

3）接触高致病性、高病死率的传染病患者进行诊疗护理操作时。

（3）注意事项

1）只限在规定区域内穿脱。

2）按照国家卫生健康委员会2023年8月20日发布的《医院隔离技术标准》（WS/T 311—2023），正确穿脱隔离衣和防护服，穿戴前应检查有无破损，发现有渗漏、破损或污染应及时更换。

三、不同传播途径疾病的隔离原则与措施

（一）隔离原则

1．在标准预防的基础上，医院可根据疾病的传播途径（空气传播、飞沫传播或接触传播）指定相应的隔离与预防措施。

2．一种疾病可能同时存在多种传播途径，结合医院实际情况，采取针对相应传播途径的隔离与预防措施。

3．隔离病房应有清晰的隔离标识，并限制人员的出入。如黄色标识代表经空气传播的隔离，粉色标识代表经飞沫传播的隔离，蓝色标识代表经接触传播的隔离。

4．传染病患者或可疑传染病患者应安置在单人隔离房间。受条件限制的医院，同种病原体感染的患者可安置于同一房间。

5．隔离患者需要外出治疗、转运等，需通知相关部门或单位，采取有效措施，减少对其余住院患者、医务人员和环境表面的污染。

（二）隔离措施

1．接触传播的隔离与预防　针对接触传播的疾病，需要采取相应的隔离与预防措施，以减少病原体的传播。以下是针对接触传播的隔离与预防的措施（表8-3）。

表8-3　接触传播的隔离与预防

项目	内容
总体要求及常见病	通过手、媒介物直接或间接接触患者或被病原体污染的物品，而导致传播的疾病，如肠道感染、多重耐药菌感染、皮肤感染等
患者的隔离	1．限制患者活动范围，单人隔离房间 2．应减少转运，如需转运，应采取有效措施，如转运期间对床单和环境消毒
医务人员的防护	1．接触隔离患者的体液或排泄物等物质时，应佩戴一次性医用橡胶手套；手上有破损需佩戴双层手套；离开隔离室前应摘除手套，并且进行洗手或手消毒 2．为患者进行操作治疗，有可能接触污染物时，需在进入隔离室前穿隔离衣；离家隔离室前，脱下隔离衣，并按要求每天清洗与消毒；若使用一次性隔离衣，用后按医疗废物管理要求进行处置 3．接触甲类及乙类按甲类管理的传染病患者按要求穿脱医用一次性防护服，离开隔离室前脱去防护服，医用一次性防护服按医疗废物管理要求进行处置

2．空气传播的隔离与预防　有效地控制空气传播疾病的传播，保护医务人员和其他患者的健康安全。以下是针对空气传播的隔离与预防的措施（表8-4）。

表8-4　空气传播的隔离与预防

项目	内容
总体要求及常见病	病原体的飞沫核直径≤5μm，能在空气距离传播＞1m，通过空气流动导致的疾病传播。如肺结核、麻疹、流行性出血热等
患者的隔离	1. 应转送至符合空气传播疾病的医院进行治疗 2. 具有传染性肺结核患者应安排在负压隔离病房 3. 患者病情良好的情况下，应对其佩戴医用外科口罩，减少病原体传播并定期更换，适当限制患者活动范围 4. 严格进行空气消毒
医务人员的防护	1. 在不同的区域，按照要求穿戴不同的防护用品，离开隔离室时按要求摘脱 2. 进入隔离病房时，应佩戴帽子和医用防护口罩；可能发生喷溅的诊疗操作时，应佩戴防护面罩或护目镜，穿隔离衣；若需要接触患者体液、分泌物或排泄物时应佩戴一次性医用橡胶手套

3. 飞沫传播的隔离与预防　通过患者咳嗽、打喷嚏等方式产生的飞沫携带病原体传播给他人，以下是针对空气传播的隔离与预防的措施（表8-5）。

表8-5　飞沫传播的隔离与预防

项目	内容
总体要求及常见病	病原体的飞沫核直接＞5μm，在空气中短距离≤1m移动到易感人群的口、鼻黏膜或眼结膜导致的传播。如百日咳、白喉、流行性感冒等
患者的隔离	1. 减少转运，适当限制患者活动范围 2. 探视者应戴医用外科口罩，宜与患者保持1m以上距离 3. 患者病情良好的情况下，应对其佩戴医用外科口罩，减少病原体传播并定期更换 4. 加强通风和严格进行空气消毒
医务人员的防护	1. 与患者近距离（≤1m）进行会诊或治疗操作时，应佩戴帽子和医用防护口罩 2. 可能发生喷溅的诊疗操作时，应佩戴防护面罩或护目镜，穿隔离衣；若需要接触患者体液、分泌物或排泄物时应佩戴一次性医用橡胶手套

四、穿脱防护用品遵循的程序及注意事项

（一）穿防护服用品应遵循的程序

（1）清洁区进入潜在污染区（第一次更衣）：洗手→戴帽子→戴医用防护口罩→穿工作服→戴第一层医用外科橡胶手套→进入潜在污染区。

（2）潜在污染区进入污染区（第二次更衣）：穿防护服→戴护目镜或面屏→戴第二层手套→穿鞋套→进入污染区。

（二）脱防护服用品应遵循的程序

（1）医务人员离开污染区进入半污染区前：洗手或手消毒→摘去外层手套→洗手或手消毒→摘去面屏或护目镜→洗手或手消毒→脱防护服和鞋套→洗手或手消毒→进入潜在污染区。（脱去的医护用品均需置于专用污染容器内）

（2）从潜在污染区进入清洁区前：洗手或手消毒→摘去内层手套→洗手或手消毒→摘医用防护

口罩和帽子→洗手和/或手消毒后，进入清洁区。

（三）穿脱防护用品的注意事项

（1）医用外科口罩使用时限为4个小时，医用防护口罩效能持续时长为6～8小时，使用期间被污染或潮湿，应及时更换。

（2）离开隔离区前应对佩戴的眼镜进行清洗与消毒。

（3）医务人员在诊疗多个同类传染病患者时，防护服可连续使用，若进行不同类传染病或其他疑似患者之间需进行更换。诊疗过程中防护服被患者体液污染时需及时更换。

（4）戴医用防护口罩或全面型呼吸防护器应进行佩戴气密性检查。

（5）医务人员应严格执行区域划分的流程，按程序做好个人防护方可进出隔离区域。

第六节　疫源地消毒基本知识

在传染病防控措施中，疫源地消毒的主要目的是保证及时杀灭病原体，有效地阻止疾病的传播。在疫情防控期间，及时迅速地杀灭从机体中排出的病原体，减少疾病的传播。

一、相关术语和定义

1. 疫源地（infection focus）　现在存在或曾经存在传染源的场所和传染源可能播散病原体的范围。

2. 疫源地消毒（disinfection for infectious focus）　对疫源地内污染的环境和物品的消毒。

3. 随时消毒（concurrent disinfection）　疫源地内有传染源存在时进行的消毒。其目的是及时杀灭或去除传染源所排出的病原微生物。

4. 终末消毒（terminal disinfection）　指传染源离开疫源地后，进行彻底的消毒处理，应确保终末消毒后的场所及其中的各种物品不再有病原体的存在。可以是传染病患者住院、转移或死亡后，对其住所及污染的物品进行的消毒；也可以是医院内传染病患者出院、转院或死亡后，对病室进行的最后一次消毒。

5. 预防性消毒（preventive disinfection）　对可能受到病原微生物污染的物品和场所进行的消毒。

二、疫源地消毒的工作程序

1. 物品准备　承担疫源地消毒任务时，应根据疫源地消毒环境配备消毒工具和防护用品，配制相关浓度消毒剂。

（1）消毒工具：背负式喷雾器、手提式喷雾器、机动喷雾器、配药桶（10L）、刻度量杯（筒）、工具箱、消毒车。

（2）防护用品：工作服、隔离服、护眼镜、医用外科口罩、医用防护口罩、帽子、手套、鞋套、污物袋和手电筒等。

（3）消毒剂：储备一定量的消毒剂，能及时配制相应浓度消毒液，以应对处理突发疫情的需要。常用消毒剂有过氧乙酸、过氧化氢、含氯消毒剂、碘伏等。

2．疫源地消毒技术要求

（1）消毒范围和对象：根据不同传播途径、传染源的活动范围包括工作场所、生活区域确定消毒范围以及可能受到污染的物体或感染的对象。

（2）消毒持续时间：取决于多种因素，包括传染病流行情况、消毒剂的类型、浓度、病原体监测结果、目标病原体的抵抗力、消毒对象的性质等。

（3）消毒方法的选择：依据消毒对象的性质、病原体的种类和抵抗力、操作便捷性和成本考虑消毒方法，也需要考虑其对环境的影响。选择无残留物、易降解的消毒剂，可以减少对环境的负面影响。

（4）疑似传染病疫源地的消毒：可按照该传染病疫源地进行消毒处理或采取最严格的疫源地消毒方法进行处理。

（5）不明传染病疫源地的消毒：当面对不明传染病疫源地时，消毒的原则和操作需要更加谨慎和严格，以确保有效阻止病原体的传播。

（6）配合其他传染病防制措施：做好疫区传染源的隔离与检疫，加强传染病防控知识的宣传和教育，及时开展病例追踪和溯源工作，及时发现和隔离接触者，还要加强环境清洁工作，包括灭蚊、灭鼠、灭蟑螂、杀蝇，确保饮用水健康、污水的处理，提高个人防护和机体免疫力，社会公众正确佩戴口罩，降低感染风险。

（7）填报消毒工作记录，必要时进行消毒效果评价。

3．疫点的随时消毒程序 医院传染病病区或患者病家随时消毒的要求：在接到患者诊断和原驻地隔离卡后，消毒人员需立即到医院隔离区或患者家中指导随时消毒工作，必要时提供消毒指导手册，包括各类消毒剂的使用方法、浓度和接触时间等，以便在需要时查阅。根据病种和房屋架构或住院病房情况最基本应做到"三分开"和"六消毒"。

（1）"三分开"：①住室分开（条件允许单人单间，若条件不允许情况下，可通过布帘或门帘分开，至少做到分床）；②饮食分开（错开就餐时间，避免同一时间同一地方就餐）；③生活用品分开（包括餐具、洗漱用品、痰罐等）。

（2）"六消毒"主要包括以下内容。

1）消毒患者分泌物或呕吐物，少量污染物可用一次性吸水材料（如纱布、抹布等）吸取有效氯浓度为5000～10 000mg/L的含氯消毒液小心一出即可；若是大量污染物可使用消毒粉或漂白粉完全覆盖或用吸水材料吸取有效氯浓度为5000～10 000mg/L的含氯消毒液，作用30分钟以上，小心清除干净。清理过程中避免接触污染，清除的污染物按医疗废物统一处置。患者的呕吐物、排泄物等应有专门容器收集，用有效氯浓度为20 000mg/L消毒剂，按物、药比例1∶2进行配制，浸泡消毒2小时。

2）消毒患者生活用具：包括餐具、日常洗漱用品、便盆等，消毒前先清洗物体表面灰层、油渍或食物残渣后，用水煮沸消毒30分钟，也可用有效氯浓度为500mg/L的含氯消毒液浸泡30分钟，再用清水清洗干净。

3）消毒双手：参与消毒工作的医务人员均应加强手卫生，当手部有血液或其他体液等可见的污染物时，应用肥皂水和流动水清洗干净。可选用含醇或醇类复配速干手消毒剂，或直接用75%酒精进行擦拭消毒；醇类过敏者，可选择季铵盐类等有效的非醇类手消毒剂。

4）消毒衣服和被单：在整理衣服和被单时，应避免气溶胶的产生。先清洗表面灰层，可用清水煮沸消毒30分钟，或用有效氯浓度为500mg/L的含氯消毒液浸泡30分钟，然后再按常规清洗，或直接用有效氯浓度为500mg/L的含氯消毒液投入洗衣机洗涤消毒30分钟。

5）消毒患者居室或病房：消毒居室或病房主要包括地面、墙壁和物体表面（包括诊疗设施设备表面及家具、门把手、床头柜、家具等），上述物品有表面可见污染物时，应完全清除污染物再消毒。对地面和墙壁进行消毒时，消毒剂可选用0.2%过氧乙酸溶液或有效氯浓度为200～400mg/L的含氯消毒剂溶液。墙体喷药量一般为100ml/m²，地面喷药量为200～300ml/m²，地面消毒先由内向外喷洒一次，待室内消毒完毕后，再由内向外重复喷洒一次，两次消毒作用时间均不少于30分钟。对于物体表面消毒，用有效氯浓度为1000mg/L的含氯消毒液或500mg/L的二氧化氯消毒剂进行喷洒、擦拭或浸泡消毒，作用30分钟后清水擦拭干净。

6）消毒粪便和生活污水：具有独立化粪池时，定期投加含氯消毒剂，池内投加含氯消毒剂（初次有效氯40mg/以上），并确保消毒1.5小时后，总余氯含量达10mg/L。无独立化粪池时，使用专门容器收集排泄物，消毒处理后排放。用有效氯浓度为20 000mg/L的含氯消毒液，按照粪、消毒剂的比例1：2，浸泡2小时消毒；若有大量稀释排泄物，应用含有效氯70%～80%漂白粉精干粉，按粪：消毒剂比例20：1加药后充分搅匀，消毒2小时。

4. 疫源地终末消毒程序

（1）消毒人员到达消毒地点后，向患者家属做好解释工作，了解患者的发病日期、患者居室、日常生活习惯和所接触的物品等情况，确定消毒的对象、范围及消毒剂的配制。

（2）消毒前穿戴好隔离衣、口罩、鞋套、手套、鞋套等防护用具，入户调查，划分好清洁区和污染区，禁止无关人员进入消毒区内。并按照房间大小、所需消毒物品计算消毒剂的用量，保证配制药物有效成分的浓度。脱掉的外衣应放在自带的布袋中（不要放在污染或可能受到污染的地方）。

（3）将需要集中消毒的物品统一收集，如污染的衣服、床单、被套等统一放进大帆布袋或大的一次性塑料袋送当地消毒站消毒。整理时尽可避免气溶胶的形成。

（4）进行房间消毒前，应先将房屋里面的食物、厨具取出，再关闭门窗。

（5）对于患者的呕吐物、残余食品和用过的生活用品（餐具、毛巾、抹布等）应严格进行消毒。现场集中消毒的在消毒完毕后，归还家属后，并告诉家属在60分钟后再进行清洗处理。

（6）消毒顺序：对室内地面、墙壁、家具和陈设物品消毒时，应按照先上后下，先左后右的方法，风险由高到低，先清洁房屋内污染严重的区域，依次对门、墙壁、家具、地面等进行喷雾消毒，若是肠道传染病，应先灭苍蝇，再进行消毒，呼吸道传染病重点做好空气消毒。

（7）室内消毒完毕后，再对其他区域进行消毒，如对厕所、下水道口等进行消毒。

（8）消毒结束后，应将所有的消毒工具进行消毒清洗，然后脱去防护服、手套、帽子、口罩，使脏的一面卷在里面，放入医疗废弃袋集中处理。消毒人员应彻底清洗双手，消毒，并填写好工作记录表。

（9）消毒完毕60分钟后，消毒人员需对空气和物体表面进行采样，后期进行消毒评价，并告诉家属在消毒1～2小时后，需打开窗户彻底通风和擦洗。

5. 消毒操作注意事项

（1）在使用消毒剂前，首先应检查其使用说明书和标签上是否有卫健委的批准文号，然后看其是否在有效期内。并按说明书的内容，根据不同的消毒对象选择适宜的消毒剂。消毒剂的使用剂量以及方法以使用说明书为准。

（2）使用消毒剂前详读说明书。一般消毒剂具有毒性、腐蚀性、刺激性。消毒剂应在有效期内使用，仅用于手、皮肤、物体及外环境的消毒处理。消毒剂应避光保存，放置在儿童不易触及的地方。

（3）消毒人员需谨慎小心，凡应消毒的物品，不得遗漏。严格区分已消毒和未消毒的物品，勿使已消毒的物品被再次污染。

（4）对于鼠疫、流行性出血热、疟疾、流行性斑疹伤寒等传染病，除做好随时消毒和终末消毒以外，还应做好杀灭蚊子、灭蚤和灭鼠工作，参加防治鼠疫工作的防疫人员需穿戴防护服，严格遵守操作规程和消毒制度，以免受到感染，必要时可口服抗生素预防。

三、消毒过程评价

1. 评价内容 消毒过程评价主要包括三个方面：消毒产品、消毒操作、消毒工作方案等环节。

2. 消毒产品 所用消毒产品应符合国家相关卫生标准、规范要求，卫生安全评价合格。消毒剂评价信息包括消毒剂名称、主要包括有效成分及其含量、是否在有效期内、配制方法、使用范围、使用方法等。消毒器械评价信息包括器械名称、主要杀菌因子及其强度、使用范围、使用方法等。

3. 消毒操作 评价整个消毒操作是否按照消毒工作方案执行，内容包括但不限于消毒范围、消毒程序、消毒剂配制、消毒器械使用、个人防护等。同时检查消毒记录是否规范，包括消毒日期、消毒地点、消毒面积或件数、消毒对象、消毒剂浓度和用量、配制方法、是否现用现配、作用时间、消毒方式等。

4. 评价方法 评价人员全程参与现场消毒过程，观察消毒工作人员是否按照标准操作程序进行消毒工作，查看现场消毒的操作和相关消毒记录。

5. 结果判定 消毒过程评价内容均符合相关法规、标准、指南或方案要求，方能判定消毒过程合格。

四、消毒效果评价

1. 消毒效果评价目的

（1）确保消毒产品有效性 通过评价消毒产品的消毒效果，可以了解其杀灭病原体的能力和作用机制，为选择适合的消毒产品提供依据。

（2）验证消毒程序的有效性 确定所采取的消毒方法是否能够达到预期的消毒效果。通过评价消毒效果，可以及时调整和改进消毒程序，提高消毒的效果和可靠性。

（3）提高消毒质量 可以及时发现消毒过程中存在的问题和不足，进一步提高消毒的质量和效果。有针对性地改进消毒方法、设备和操作流程，确保消毒工作的可靠性和有效性。

（4）保护环境和资源 有效的消毒工作可以减少病原微生物的传播和滋生，有助于保护环境和资源，减少疾病的传播和蔓延，维护社会公共卫生。

2. 基本要求

（1）以自然菌作为消毒评价时，消毒前后分别对消毒对象就行采样。

（2）采取化学消毒后，采样液应为其相应中和剂（经中和鉴定试验证明有效）。

（3）采样后应尽快将样本送检，常温下送检时间不得超过4小时，若样品保存于0～4℃冷藏箱时，送检时间不得超过24小时。

（4）消毒效果评价时，应做好采集样本相关的记录，包括样本名称、来源、数量、贴好标签编号、检验指标、采样日期、采样者等。

3. 物体表面消毒效果评价

（1）采样时间：潜在污染区、污染区消毒前后采样，清洁区根据现场情况确定。

（2）采样面积：被采物体表面积<100cm²，取全部表面；被采物体表面积≥100cm²，取100cm²，前后采样面积等相等。

（3）采样方法：消毒前，以桌面、地面、墙面、床头柜、便器、门把手等使用高频率接触物体表面为重点采样对象，在消毒因子难以到达的地方如抽屉、地毯、墙角增加采样点，每类采样对象采集样本不少于2个。对于平滑物可用5cm×5cm灭菌规格板放在物体表面，准备装有10ml浓度为0.03mol/L

无菌的磷酸盐缓冲液或生理盐水采样液，用棉拭子蘸取1ml，在规格板内横竖往返各涂抹5次，并随之转动棉拭子，用无菌剪刀剪去手接触部分，将棉拭子放入采样液试管中，不适宜用规格板的小型物体（如儿童玩具、水瓶、门把手）可按件采样，约采样面积30cm²；消毒达到作用时间后，按照上述方法在与前者成对的物体表面进行采样，棉拭子放入装有10ml对应中和剂试管中。

（4）检测方法：把采样管充分震荡后，吸取稀释后待检样品1ml接种于无菌平皿，每一样本平行接种2个平皿，将已溶化的45～48℃的琼脂培养基每皿倾注15～20ml，一边倾注一边摇匀，待琼脂凝固，置36℃±1℃培养48小时后（特殊指示微生物，按相应要求培养），计数菌落数，计算杀灭率。

（5）结果计算

$$物体表面菌落总数（CFU/cm^2）=\frac{平均每皿菌落数×采样液稀释倍数}{采样面积（cm^2）}$$

$$细菌消毒率\%=\frac{消毒前菌落总数-消毒后菌落总数}{消毒前菌落总数}×100\%$$

（6）消毒效果评价：消毒效果评价一般以自然菌为指标，必要时，也可根据实际情况，用指示菌评价消毒效果，该指示菌抵抗力应等于或大于现有病原体的抵抗力。以自然菌为指标时，消毒前后消毒对象上自然菌的杀灭率≥90%，可判为消毒合格；以指示菌为指标时，消毒后指示菌杀灭率≥99.9%，可判为消毒合格。

4. 空气消毒效果评价

（1）采样时间：潜在污染区、污染区消毒前后采样。

（2）采样方法：空气采样采用平板暴露法，将普通营养琼脂平板（直径为90mm）放置各采样点。消毒前采样：房间使用面积<50cm²，在中央设置一个检测点，房间使用面积在50～100cm²，对称设置两个监测点，布点部位应距墙壁1m处，房间使用面积>100cm²，设置3～5个检测点，三点分布遵循对角线内、中、外布点，内外点应距墙壁1m处，4点及中央5点分布遵循两对角线四角分布，4点应距墙壁1m；采样高度为距地面0.8～1.5m，采样时在布点处铺设无菌垫布或纸，平板放置于垫布或纸上，将平板盖打开，扣放于平板旁，暴露15分钟后盖上平板盖，将平板外表面消毒后及时送检，垫布/纸等按照医疗废物处理。对各平板应做好标记。

消毒后采样：空气消毒达到规定的时间后，与消毒前采样的相同位置上放置普通琼脂平板（应加入相应的中和剂），放置方法和暴露时间与消毒前采样相同。

（3）检测方法：将送检平板置于36℃±1℃恒温箱培养48小时，计算菌落数。

（4）结果计算

$$细菌消毒率\%=\frac{消毒前平均每皿的菌落数-消毒后平均每皿的菌落数}{消毒前平均每皿的菌落数}×100\%$$

每皿的菌落数单位为CFU/（皿·暴露时间）

（5）消毒效果评价：消毒后空气中自然菌的消亡率≥90%，可判为消毒合格。消毒后空气自然菌平均菌落数≤4CFU/（皿·暴露时间），可判为消毒合格。

5. 排泄物、呕吐物消毒效果评价

（1）消毒前采样：取1ml或1g污物放入含9ml生理盐水或磷酸盐缓冲液试管内，对试管做好相应记号。

（2）消毒后采样：满足消毒设定的作用时间时，进行消毒后采样。采样步骤和方法除采样液应为其相应中和剂以外，其余均与消毒前相同。

（3）消毒前后的样品均在4小时内送实验室进行活菌培养计数，以及相关致病菌与相关指标的分离与鉴定。

（4）结果计算

$$排泄物呕吐物含菌量 = \frac{稀释量 \times 平板上菌落数}{试验样本量 \times 接种量}$$

$$细菌消毒率\% = \frac{消毒前排泄呕吐物含菌量 - 消毒后排泄呕吐物含菌量}{消毒前排泄呕吐物含菌量} \times 100\%$$

（5）消毒效果评价：消毒后呕吐物、排泄物自然菌的消毒率≥90%，可判为消毒合格。

6. 污水消毒效果评价

（1）消毒前采样：取拟消毒水源水样于2个灭菌采样瓶，每瓶100ml。

（2）消毒后采样：消毒至规定作用时间时，分别将消毒后水样装入2个100ml装有与消毒剂相应中和剂的灭菌采样瓶中，混匀，作用10分钟。

（3）将消毒前后的水样4小时内送实验室进行检测。置于琼脂培养基平板上，置于37℃恒温箱内，培养22～24小时。

（4）结果计算

$$排泄物呕吐物含菌量 = \frac{稀释量 \times 平板上菌落数}{试验样本量 \times 接种量}$$

（5）消毒效果评价：饮用水以消毒后水样中大肠埃希菌菌群下降至0/100ml为消毒合格。自然菌消毒率≥90%为合格。

知识拓展

医院感染管理

从1986年至今，我国医院感染管理工作已经走过艰辛的历程。经过这30多年的发展，目前已基本全面实现无菌意识、医务人员手卫生和清洁消毒等医院感染控制措施。面对病原体的变异，从2003年的严重急性呼吸综合征到2012年的中东呼吸综合征，以及埃博拉病毒、禽流感病毒、新冠病毒等新型病原体的出现，还有各种经典传染病的卷土重来，如肺结核发病率的上升等，每一次传染病的流行都是对医院感染控制工作的一次考验。在面对每一次未知疫情时，作为医务工作者不但要掌握病原体相关知识，同时还兼备自我保护及救死扶伤使命感，面对重大医院感染事件，如新生儿医院感染、血液透析患者感染丙型肝炎等，需深刻体会到人类与疾病的斗争任重道远，要脚踏实地认真学习，从而提高服务社会的专业能力。

本章小结

教学课件

执考知识点总结

本章涉及的2019版及2024版公共卫生执业助理医师资格考试考点对比见表8-6。

表8-6 2019版及2024版公共卫生执业助理医师资格考试考点对比

单元	细目	知识点	2024版	2019版
医院感染	医院感染基本概述	—		
	医院感染病原学及流行病学特点	—		
	医院消毒灭菌技术规范	（1）灭菌、消毒概念和方法	√	√
		（2）手术中的无菌原则	√	√
	医院感染监测	—		

拓展练习及参考答案

（韩逸轩）

参 考 文 献

［1］李兰娟. 传染病学高级教程［M］. 北京：中华医学电子音像出版社，2021.

［2］李兰娟，任红. 传染病学［M］. 9版. 北京：人民卫生出版社，2018.

［3］国家传染病医学中心. 疟疾诊疗指南［J］. 中华传染病杂志，2022，40（8）：449-456.

［4］《中华传染病杂志》编辑委员会. 中国利什曼原虫感染诊断和治疗专家共识［J］. 中华传染病杂志，2017，35（9）：513-518.

［5］中华医学会肝病学分会，中华医学会感染病学分会. 慢性乙型肝炎防治指南（2022年版）［J］. 中华传染病杂志，2023，41（1）：3-28.

［6］中华医学会肝病学分会，中华医学会感染病学分会. 丙型肝炎防治指南（2022年版）［J］. 中华肝脏病杂志，2022，30（12）：1332-1348.

［7］中华医学会肝病学分会. 戊型肝炎防治共识［J］. 中华肝脏病杂志，2022，30（8）：820-831.

［8］中华医学会消化病学分会. 中国肝硬化临床诊治共识意见［J］. 中华消化杂志，2023，43（4）：227-247.

［9］中国微生物学会人兽共患病病原学专业委员会，中国医药生物技术协会生物诊断技术分会，姜天俊，等. 恙虫病临床诊疗专家共识［J］. 中国人兽共患病学报，2024，40（1）：1-6.